Die 8-Wochen-Cholesterinkur

Zum Buch
Wenn Sie beginnen, dieses Buch zu lesen, haben Sie bereits den Schritt zu einer entschieden verbesserten Gesundheit und Lebenskraft getan. Die Belohnungen, die auf Sie warten, wenn Sie dem hier vorgestellten grundlegenden Programm für einen neuen Lebensstil folgen, sind gewaltig:

- Sie bekommen Ihr Gewicht in den Griff, ohne das Gefühl zu haben, sich etwas vorzuenthalten.
- Sie schalten einen wichtigen Risikofaktor der Herzkrankheit aus Ihrem Leben aus. Ihr Cholesterinspiegel wird ohne Medikamente und einschneidende Diätvorschriften drastisch sinken.
- Sie verbessern Ihre Chancen auf ein langes Leben beträchtlich.

Robert E. Kowalski zeigt Ihnen, wie Sie in nur kurzer Zeit Ihren Blutfettspiegel auf natürliche Weise senken können.

Zum Autor
Robert E. Kowalski arbeitete nach seinem Studium der Kommunikationswissenschaften, Biologie und Physiologie als Wissenschaftsredakteur und Medienberater für Betriebe und Verbände, bevor er sich 1980 selbständig machte. Neben seiner über 20jährigen Erfahrung als Fachautor und Berater zu Fragen der Gesundheit hat er preisgekrönte Fernseh- und Lehrfilme verfaßt. Der Fachpublizist für Medizin, Ernährung und Gesundheitsfragen lebt in Kalifornien.

Robert E. Kowalski

Die 8-Wochen-Cholesterinkur

So senken Sie Ihren Blutfettspiegel auf natürliche Weise

Econ & List Taschenbuch Verlag

Veröffentlicht im Econ & List Taschenbuch Verlag
Der Econ & List Taschenbuch Verlag ist ein
Unternehmen der Econ & List Verlagsgesellschaft, München
3. Auflage 1999

Titel des amerikanischen Originals: The 8-Week-Cholesterol-Cur
Erschienen im Verlag Harper & Row, New York
Aus dem Amerikanischen übersetzt von: Wolfdietrich Müller
Umschlagkonzept: Büro Meyer & Schmidt, München – Jorge Schmidt
Titelkonzept und Umschlaggestaltung: Petra Soeltzer, Düsseldorf
Titelabbildung: Tony Stone / Steve Taylor

Druck und Bindearbeiten: Ebner Ulm
Printed in Germany
ISBN 3-612-20636-2

Inhalt

Anhang

Ich widme dieses Buch meinem Vater mit liebevollen Erinnerungen an Vergangenes und meinen Kindern Ross und Jenny, mit denen ich die Gegenwart genieße und auf die Zukunft hoffe.

Danksagung

Es ist mir nicht möglich, all denen gebührend zu danken, die zur Entstehung dieses Buches beigetragen haben, denn zu ihnen gehören nicht nur meine Lehrer und Berater, sondern auch die Ärzte und Schwestern, die mir geholfen haben, auf dieser Welt zu bleiben, so daß ich das Buch überhaupt schreiben konnte, sowie alle, die mein Leben in der einen oder anderen Weise berührt und positiv beeinflußt haben. Besonders dankbar bin ich jedoch Dr. Albert A. Kattus für die ärztliche Betreuung wie für die persönliche Unterstützung und sein Vertrauen in die Forschung, die zu diesem Buch die Voraussetzungen schuf. Mein Dank gilt auch den Schwestern am Santa Monica Hospital für ihre Mitarbeit an unserem Forschungsprojekt und allen anderen, die das Buch von der Idee bis zur Veröffentlichung mit Rat und Tat begleitet haben.

Hinweis zur deutschen Erstausgabe:
Die Herausgabe dieses amerikanischen Zwei-Millionen-Bestsellers, der das Gesundheitsbewußtsein eines ganzen Volkes revolutionierte, ist eine Pionierleistung des Verlages. Während der Autor in der zweiten Auflage (vgl. »Einleitung zur amerikanischen Neuausgabe«) schon über eine ganze Palette überall erhältlicher Nahrungsmittel und Produkte für eine cholesterinsenkende Diät berichten konnte, ist der deutsche Markt davon bisher noch weitgehend unberührt geblieben. Die Beschaffung solcher Nahrungsmittel und Produkte wird anfangs für den Leser vielleicht noch mit einiger Mühe verbunden sein. Aber die Nachfrage bestimmt das Angebot: Je mehr und je gezielter Sie nach Liefermöglichkeiten fragen, desto eher werden die nützlichen Nahrungsmittel, Medikamente und Produkte auch bei uns lieferbar sein.

Vorwort

von Dr. med. Albert A. Kattus,
Direktor des Herzrehabilitationszentrums
am Santa Monica Hospital, Kalifornien

Im vergangenen Jahrhundert erlebte der Gedanke einer vorbeugenden Medizin den ersten großen Triumph, als man die verheerenden Auswirkungen bakterieller Infektionskrankheiten allmählich in den Griff bekam. Pasteur lehrte, wie man die Erreger von Tuberkulose und Typhus sowie anderer Darmkrankheiten in der Milch vernichtet. Sauberes Wasser und unverseuchte Lebensmittel, Schutzimpfungen und schließlich Antibiotika brachten viele schlimme Plagen der Welt unter Kontrolle und retteten zahllose Menschenleben.

Der letzte große Triumph der Krankheitskontrolle läßt sich an der Sterblichkeitsstatistik kardiovaskulärer Erkrankungen der Jahre von 1950 bis 1980 ablesen. Die Sterblichkeitsquote bei Krankheiten des Herzens und der Blutgefäße ist in diesem Zeitraum in den Vereinigten Staaten um 40 Prozent gesunken. Aber wir dürfen nicht vergessen: Während in der ersten Hälfte unseres Jahrhunderts Infektionskrankheiten die häufigste Todesursache waren, stehen in der zweiten Hälfte des Jahrhunderts trotz aller Erfolge arteriosklerotische Erkrankungen des Herzens, Gehirns und anderer lebenswichtiger Organe an erster Stelle.

Die Tatsache, daß die Sterblichkeit bei diesen Krankheiten immerhin um 40 Prozent zurückgegangen ist, bedeutet also nicht, daß diese Epidemie heute unter Kontrolle ist. In Wirklichkeit sind kardiovaskuläre Erkrankungen (Verstopfung der Arterien des Herzens und anderer lebenswichtiger Organe) weiterhin die häufigste Todesursache. Um diese Krankheit vollständig zu besiegen, ist es notwendig, daß die gesamte Bevölkerung mitwirkt, einen Lebensstil zu entwickeln, der die zur Verstopfung der Körperarte-

rien führenden chemischen Vorgänge in ihrer Entstehung und Wirkung auf ein Minimum beschränkt.
Wie kam es dazu, daß die Sterblichkeitsquote in den USA zwischen 1950 und 1980 um 40 Prozent sank? Dieser starke Rückgang wird verständlich, wenn man analysiert, was in diesen Jahren geschah. Als die Sterblichkeitsquote ihren Höhepunkt erreichte, war der Zweite Weltkrieg gerade vorbei. Die Amerikaner sahen besseren Zeiten entgegen. Kriegsheimkehrer erhielten Vergünstigungen: Ausbildung, billige Hypotheken, gute medizinische Versorgung und so weiter. Aber eine überraschend hohe Anzahl erlitt Herzinfarkte, und viele, die Kugeln, Schrapnells und Granaten entgangen waren, erlagen nun Herzkrankheiten.
Etwa zu jener Zeit übernahm die amerikanische Bundesregierung einen Teil der Verantwortung für die Gesundheit im Lande, indem sie die »Nationalen Gesundheitsinstitute« gründete, die sich für einwandfreie Lebensmittel und Medikamente, Schutzimpfungen und sauberes Trinkwasser einsetzen. Als dann feststand, daß an Herz- und Gefäßkrankheiten mehr Amerikaner starben als an jeder anderen Krankheit, dauerte es nicht lange, bis das *National Heart Institute* geboren war. Diese Organisation entwickelte und finanzierte Forschungsprogramme an Universitäten, in Labors medizinischer Fakultäten und in größeren universitätsunabhängigen medizinischen Zentren.
Ungefähr gleichzeitig begann die *American Association* die Erforschung der Herzkrankheit zu fördern, indem sie Forscher, teils herausragende Wissenschaftler, teils vielversprechende Nachwuchsforscher und -lehrkräfte, aus Mitteln privater Spender unterstützte.
Die wissenschaftliche Untersuchung der Herzkrankheit und der möglichen Vorbeugungsmaßnahmen erhielt dadurch einen starken Impuls. Zu den Ergebnissen dieser Forschung gehören die Entwicklung von Spezialstationen zur Pflege der Herzkranzgefäße, die Herz-Lungen-Maschine zur Chirurgie am offenen Herzen,die kardiopulmonale Wiederbelebung, Medikamente zur Kontrolle gefährlicher Anomalien des Herzrhythmus, die häufig zum Herzstillstand und plötzlichen Tod führen, und elektronische Herzschrittmacher, die den Herzrhythmus regulieren. All das trug bereits dazu bei, vielen Menschen mit einer Herzkrankheit das Leben zu retten. Auch die Sterblichkeit als direkte Folge

eines Herzinfarktes (Myokardinfarkt) wurde beträchtlich gesenkt. Aber die Kosten waren sehr hoch, und die eigentliche Erkrankung der Arterien war nicht behoben, sondern konnte jederzeit wieder auftreten. Von Heilung konnte also nicht die Rede sein. Der magische Allzweckreiniger zur Durchspülung der Arterien war nicht entdeckt worden.

Zunächst einmal mußte man den chemischen Mechanismus verstehen, der die Ablagerung von atherosklerotischem Belag bewirkt, der dann die Arterien verengt und zum Schlaganfall oder Herzinfarkt führt. Sobald man diesen Mechanismus kennt und versteht, so sagte man sich, könnte es möglich werden, dem Krankheitsprozeß so weit vorzubeugen, daß er gar nicht erst in Gang kommt. Es wäre für den Patienten viel erträglicher, der lebensgefährlichen Krankheit an der Wurzel vorzubeugen, und es ist wahrscheinlich auch viel weniger kostspielig, die Krankheit zu vermeiden, als sie zu behandeln, nachdem sie bereits Gesundheit und Lebenserwartung schwer geschadet hat.

Die Forschung der fünfziger und sechziger Jahre erbrachte die Erkenntnisse, die den Weg zur vorbeugenden Kardiologie bereiteten. Die Entdeckung der drei hauptsächlichen Risikofaktoren, die am verläßlichsten eine Koronargefäßerkrankung voraussagen lassen, lieferte die Hinweise zur Vorbeugung. Diese Faktoren sind hoher Blutdruck, Zigarettenkonsum und ein erhöhter Cholesterinspiegel des Blutes. Wenn diese Merkmale bei einer Person vorhanden sind, hat sie ein zehnmal höheres Risiko, eine Koronargefäßerkrankung zu bekommen als Personen, auf die diese Faktoren nicht zutreffen.

Epidemiologen haben die zurückgehende Quote der Herzkrankheit statistisch untersucht und sind zu dem Schluß gekommen, daß die bemerkenswerte Verringerung der Todesfälle durch Herzkrankheit keinesfalls einer besseren Behandlung durch die Ärzte zu verdanken ist, die sich ja der Krankheit erst annehmen, wenn sie diagnostiziert ist. Die Antwort ist, daß sich bei einem großen Teil der Bevölkerung ein gesünderer Lebensstil durchzusetzen beginnt. Die Menschen haben im allgemeinen von den Risikofaktoren gehört und versuchen nun selbst herauszubekommen, wie man sich zu einer Zukunft ohne Herzkrankheit verhelfen kann.

Wir wissen, daß der Tabakkonsum von 1963 bis 1977 um 30 Prozent zurückging und 40 Millionen Amerikaner aufhörten zu rauchen. In den letzten Jahren ist der Verbrauch von tierischen Fetten und Ölen um 47 Prozent, der Verzehr von Butterfett um 33 Prozent gesunken. Diese Zahlen zeigen, daß die allgemeine Bevölkerung sich um ein gesünderes Verhalten bemüht und damit bereits bemerkenswerten Erfolg hat.

Rauchen kann durch einen Willensakt gestoppt werden. Daran ist nichts Besonderes: Man raucht, oder man läßt es bleiben.

Die Kontrolle des Blutdrucks kann davon abhängen, daß man ein vernünftiges Gewicht hält, zuviel Natrium (Kochsalz) vermeidet und eventuell blutdrucksenkende Medikamente einnimmt.

Das schwierigste Problem ist die Kontrolle des Blutcholesterins. Die jedem Menschen eigene Körperchemie bestimmt, wieviel Cholesterin sein Körper produziert. Wir wissen, daß manche Menschen das im Körper produzierte Cholesterin und die im Blut vorhandene Menge verringern können, indem sie einfach weniger Fett zu sich nehmen. Andere Menschen dagegen haben hohe Werte, obwohl sie fast gar kein Fett in ihrer Nahrung verwenden. Manche Menschen sprechen auf bestimmte Medikamente zur Cholesterinverringerung gut an, andere nicht. Das Problem ist, für eine richtige Cholesterinmenge zu sorgen. Das Cholesterin, das so wesentlich für die Bildung des hemmenden Materials verantwortlich ist, muß auf einen so niedrigen Stand im Blut gebracht werden, daß es keine Ablagerungen bilden kann, und dennoch muß es in ausreichender Menge vorhanden sein, um seine grundlegenden Aufgaben zu erfüllen, nämlich zum Aufbau der Zellmembranen beizutragen und bei der Synthese einer Reihe von Körperhormonen mit lebenswichtigen Funktionen zu helfen. Bisherige Anstrengungen in dieser Richtung waren im großen und ganzen erfolglos.

Robert E. Kowalski vermittelt hier das notwendige Wissen, damit jeder seinen eigenen Cholesterinspiegel senken kann. Sein Buch beantwortet viele praktische Fragen: Wie findet man Nahrungsmittel, die mit möglichst großer Wahrscheinlichkeit kein Übermaß an Cholesterin erzeugen? Wie verwendet man bestimmte Nahrungsmittel mit besonderen Fähigkeiten zur Verringerung des Cholesterins? Wie verwendet man die Vitamine, die eine Verringerung des Cholesterins begünstigen?

Das vorliegende Buch ist eine umfassende Arbeit über den Umgang mit der Chemie des Cholesterins, und es zeigt, wie man die

Gesundheit fördern und die Krankheiten vermeiden kann, die durch verstopfte Arterien hervorgerufen werden.
Die Einhaltung des in diesem Buch beschriebenen Programms hat bei einer Reihe von freiwilligen Testpersonen zur Verringerung des Serumcholesterins geführt. Überraschend war, daß sich bei diesen Personen eine zusätzliche günstige Wirkung zeigte, nämlich eine beträchtliche Steigerung des Lipoproteins hoher Dichte, eines Schutzfaktors, der das Risiko der krankhaften Herzkranzgefäßveränderung weiter senkt.
Ich habe die Entwicklung des Programms verfolgt und den erfreulichen Rückgang des Herzkrankheitsrisikos bei den meisten freiwilligen Teilnehmern des Forschungsprojekts beobachtet. Die Ergebnisse haben gezeigt, daß die Ernährung mit fettarmer Diät zusammen mit Haferkleie und Niacin (Bestandteil der Vitamin-B-Gruppe) ungefährlich und wirksam ist. Ich bin davon überzeugt, daß dieses Programm eine nützliche Methode zur Selbstkontrolle des Serumcholesterinspiegels sein wird und somit das Risiko der koronaren Herzkrankheit durch vorbeugende Maßnahmen weiter verringert.

Bevor Sie dieses oder ein beliebiges anderes medizinisches oder diätetisches Programm beginnen, sollten Sie mit Ihrem Arzt besprechen, ob es für Sie geeignet ist.
Der Inhalt dieses Buches gibt die Erfahrungen des Autors wieder und will nicht den ärztlichen Rat ersetzen. Alle Fragen zu allgemeinen oder besonderen Symptomen sollten Sie an Ihren Arzt richten.

Einleitung zur amerikanischen Neuausgabe

Sechs Monate nach Erscheinen der gebundenen Erstausgabe dieses Buches erklärten in den USA die Bundesregierung und mehr als zwanzig Gesundheitsorganisationen dem Cholesterin und der Herzkrankheit den Krieg. In einer stark beachteten Pressekonferenz gaben sie die ersten detaillierten Richtlinien für Ärzte und Öffentlichkeit heraus.

Ich sah zu meiner großen Zufriedenheit, daß sie unmißverständlich erklärten, der Cholesterinspiegel solle unabhängig von Alter und Geschlecht 200 mg/dl nie überschreiten. Das ist beträchtlich niedriger als die früher hingenommenen Werte und entspricht den Empfehlungen, die ich in meinem Buch veröffentlicht hatte. Um die Öffentlichkeit wie die Ärzte über Erkennung und Behandlung eines erhöhten Cholesterinspiegels zu informieren, wurde eine größere Kampagne in den Medien eingeleitet. Die Ernährung, sagten die Sachverständigen, sei der wichtigste Punkt für alle Menschen, deren Spiegel über dem kritischen Wert lag. Im Bedarfsfall könnten auch Medikamente eingenommen werden, um diesen Risikofaktor unter Kontrolle zu bringen. Es war interessant, daß in den zahlreichen Berichten, die auf die einleitende Pressekonferenz folgten, Haferkleie und Niacin als ausgezeichnete Möglichkeiten zur Senkung des Cholesterinspiegels erwähnt wurden. In anderen Worten, die in diesem Buch erstmals vorgestellten Gedanken stießen auf breite Zustimmung.

Seit dem ersten Erscheinen dieses Buches hat es eine Vielzahl von Entwicklungen gegeben. Ich habe danach alle neuen Erkenntnisse zusammengetragen und für die zweite Auflage verwertet.

Die Veröffentlichung dieses Buches 1987 war zweifellos das mit Abstand wichtigste Ereignis meines Berufslebens, wenn nicht meines Lebens überhaupt. Die Reaktion war überwältigend.

Wann immer ich während meiner Medientour bei einem Fernseh- oder Rundfunkinterview erschien, bei dem sich Zuschauer oder Zuhörer mit Fragen und Kommentaren an mich wenden konnten, waren die Telefonleitungen überlastet. Immer wieder hörte ich von Produzenten und Gastgebern, daß kein früheres Interview so viele Anrufe ausgelöst hatte.

Die Öffentlichkeit hatte offenbar auf praktische Hinweise im Umgang mit diesem Hauptrisikofaktor einer Krankheit gewartet, die bei der Hälfte der Todesfälle in Amerika die Ursache ist. Die in der Vergangenheit ausgegebenen Empfehlungen waren nicht zufriedenstellend gewesen. Das ging aus vielen der Tausenden von Briefen hervor, die ich erhalten habe.

Viele meiner Leser haben mir geschrieben, daß sie mit dem Cholesterinproblem gar nicht gerechnet hatten, weil sie die üblichen Ratschläge befolgten, wie man Fette und Cholesterin reduziert. Sie waren schockiert, als sich aus ihren Untersuchungsergebnissen erhöhte Cholesterinwerte ergaben. Und sie waren entsetzt, wenn ihren Ärzten allzuoft nicht bewußt war, daß solche Werte außerordentlich gefährlich sind. Aber sie waren denkbar froh, wenn ihr Cholesterinspiegel auf einen völlig gefahrlosen Wert fiel und damit dieser Hauptrisikofaktor beseitigt war, nachdem sie die einfachen Empfehlungen in diesem Buch befolgt hatten.

Das Buch wurde ein landesweiter Bestseller, der sich viele Monate an der Spitze der Bestsellerliste in der *New York Times* hielt. Aber nicht nur die Öffentlichkeit las das Buch. Ich bin sehr froh, daß auch medizinische Kreise ausgesprochen positiv reagiert haben. Ich habe einen ganzen Stapel Briefe von Ärzten und anderen Gesundheitsspezialisten erhalten, die mir mitteilten, wie sie das Buch und sein Programm für sich und ihre Patienten verwenden. Vielen Ärzten bot es die Möglichkeit, wirksamer mit ihren Patienten zu arbeiten. Sie konnten die Lektüre des Buches verschreiben, danach den Fortschritt überwachen und individuelle Fragen zu besonderen Bedürfnissen beantworten.

Es erübrigt sich beinahe zu erwähnen, daß es auch ein paar Fachleute gab, die nicht voll zustimmten. So haben sich einige wegen der Empfehlung des Vitamins Niacin zur Senkung des Cholesterinspiegels besorgt gezeigt. Mehr darüber werden Sie in dem vollständig auf den neuesten Stand gebrachten Kapitel über Niacin erfahren. Man äußerte Bedenken darüber, daß Männer und Frauen große Dosen ohne medizinische Überwachung einnehmen könnten, obwohl ich geschrieben und sogar im Druck hervorgehoben hatte, daß eine Überwachung ratsam sei.

Hiermit weise ich nochmals ausdrücklich darauf hin – was ich eigentlich für selbstverständlich halte –, *daß niemand ein cholesterinsenkendes Programm auf eigene Faust durchführen darf.* Man muß ja zumindest Blutuntersuchungen machen lassen, um den Cholesterinspiegel zu bestimmen, einmal am Anfang und dann nach dem Versuch, den Spiegel zu senken. Das gilt auch für diejenigen, die *kein* Niacin nehmen.

Unter meinen Lesern sind auch viele Frauen, denn hier geht es nicht nur um eine Männerkrankheit. Während die Forschung auf dem Gebiet der Herzkrankheit sich fast ganz auf Männer konzentriert hat, ist die Erkrankung der Herzkranzgefäße keineswegs die ausschließliche Domäne der männlichen Variante der Gattung Mensch.

Seit der ersten Ausgabe dieses Buches erschien ein wichtiger Artikel in einer medizinischen Fachzeitschrift, der die Beziehung zwischen Menopause und dem Risiko einer Erkrankung der Herzkranzgefäße in neuem Licht zeigt. Die Zahl der Frauen, die Herzinfarkte erleiden, nimmt zu, und dieselben Risiken, die Männer betreffen, müssen auch für Frauen, besonders nach der Menopause, berücksichtigt werden.

Ich habe die Einzelheiten dieses Berichtes in das zweite Kapitel eingearbeitet. Auf ähnliche Weise habe ich andere Teile des Buches auf den neuesten Stand gebracht; das betrifft neue Forschungsergebnisse, Nahrungsmittel, die den Cholesterinspiegel erwiesenermaßen senken, neue Produkte, die kürzlich auf den Markt gekommen sind, und eine Reihe von anderen Einzelheiten, die seit dem ersten Erscheinen des Buches bekanntgeworden sind.

Auf die Frage, was in Amerika und anderen westlichen Ländern im Jahr 2000 die Nummer eins unter den Gesundheitsproblemen sein wird, nannten über 200 Wissenschaftler und Ärzte auf Anhieb die Erkrankung der Herzkranzgefäße. Während sie hinsichtlich der Entwicklung im medizinischen und chirurgischen Fortschritt optimistisch waren, stellten diese Sachverständigen übereinstimmend fest, daß Männer und Frauen Aufklärung erhalten und Änderungen in ihrer Lebensweise vornehmen müssen, um ihr persönliches Risiko der Herzkrankheit zu verringern.

Bis zu einem sehr hohen Maß haben Sie Ihr Schicksal selbst in der Hand. Sie spielen in Ihrem eigenen Leben eine wichtige Rolle, und Sie tun den richtigen Schritt, wenn Sie dieses Buch lesen. Ich hoffe aufrichtig, daß Sie das Programm befolgen und so das Risiko der Herzkrankheit für sich drastisch herabsetzen. Sie *können* gesund bleiben!

Einführung: Was das Buch verspricht

Wenn Sie beginnen, dieses Buch zu lesen, haben Sie bereits den ersten Schritt zu einer entschieden verbesserten Gesundheit und Lebenskraft getan. Die Belohnungen, die auf Sie warten, wenn Sie dem hier vorgestellten grundlegenden Programm für einen neuen Lebensstil folgen, sind gewaltig. Denken Sie einmal über diese Versprechen nach:

- Sie bekommen Ihr Gewicht in den Griff, ohne das Gefühl zu haben, sich etwas vorzuenthalten.
- Sie schalten einen wichtigen Risikofaktor der Herzkrankheit aus Ihrem Leben aus. Ihr Cholesterinspiegel wird ohne Medikamente und einschneidende Diätvorschriften drastisch sinken.
- Sie verbessern Ihre Chancen auf ein langes Leben beträchtlich. Der Jungbrunnen ist nur eine Phantasie. Dieses Versprechen dagegen beruht auf Realität.

Wahrscheinlich ist das Erstaunlichste an diesem Programm, wie leicht es wirklich zu befolgen ist. Es ist ein Programm, das »ja, ja, ja« anstatt »nein, nein, nein« sagt. Sie können nach Herzenslust essen und wissen dabei, daß Sie nicht zunehmen werden. Ja, Sie können in Restaurants gehen. Ja, Sie können wirklich die Speisen genießen, auf die Sie Appetit haben. Ja, Sie können Ihre ganze Familie und alle Freunde einbeziehen – wer möchte wie ein Mönch leben und die Welt an sich vorbeiziehen sehen?

Sie werden phantastisch aussehen und sich prima fühlen. Denken Sie nur, wie lange Sie diese überflüssigen Pfunde schon loswerden wollten. Jetzt können Sie das mit Zuversicht angehen. Darüber hinaus werden Sie zu frischer Vitalität und Lebensfreude

finden, wie Sie es nicht für möglich gehalten hätten: Sie wachen am Morgen auf und sind bereit, sich dem Tag und seinen Herausforderungen zu stellen.
Überall gibt es Sagen und Legenden, die von der Suche nach dem Jungbrunnen erzählen. Praktisch jeder möchte ein reifes hohes Alter erleben. In Biologiebüchern heißt es, ein Menschenleben sollte hundert Jahre dauern. Die Bibel erklärt, »unser Leben währet siebzig Jahre«, aber viele Männer und Frauen erreichen dieses verheißene Alter nicht. Die Wissenschaft bietet jedoch Methoden an, die zu einem längeren Leben verhelfen, und Sie *können* sie anwenden.
Niemand kann Ihnen versprechen, daß Sie nicht morgen von einem Lastwagen überfahren oder vom Blitz erschlagen werden. Aber Sie *können* das Risiko der Herzkrankheit und anderer lebensverkürzender Krankheiten herabsetzen. Dieses Versprechen gebe ich Ihnen. Die folgenden Kapitel erklären, wie Sie essen und dieses grundlegende Programm für die Cholesterinkontrolle und ein langes Leben befolgen können.
Wie Mr. Spock in *Raumschiff Enterprise* sagt: »Auf ein langes Leben und gutes Gedeihen.«

Auf der Suche nach dem Silberstreifen am Horizont – meine eigene Geschichte

Mit 41 Jahren hatte ich einen Herzinfarkt und zwei Koronar-Bypass-Operationen hinter mir. Ich hatte mein Problem jahrelang nicht wahrhaben wollen, aber plötzlich wurde mir klar, daß etwas geschehen mußte, um meine Überlebenschancen zu verbessern. Ich begann, nach alternativen Methoden und Therapien zu suchen und entwickelte schließlich einen vollständig neuen und von Grund auf erfreulichen Lebensstil, von dem ich überzeugt bin, daß er mir helfen wird, weitere Jahrzehnte zu leben und dabei dem Leben alle schönen Seiten abzugewinnen. Ich habe ganz einfach den Silberstreifen in der schwarzen Wolke entdeckt und möchte Sie daran teilhaben lassen.
Ich hoffe aufrichtig, daß Sie die Vorschläge, die dieses Programm bietet, befolgen, damit auch Sie in den vollen Genuß seiner Vor-

züge kommen. Bevor ich aber das Programm genau beschreibe und zeige, wie es Ihrem Leben eine Wendung zum Besseren geben kann, möchte ich mich vorstellen und Ihnen *meine* Geschichte ein bißchen ausführlicher erzählen.

Seit mehreren Jahren habe ich mich darauf spezialisiert, über medizinische Fragen zu schreiben. Ich schloß mein Studium an der Iowa State Universität mit dem Diplom in Wissenschaftsjournalismus ab und belegte zusätzlich medizinische Physiologie. In den folgenden Jahren hatte ich Gelegenheit, in der pharmazeutischen Industrie, bei einer medizinischen Vereinigung und in der Nahrungsmittelindustrie zu arbeiten. 1980 schließlich wurde ich freiberuflicher Autor im medizinischen Bereich.

Doch während ich über Gesundheit schrieb, ging es mit meiner eigenen gleichzeitig rapide bergab.

Herzkrankheit grassierte in meiner Familie. Mein Vater starb 1969 an einem Herzinfarkt. Bei mir selbst ergab sich, als ich erst 29 war, bei einer Blutuntersuchung während einer medizinischen Tagung ein Cholesterinspiegel von 250 mg/dl (Milligramm pro Deziliter). Der Landesdurchschnitt bei Erwachsenen liegt bei 210, und manche Fachleute sagten damals schon, daß sogar 200 Milligramm zu hoch seien. Aber ich überging den Befund.

1978 dann, am Heldengedenktag, dem 30. Mai, bekam ich einen Myokardinfarkt, einen Herzinfarkt. Die anschließende Untersuchung zeigte stark verstopfte Herzkranzgefäße, und es war Zeit für meine erste Bypass-Operation. Ein dreifacher Bypass.

Ich verdrängte das Problem weiterhin. Ich erzählte Bekannten, es sei alles in Ordnung und meine »neuen Leitungen« seien sauber wie bei einem Säugling. Ich tat sehr wenig, um das Fortschreiten der Krankheit, die ursprünglich zur der Verstopfung geführt hatte, aufzuhalten oder zu verlangsamen.

Gewiß, die Ärzte sagten mir, ich solle weniger Fett und Cholesterin zu mir nehmen. Aber obwohl ich mich an die damaligen Richtlinien der American Heart Association hielt, änderte sich mein Cholesterinspiegel sehr wenig. Außerdem sagte ich mir, die ganze Geschichte mit dem Cholesterin und seiner Wirkung auf die Herzkrankheit sei immer noch umstritten. Also ließ ich mein Blut nicht mehr untersuchen und verbrachte die nächsten sechs Jahre in seliger Unwissenheit.

Dann kam der neue Schock.

Nach meinem jährlichen Belastungstest teilte mir ein Kardiologe mit, daß die Ergebnisse nicht ermutigend seien. Wie war das möglich? fragte ich. Ich war regelmäßig meine Runden von einer Meile im Schwimmbad geschwommen, gewöhnlich drei- bis fünfmal in der Woche. Ich hatte mein Gewicht gut im Griff. Ich rauchte keine Zigaretten. Trotzdem schlug der Arzt ein weiteres Angiogramm vor.

Wie ein Bursche, der das Scheunentor schließt, nachdem das Pferd durchgegangen ist, wurde ich plötzlich sehr ernährungsbewußt. Vielleicht war doch etwas an alledem dran. Mein Cholesterinspiegel war jetzt bei 284 Milligramm. Nicht gerade gut.

Ich verordnete mir für die nächsten zwei Monate eine sehr strenge fett- und cholesterinreduzierte Diät. Die American Heart Association wäre stolz auf mich gewesen. Aber nachdem ich Eidotter, alles rote Fleisch, praktisch alle Käsesorten (und alles, was ich sonst so gern aß) weggelassen hatte, zeigten die Tests, daß mein Cholesterinspiegel nur um 13 Punkte zurückgegangen war. Es war entmutigend, um es milde auszudrücken.

Dann kam das Urteil: Das Angiogramm zeigte, daß ein neuer Koronar-Bypass nötig war, diesmal ein vierfacher. Der Chirurg bestätigte die Notwendigkeit, aber er wies mich auch auf das Risiko hin. Er teilte mir mit, daß die Sterblichkeitsquote bei »Zweitausführungen« sich zwischen 5 und 6 Prozent bewege. Ich ging nach Hause und weinte wie ein kleines Kind.

Ich hatte soviel, wofür sich zu leben lohnte! Ich hing an meinen kleinen Kindern; Jenny war damals drei, und Ross war sechs. Sie brauchten mich! Nie zuvor hatte ich so sehr zu leben gewünscht.

Nun, der chirurgische Eingriff verlief ausgesprochen gut. Ich kam nicht in die Sterblichkeitsstatistik. Tatsächlich war die Erfahrung bei weitem nicht so schlimm wie beim erstenmal. Meine Erholung war sensationell, und innerhalb weniger Wochen saß ich wieder an der Schreibmaschine.

Aber diesmal beschloß ich wirklich, daß es nun reichte. Es *mußte* etwas mit dem Cholesterinproblem geschehen. Ich war eisern entschlossen, daß ich diesen Risikofaktor loswerden wollte. Aber wie?

Mit Diät hatte ich es in der Vergangenheit nicht geschafft, und meine Lektüre medizinischer Literatur erhärtete die Schlußfolgerung, daß manche Menschen – wie ich – Cholesterin einfach nicht richtig umwandeln können. Selbst wenn nur ganz wenig in der Nahrung vorhanden war, so schien es, blieben die Blutwerte hoch.

Es gab anscheinend nur zwei Möglichkeiten, die beide nicht sonderlich attraktiv waren.

Da gab es zum einen das Pritikin-Programm. Ich hatte Nathan Pritikins Bücher gelesen und von den guten Ergebnissen gehört, die manche Anhänger erzielten, wenn sie sich gewissenhaft an die strenge Vorschrift hielten. Ich habe zwar großen Respekt vor dieser Methode und ihrem Begründer, aber mir kam es wie ein Leben vor, dem alles genommen ist.

Ich aß gern in Restaurants, und Pritikin sagte, man solle es vermeiden, zum Essen auszugehen. Ich liebte abwechslungsreiche Kost, und er sagte, man solle sich fast ausschließlich an Reis und gedünstetes Gemüse halten. In dem Kapitel über das Auswärtsessen sagte Pritikin: »Außer Hauses ist eine Sabotage der Diät unmöglich zu vermeiden, aber man kann sie erfolgreich bekämpfen. Angesichts dieser Art von Terrorismus geben viele Leute einfach auf... Gewöhnen Sie sich nicht an, zu oft zum Essen auszugehen. Es kann ermüdend werden, immerzu so ein Theater zu machen, wenn man sein Essen im Lager des Feindes bestellt.«

Als ich das las, war ich richtig entmutigt. Eine der wahren Freuden meines Lebens ist es immer gewesen, verlockende Gerichte in den verschiedensten Restaurants überall im Land zu genießen. Aber ich war bereit, alles aufzugeben, falls dies wirklich nötig sein sollte, um von meinem hohen Cholesterin herunterzukommen und mir eine reelle Chance zu geben.

Die andere Alternative war eines der cholesterinsenkenden Mittel. Daß sie wirkten, war tatsächlich erwiesen. Aber man bedenke, was sie aus dem Leben machen. Erstens sind die Kosten für den, der seine Medikamente selbst bezahlen muß, enorm hoch. Ein Monatsbedarf an Colestyramin, einem der am häufigsten verschriebenen Mittel, kommt auf über 100 Dollar. Ich könnte mir eine ganze Menge angenehmerer Anlässe vorstellen, 1200 Dollar im Jahr auszugeben. Zweitens muß man das Medikament nicht nur kaufen, man muß es auch einnehmen. Nun war ich nie gut im Arzneischlucken, schon als Kind nicht, und inzwischen fällt es mir wahrscheinlich noch schwerer. Aber dieses Mittel hörte sich dazu noch wie aus einem Horrorbuch an. Es wird in kleinen Päckchen verkauft und sieht wie grobkörniger Sand aus. Man rührt das Granulat in ein Glas Saft oder Wasser und stürzt es runter, bevor die Mischung sich setzt. Viermal täglich. Aber das ist erst der Anfang. Als ich im ärztlichen Beipackzettel über die Nebenwirkungen las, erfuhr ich, daß Verstopfung das häufigste Problem sei. Aber man kann auch andere Beschwerden entwickeln: »Unterleibsbeschwerden ... Blähungen, Übelkeit, Erbrechen, Durchfall, Sodbrennen, Appetitlosigkeit, Verdauungsstörungen und Stearrhoe.« Das letzte bedeutet, daß der Stuhl eine schmierige Beschaffenheit hat, da die Wirkung des Medikaments auf der Bindung von Fetten beruht, die durch den Verdauungstrakt kommen. Nicht gerade eine sehr ansprechende Alternative.

Aber was konnte ich sonst tun?

Durch meine Arbeit als medizinischer Fachschriftsteller hatte ich guten Zugang zur medizinischen Literatur. Nie war ich stärker motiviert gewesen, meine »Hausaufgaben« zu machen. Ich wurde gut belohnt. Es gab doch eine entwicklungsfähige Alternative. Die Leute haben aus drei Gründen erhöhte, äußerst riskante Cholesterinwerte. Erstens enthält ihre Nahrung zuviel Fett und Cholesterin, die ihr Körper nicht richtig verwerten kann. Zweitens scheiden sie nicht genügend Cholesterin durch Gallensäuren im Dickdarm aus. Drittens produzieren sie eine große Menge von Cholesterin in der Leber. Kommen alle drei Faktoren zusammen, schnellt der Cholesterinzähler nach oben. Also erschien es mir nur logisch, alle drei Aspekte des Problems zu betrachten.

Sie haben vermutlich schon einmal gehört, daß »das Ganze mehr ist als die Summe seiner Teile«. Ich hatte über drei unterschiedliche Methoden zur Senkung des Cholesterinspiegels gelesen, die alle irgendwie erwiesenermaßen wirksam waren, aber mit keiner der Methoden allein erreichte man den gewünschten Effekt. Meine Hypothese war, daß ich die erhoffte Wirkung erzielen könnte, wenn ich die drei zusammennähme, damit sie in einer Art Synergie zusammenwirken würden.

Treffer!

Von einem gefährlich hohen Cholesterinspiegel von 284 Milligramm pro Deziliter sank mein Wert auf angenehm ungefährliche 169! In nur acht Wochen. Meine Ärzte und Krankenschwestern staunten und freuten sich. Solche Ergebnisse waren nie in so kurzer Zeit erreicht worden, schon gar nicht ohne Medikamente oder eine äußerst strenge Diät. Das Zaubermittel, nach dem ich gesucht hatte, schien in greifbarer Nähe: die Kombination eines ganz gewöhnlichen Getreidefrühstücks mit Vitaminen und einer vernünftigen, gesunden Ernährung, begleitet von einem Bewegungsprogramm. Das Beste daran war, daß nichts dagegensprach, warum nicht jedermann in den Genuß dieser Methode und ihrer Vorzüge kommen sollte. Keine unmöglich zu befolgende strenge Diät. Keine unangenehmen Medikamente. Keine übermenschlichen sportlichen Anforderungen.

Als nächstes stellte ich in Zusammenarbeit mit meinem Kardiologen den Plan auf die Probe, um festzustellen, ob andere Männer und Frauen im gleichen Maß davon profitieren könnten. Die Antwort war ja. Die Ergebnisse dieser Untersuchung stehen in einem anderen Kapitel; sie sind geradezu sensationell.

Ich brauche wohl nicht zu erwähnen, daß ich über meine persönlichen Ergebnisse überglücklich war. Bei einem Cholesterinspiegel von nur noch 169 war einer der wichtigsten Risikofaktoren beseitigt. Ich brauchte mir keine Sorgen mehr zu machen, daß meine Arterien sich wieder so schnell verstopfen würden.

Aber es gab noch andere Belohnungen, mit denen ich gar nicht gerechnet hatte. Ich hatte während und nach der Operation ungefähr zwölf Pfund abgenommen und geglaubt, daß sie schnell wieder drauf wären, wenn ich zu meinen normalen Eßgewohnheiten zurückkehrte und wieder meinen alten Appetit hätte.

Mein Appetit stellte sich wieder ein, und ich begann auch wieder, täglich ziemlich viel zu essen. Aber ich nahm die verlorenen Pfunde nicht wieder zu. Also fing ich an, noch mehr zu essen. Immer noch keine Gewichtszunahme. Zu allem anderen hatte mein Programm anscheinend noch die Gratiszugabe der Gewichtskontrolle.

Ich stieg tiefer in die medizinische Literatur ein und fand heraus, daß es dafür eine wissenschaftliche Erklärung gab. Zum Programm gehört die Einbeziehung von Haferkleie in die Ernährung. Damit werden Muffins[1] gebacken und andere Speisen zubereitet. Dieses Getreideprodukt schafft nicht nur schnellstens Fette und

1 Muffins, gesprochen maffins, sind ein beliebtes amerikanisches Gebäck. Von den Zutaten her, wenn auch nicht nach der Art der Zubereitung, ist der Teig am ehesten mit einem Brandteig vergleichbar. Lesen Sie mehr in Kapitel 3, und sehen Sie die Rezepte am Ende des Buches.

Cholesterin aus dem Verdauungssystem, sondern erzeugt auch ein enormes Völlegefühl – nicht das aufgeblähte Gefühl, das man bei manchen modischen Abmagerungsmitteln bekommt, sondern eine angenehmes Gefühl der Befriedigung. Man fühlt sich zwischen den Mahlzeiten einfach nicht hungrig. Man hat kein Verlangen nach einem Happen zwischendurch. Manche nennen es »Sattheit«. Ich bezeichne es als wunderbar.

Aber das sind noch nicht alle guten Neuigkeiten. Bei meinen alten Eßgewohnheiten hatte ich ziemlich häufig Alka-Seltzer genommen, um die Verdauung zu erleichtern und Sodbrennen zu bekämpfen. Bei meinem neuen Programm konnte ich dieses Mittel gegen überschüssige Magensäure in den Mülleimer werfen oder für Freunde aufheben, denen noch kein Licht aufgegangen war.

Da wir gerade von Freunden sprechen: Wir alle wissen, wie die Leute jeden bemitleiden, der auf Diät gesetzt ist. Sie glauben, daß er oder sie überhaupt keinen Spaß haben kann, daß man sich beraubt und ständig hungrig fühlen muß. Aber meine Freunde, auch die unter ihnen, die sich nicht um ihr Gewicht sorgen mußten, wollten unbedingt mein Programm ausprobieren, fragten nach Rezepten und kosteten meine Muffins. Ich bin der wandelnde Beweis, wie wohl sich ein Mensch fühlen kann!

Schließlich noch ein Wort zur Langlebigkeit. Um die Wahrheit zu sagen, hatte ich nie viel über die fernere Zukunft nachgedacht. Mein Vater und viele Verwandte waren jung gestorben, und ich war davon ausgegangen, daß ich dieses Vermächtnis geerbt hatte. Jetzt ist mein Cholesterinspiegel gesenkt, mein Blutdruck ist normal, mein Gewicht ist unter Kontrolle, und ich freue mich auf ein langes Leben.

Dieses Programm leistet mehr, als nur vor Herzkrankheit zu schützen. In den folgenden Kapiteln berichte ich Ihnen,was medizinische Autoritäten über Langlebigkeit herausgefunden haben und welche verbesserten Startbedingungen einem das Programm gibt. Lesen Sie das Buch, folgen Sie den Empfehlungen, und tun Sie den ersten Schritt zu einem langen, gesunden Leben. Nichts mit diesem Programm Vergleichbares ist der Öffentlichkeit bisher angeboten worden. Da es wirklich neu und revolutionär ist, würde ich gern von Ihren eigenen Ergebnissen hören. Ich wäre Ihnen sehr dankbar, wenn Sie sich einen Augenblick Zeit nähmen und

mir ein wenig von sich und der Wirkung des Programms in Ihrem Fall berichteten.
Bis dahin viel Glück und gute Gesundheit!

Eine Kostprobe der Leserstimmen, die der Autor nach der Erstausgabe dieses Buches erhielt

»Sie haben mir ungeheuer viel Gutes getan!!! ... Mein Cholesterin sank von 225 auf 162. Ich bin Ihnen zutiefst dankbar, daß Sie mein Leben erleichtert haben.«
Dr. med. Ian Brown
Beverly Hills, Kalifornien

»Am 10. April 1987 teilte mir mein Arzt mit, daß ich erhöhte Cholesterinwerte habe: 319 LDL und 83 HDL und einen Triglyzeridspiegel von 93 ... Ungefähr zwei Wochen später stieß ich auf Ihr Buch ... Am 23. Mai wurde ich wieder untersucht, und mein Cholesterinspiegel lag bei *142*. Können Sie das glauben? Ich war so glücklich ... Ich danke Ihnen für dieses lesenswerte, informative und praktische Buch.«
Frieda A. Jenkens
Miller Woods, Illinois

»Mit einer bescheidenen Investition, nämlich dem Kauf Ihres Buches, und indem ich das Programm gewissenhaft eingehalten habe, habe ich meinen Cholesterinspiegel von einer Rekordhöhe von 308 auf 188 gesenkt ... und das in sechs Wochen!«
J. Keith Shackelton
Rancho Palos Verdes, Kalifornien

»Ich kaufte Ihr Buch, las es sorgfältig und machte die 8-Wochen-Cholesterinkur. Die Ergebnisse übertrafen meine Erwartungen. In acht Wochen fiel mein Cholesterin von 277 auf 155 (44 Prozent). Mein Gewicht ging von 157 auf 140 Pfund zurück ... und ich kann dieses Gewicht halten und dennoch mit Genuß essen. Ich lege allen meinen Freunden und Angestellten Ihr Buch ans Herz.

Führen Sie Ihr gutes Werk fort – Sie haben mein Leben verändert und meine Lebenserwartung erhöht.«
Ralph E. Dinsman
Las Vegas, Nevada

»Ich habe Ihren Rat gewissenhaft befolgt. In genau *3 Wochen* fiel mein Gesamtcholesterin um 40 Punkte ... Die schönste Neuigkeit für mich ist jedoch die *Verbesserung* aller Werte, Gesamt, HDL, LDL und Quotient ... Der Quotient sank von 6,2 auf 3,6 ... Ich bin wirklich begeistert ... Die Ernährung ist *nicht* schwierig – sie ist sinnvoll, und sie *WIRKT*! ... Ich möchte diese aufregende Neuigkeit einfach mit Ihnen teilen und Ihnen herzlich danken ... Ich empfehle jedem Ihr Buch! ... Ich fühle mich wunderbar.«
M. Yvonne Thomas
Hillsboro Beach, Florida

»Meine Resultate waren geradezu sensationell: Mein Cholesterinspiegel fiel von 293 auf 101! Ich erzähle jedem von der *8-Wochen-Cholesterinkur*. Mein Arzt gibt das Buch jetzt an seine Patienten weiter. Und zum erstenmal in meinem Leben habe ich keine Verdauungsprobleme ... Ich halte es für ein tolles Buch: intelligent, ehrlich, angemessen persönlich und äußerst hilfreich.«
Michael Padnos
Cambridge, Massachusetts

»11.7. 87 – kaufte Ihr Buch ... Cholesterin 286, LDL 207, HDL 58, Triglyzeride 106 ... 27.7. 87 – Gesamtcholesterin 189!! LDL 103, HDL 70, Triglyzeride 81. Ist das nicht so etwas wie ein Rekord?«
Barbara Vance, R.N.
Seattle, Washington

»Seltsamerweise ist mein Cholesterinspiegel in den letzten Jahren gestiegen, obwohl ich seit Jahren nach einer strengen fettarmen Diät lebe. Als ich Ihr Buch gelesen hatte, begann ich sofort, täglich drei Haferkleie-Muffins zu essen ... Letzten Montag ließ ich mein Cholesterin nachsehen und bekam eben die Resultate: ein drastischer Rückgang um 35 Punkte *in weniger als zwei Wochen* ... Tausend Dank für Ihr Buch.«
Tony DiMarco
Los Angeles, Kalifornien

»Ich las Ihr Buch mit Interesse und folgte Ihren Empfehlungen ... Mein Blutcholesterin fiel in sieben Wochen von 288 auf 150. Als ich das meinem Herzspezialisten sagte, war seine Reaktion verständlich: ›Unglaublich. So was habe ich noch nie gehört. Wie, sagen Sie, haben Sie das geschafft?‹ Sie haben Ihren Mitmenschen ein herrliches Geschenk gemacht. Ich bewundere, was Sie geleistet haben.«
David B. Boller
Los Angeles, Kalifornien

1. Cholesterin: Das Ende einer Kontroverse

Ironie des Schicksals: Cholesterin hat in den vergangenen zwanzig Jahren mein Leben immer wieder berührt.

Ich hörte zum erstenmal auf dem College etwas von Cholesterin, als der Professor die Substanz einfach wie jede andere in dem Kurs abgehandelte chemische Verbindung beschrieb. Cholesterin, sagte er damals, und das ist heute noch genauso wahr, ist eine organische Verbindung in der Familie der Alkohole. Es sieht aus und fühlt sich an wie weiches Wachs. Cholesterin gehört zu einer ganzen Gruppe von Verbindungen im Körper, die als Sterine bekannt und alle lebenswichtig sind. Cholesterin gelangt mit der Nahrung in den Körper, besonders mit allen tierischen Produkten, die wir essen. Es wird aber auch vom Körper selbst in der Leber erzeugt. Wenn der Körper nicht genügend Cholesterin hätte, um lebenswichtige Hormone und Stoffwechselprodukte zu bilden, wären wir nicht lebensfähig. Wenn der Körper andererseits zuviel Cholesterin hat, lagert sich der Überschuß allmählich in den Arterien ab, was zu Arteriosklerose führt.

Schon vor langem fiel Wissenschaftlern auf, daß in Kulturen, wo wehr wenig gesättigtes Fett und Cholesterin verzehrt wurden, ein entsprechend geringes Auftreten der Herzkrankheit zu beobachten war. Aber *führte* die Aufnahme von Cholesterin zur Herzkrankheit, oder war sie nur einer der vielen Aspekte moderner Lebensweise, die man dafür verantwortlich machen konnte? So begann die kontroverse Debatte über den Zusammenhang zwischen Ernährung und Herzkrankheit, die über viele Jahre erregt geführt wurde.

Als ich einmal in den Ferien vom College zu Hause war, erwähnte mein Vater, sein Arzt habe festgestellt, daß sein Cholesterinspiegel erhöht sei und ihm geraten, auf bestimmte Nahrungsmittel mit hohem Cholesteringehalt zu verzichten. 1965 war freilich noch nicht viel über eine veränderte Ernährungsweise bekannt. Ich unterhielt mich öfter mit meinem Vater über Cholesterin. Ich wies darauf hin, daß Eskimos viel Tran essen und trotzdem keine Herzkrankheit bekommen. Es fehlte einfach an Beweisen bei der ganzen Geschichte. Um auf Nummer Sicher zu gehen, mied Vater Austern, wenn wir im Restaurant aßen, weil man damals annahm, daß sie viel Cholesterin enthielten. Er aß Fisch, weil ihm Meeresfrüchte tatsächlich lieber waren als Steaks. Ohne rechte Beratung aß er aber immer noch viel Käse und trank Vollmilch, und an seinem Cholesterinspiegel änderte sich überhaupt nichts. 1969 bekam ich dann einen Anruf, daß mein Vater gestorben sei – mit 57 an Koronarthrombose.

Sollte ich dem Cholesterin die Schuld geben? Nun, Vater hatte auch einen sehr hohen Blutdruck. Er stand in dem Jahr, in dem er starb, unter starkem Streß. Und dann lag Herzkrankheit ja auch in der Familie. In Wirklichkeit dachte ich, wie schade, daß er sich um die Austern gebracht hatte.

Als ich zwei Jahre später bei einer medizinischen Gesellschaft in Chicago arbeitete, nahm ich an einer Tagung teil, bei der ein neues Gerät zur Blutanalyse mittels Computer vorgestellt wurde. Alle Teilnehmer der Tagung konnten kostenlos ihr Blut untersuchen lassen, und ich erfuhr, daß mein Cholesterinspiegel ein wenig hoch war, während sich alles andere im »normalen« Bereich bewegte. Einer der Ärzte dort erklärte, 250 Milligramm seien für einen erst Neunundzwanzigjährigen zu hoch.

Ich tat es mit einem Achselzucken ab und fuhr mit meinen normalen Eßgewohnheiten fort. Es gab keinen Beweis, sagte ich mir, daß eine geänderte Ernährung meinen Cholesterinspiegel senken würde.

Mein beruflicher Weg führte 1973 zu einer Stelle als Wissenschaftsjournalist beim *National Dairy Council*, dem Bundesausschuß für Milchwirtschaft. Im Lauf der nächsten sieben Jahre leitete ich die Öffentlichkeitsarbeit und führte eine ganze Reihe von Projekten durch, die dazu bestimmt waren, die Ernährung der Allgemeinheit insgesamt zu verbessern und insbesondere den Verzehr von Milchprodukten durch den Hinweis auf ihren hohen Kalziumgehalt zu steigern.

Während dieser sieben Jahre las ich ausgiebig über das Cholesterin und lernte die meisten Wissenschaftler kennen, die über dieses Thema forschten. Natürlich verbrachte ich einen Großteil meiner Zeit damit, Molkereiprodukte gegen diejenigen zu verteidigen, die sie in Zusammenhang mit dem Cholesterinproblem gebracht hatten. Obwohl ich wußte, daß ich selbst einen erhöhten Cholesterinspiegel hatte, meinte ich immer noch, es gebe keinen Beweis, daß die Ernährung die Cholesterinwerte beeinflussen könne, keinen Grund, der gesamten Nation zu empfehlen, ihre Eßgewohnheiten zu ändern. Es war »kontrovers« und mußte noch »ausdiskutiert« werden.

Eine Anzahl von Untersuchungsberichten während dieser Jahre bestärkte viele Personen, mich eingeschlossen, in der Überzeugung, daß eine Änderung der Ernährung nicht die geeignete Handlungsweise sei, um den Cholesterinspiegel zu senken. Erstens stellten diejenigen, die ihre Eßgewohnheiten ändern, fest, daß ihr Cholesterinspiegel nicht auffallend zurückging. Zweitens bewegte sich der »Durchschnitts«-Cholesterinspiegel bei erwachsenen Männern in einem niedrigen bis mittleren Bereich von 200 bis 250 Milligramm pro Deziliter Blut. Wenn das der Durchschnitt war und als »normal« galt, warum sollte man dann versuchen, etwas zu ändern? Drittens zeigten Untersuchungen, daß bei Menschen mit niedrigem Cholesterinspiegel die Werte nicht anstiegen, wenn man ihnen eine besonders große Menge Cholesterin zuführte. Sogar die *American Medical Association*, der Amerikanische Ärzteverband, kam nach Prüfung der Daten zu dem Schluß, daß es keinen Grund gab, der breiten Öffentlichkeit eine Pauschalverordnung über eine veränderte Ernährung zu geben. Viele andere medizinische und wissenschaftliche Organisationen stimmten zu.

Dann bekam ich 1978 mit eben 35 Jahren einen Herzinfarkt. Nachdem ich mich davon erholt hatte, empfahlen die Ärzte einen dreifachen Koronar-Bypass, drei Arterien, die dem Herzen Blut zuführen, waren blockiert und mußten mit Venenstücken, die man meinen Beinen entnahm, umgangen werden.

Gewiß nahmen sie Blutproben. Gewiß war der Cholesterinspiegel erhöht. Aber auch nach der Operation änderte ich eigentlich nicht meine Ernährung. Sie fragen vielleicht, warum.

Die Antwort ist sehr einfach, oder wenigstens erschien sie mir damals einfach. Als ich tatsächlich versuchte, meine Ernährung etwas zu ändern, indem ich mich bei Butter, Vollmilch, Steaks und dergleichen zurückhielt, waren die Ergebnisse so minimal, daß ich zu dem Schluß kam, einer von den Pechvögeln zu sein, die nicht auf eine abgewandelte Kost reagierten. Das war der Cholesterinspiegel, auf den sich mein Körper immer wieder einstellte, ganz gleich, wieviel oder wie wenig Cholesterin ich aß. Außerdem hatte die Operation in meinem Organismus alles wieder in Ordnung gebracht, und ich war so gut wie neu. Das dachte ich. Sechs Jahre später hatte ich meine zweite Bypass-Operation, diesmal eine vierfache. Ich war erst 41 Jahre alt. Keine tolle Leistung und kein sehr gutes Vorzeichen für die Zukunft.

Es war Zeit für eine Überprüfung der Lage. Die Ernährung schien in meinem Fall immer noch nicht die Antwort zu sein. Kurz vor der Operation hatte ich einen Cholesterinspiegel von 284 Milligramm. Mit dem Einhalten ziemlich strenger Diät über zwei Monate konnte ich nur einen Rückgang auf 271 erreichen. Während dieser Zeit trank ich nur Magermilch, aß keine Butter oder rotes Fleisch und strich Eier völlig aus meiner Ernährung.

Dennoch verdichteten sich schneller als je zuvor die Beweise, daß der Cholesterinspiegel im Blut ein wesentlicher Risikofaktor der Herzkrankheit ist. 1984 brachte sogar die Zeitschrift *Time* eine Titelgeschichte über Cholesterin, und das Titelbild zeigte einen typischen Frühstücksteller mit Eiern und Speck, die so arrangiert waren, daß sie ein Gesicht mit Kummerfalten darstellten. »Das Ende einer Kontroverse«, hieß der Artikel. Cholesterin muß reduziert werden, um das Risiko der Herzkrankheit zu verringern. Nach jahrelangen Untersuchungen war die Wissenschaft zu entscheidenden Daten gekommen. Es stand außer Frage: Die Senkung des Cholesterins reduzierte das Auftreten der Herzkrankheit.

Bei mir löste das, reichlich spät, eine umfassende Durchsicht der medizinischen und wissenschaftlichen Literatur über Cholesterin, Herzkrankheit und Möglichkeiten der Abhilfe aus. Was ich las, führte zu einem Erwachen, allerdings einem unsanften. Ich möchte Ihnen die wichtigsten Daten und Empfehlungen, die ich in der großen Fülle der verfügbaren Literatur fand, mitteilen. Ich glaube, Sie werden mir zustimmen, wenn Sie die Fakten lesen, daß etwas gegen das Cholesterin unternommen werden muß – und daß die notwendige Methode bisher nicht zur Hand gewesen ist. Eine neue, sichere, wirksame und nicht unangenehme Methode zur Reduzierung des Cholesterins ist tatsächlich erforderlich.

Ernährung und Koronargefäßerkrankung

Die ersten Hinweise, daß die Kost mit der Herzkrankheit wie auch mit anderen Krankheiten zusammenhängen könnte, stammten aus Beobachtungen der Eßgewohnheiten verschiedenster Bevölkerungsgruppen. Vergleiche wurden zum Beispiel zwischen Japanern, die in Japan leben, und Verwandten, die in die Vereinigten Staaten gekommen sind, angestellt. Mehr als dreißig solcher Untersuchungen sind durchgeführt worden, und die Schlußfolgerungen sind stets die gleichen. Die Gruppen, die weniger gesättigte Fette und Cholesterin verzehren, leiden weniger unter Koronargefäßerkrankungen.[1]

Nebenbei bemerkt ist es auch erwähnenswert, daß ähnliche Untersuchungen hinsichtlich des Natriumverbrauchs durchgeführt wurden. Auch hier sind die Ergebnisse überzeugend. Je mehr Salz und andere Formen von Natrium im Essen, desto häufiger das Auftreten von Hypertonie, von hohem Blutdruck.

Gewiß müssen auch andere Faktoren berücksichtigt werden, da in Wissenschaft und Medizin praktisch nichts ganz für sich betrachtet werden kann. Zum Beispiel stellte eine Untersuchung bei amerikanischen Buchhaltern fest, daß in den anstrengenden Monaten vor dem 15. April, dem Einreichungstermin der Einkommensteuererklärung, die Cholesterinspiegel enorm anstiegen und daß die Werte nach dem Stichtag wieder abfielen. Also hat auch Streß etwas mit dem Cholesterinspiegel zu tun. Tatsächlich folgerte Dr. Meyer Friedman, daß Typ A, eine nervöse, ängstliche Person, eher zu Herzkrankheit und erhöhtem Cholesterinspiegel neigt als Typ B, eine gelassene Person. Friedman und sein Mitarbeiter Dr. Ray Rosenman empfehlen in ihrem Buch *Rette dein Herz*[2], Möglichkeiten für ein verändertes Verhalten zu finden – die Streßfaktoren Ärger und Hetze zu vermeiden –, um den Cholesterinspiegel zu senken.

Es ist ebenfalls bekannt, daß bestimmte Personen eine eindeutige genetische Veranlagung zu erhöhten Fettwerten verschiedener

Art haben, und die Ursache dafür scheint ganz einfach eine genetisch bedingte Unfähigkeit des Stoffwechsels zu sein, Fette und Cholesterin in der Nahrung zu verarbeiten. Auch Tierversuche haben ergeben, daß manche problemlos große Mengen Cholesterin verzehren, während bei anderen eine kleine Spur in der Nahrung genügt, um alles durcheinanderzubringen. Das Fazit scheint zu sein, daß viele Menschen, *aber nicht alle*, das Cholesterinproblem haben. Manche Menschen halten trotz einer Ernährung voller sündiger Leckerbissen ihren niedrigen Cholesterinspiegel. Mein Bruder Tom ist zum Beispiel so ein Glückspilz. Tom ißt alles, was er mag, und achtet nur auf Kalorien, um modisch schlank zu bleiben. Tom ißt gern in guten Restaurants und sieht in der Kartoffel in Folie nur eine Unterlage für Butter und Sauerrahm. Und davon doppelte Portionen. Doch jede Blutprobe zeigt, daß sein Cholesterinspiegel sich tatsächlich im unteren Bereich bewegt!
Mit diesem Burschen bin ich aufgewachsen. Meine Mutter setzte uns die gleiche Kost vor. Unser Leben verlief praktisch parallel. Dennoch verarbeitet sein Organismus Nahrungsfette ausgezeichnet, während meiner verrückt spielt. Wer hat behauptet, das Leben sei gerecht?

Kommen wir wieder zur Literatur.

Bei Untersuchungen an der Universität von Illinois und anderswo wurden Schweine mit unterschiedlicher Kost gefüttert. Man arbeitet mit Schweinen, weil ihr Gefäßsystem dem menschlichen sehr ähnlich ist. Die Aorta des Schweins, die große Arterie, die aus dem Herzen kommt, ist praktisch die gleiche wie bei uns. Es steht außer Frage, daß die Kost den sogenannten atherosklerotischen Belag, der sich in der Aorta und anderen Arterien absetzt, beeinflussen kann. Bei Schweinen mit einer Neigung zu einer cholesterinreichen Ernährung verstopfen sich die Arterien ziemlich schnell; das ist durch Untersuchungen nachgewiesen worden.

Bestimmte Personengruppen, sogar solche, die in den reichen westlichen Ländern leben, haben eine sehr niedrige Quote an Herzkrankheiten. Dabei spielt wieder die Ernährung eine Rolle. Eine solche Gruppe sind zum Beispiel die Adventisten vom Siebenten Tag, die sich weitgehend vegetarisch ernähren.[3] Aber auch diese Fakten sind nicht eindeutig. Es stimmt zwar, daß es bei ihnen kaum Herzkrankheit gibt und daß sie Fleisch meiden. Aber sie befolgen die sogenannte laktovegetarische Diät, zu der viel

Käse und fast täglich Eier gehören. Doch gerade Käse und Eier enthalten viel Nahrungscholesterin. Anscheinend, wenigstens in meinen Augen, spielen einige andere Faktoren bei den Adventisten eine Rolle, vor allem wahrscheinlich günstige genetische Bedingungen. Sie sind im großen und ganzen eine recht geschlossene Personengruppe, da die Glaubensanhänger untereinander heiraten. Vielleicht ist das Merkmal, Nahrungsfette gut zu verarbeiten, bei ihnen durch Generationen vererbt.

Solche widersprüchlichen und verwirrenden Daten und Erkenntnisse haben über die Jahre immer wieder zur Kontroverse geführt. Aber wie wir gleich sehen werden, ist diese Diskussion für Menschen, die zu einem hohen Cholesterinspiegel neigen, eigentlich rein akademisch.

Ist die Beziehung zwischen Ernährung und Herzkrankheit immer noch umstritten? Zur Beantwortung dieser Frage verschickte Dr. Kaare Norum von der Universität Oslo einen Fragebogen an über 200 führende Fachleute in aller Welt, Männer und Frauen, die über den Zusammenhang zwischen Nahrungsfett und Koronargefäßerkrankung forschten. Er fragte sie, ob sie davon überzeugt seien, daß eine Beziehung zwischen der Ernährung und der Entstehung von Koronargefäßerkrankungen bestehe. 97 Prozent antworteten mit ja. Auf die Frage, ob sie eine Beziehung zwischen Ernährung und Blutcholesterinspiegel erkennen könnten, sagten 98 Prozent ja. Und auf die Frage, ob es eine Beziehung zwischen Plasmacholesterin und der Entstehung von Koronargefäßerkrankung gebe, sagten ebenfalls 98 Prozent ja. Daraus kann jeder den Schluß ziehen, daß die Kontroverse in der Tat beendet ist.

Eine 1984 von der amerikanischen Lebens- und Arzneimittelbehörde durchgeführte Untersuchung zeigte, daß Cholesterin und Salz von der amerikanischen Öffentlichkeit als die zwei größten Bedrohungen der Gesundheit betrachtet werden. Die Umfrage ergab, daß 65 Prozent der Angesprochenen Cholesterin für einen wichtigen Gefahrenfaktor der Gesundheit hielten. Diese Zahl lag um 10 Prozent über der des Vorjahres.

In dem Monat, bevor die Umfrage von 1984 veröffentlicht wurde, rieten die *National Health Institutes* den Amerikanern nachdrücklich, Nahrungsfett und Cholesterin wegen der direkten Verknüpfung mit der Quote der Herzinfarkte zu reduzieren. Das Regierungsgremium berichtete, daß 60 Prozent aller Amerikaner einen hohen Cholesterinspiegel haben und ernsthafte Anstrengungen unternehmen sollten, um den Fett- und Cholesteringehalt ihrer Kost zu verringern.

Das Problem bestand jedoch immer noch darin, daß zwar die Verbindung zwischen dem Cholesterinspiegel im Blut und Herzinfarkten als gesichert galt, aber die Beziehung zur Ernährung weniger klar gewesen ist. Anders gesagt: Es mag zwar zutreffen, daß eine Senkung des Cholesterinspiegels im Blut die Gefahr der Herzkrankheit verringert; aber wird eine Senkung des Fettes und Cholesterins in der Nahrung ebenfalls diese Gefahr verringern? Der Haken war, daß Versuche mit einer fett- und cholesterinarmen Ernährung keine aufregenden Erfolge hinsichtlich eines niedrigeren Cholesterinwertes im Blut zeitigten. Tatsächlich nahm man anfangs nur die Cholesterinmenge in der Nahrung unter die Lupe, nicht das Fett. Später wurden Fett und Cholesterin zusammen für einen Anstieg des Serumcholesterinspiegels verantwortlich gemacht. Mit der Zeit fand man dann heraus, daß gesättigte Fette mehr Einfluß auf das Serumcholesterin haben als das Cholesterin selbst.

Bei einer umfangreichen vierjährigen Untersuchung der National Health Institutes ging es hauptsächlich darum, den Einfluß einer veränderten Ernährung auf stark zu Herzkrankheit neigende Personen zu erforschen, deren Cholesterinspiegel bei 220 mg/dl oder höher lag.[4] Die Diät, die man den zu untersuchenden Männern anbot, enthielt 300 Milligramm oder weniger Cholesterin täglich bei einem Fettanteil an den Kalorien von 35 Prozent.

Wie erfolgreich war der Test? Am Ende des ersten Jahres gab es eine allgemeine Abnahme von nur 6 – 7 Prozent vom ursprünglichen Cholesterinspiegel. Bei denen, die besonders gut ansprachen und während dieses Jahres auch abnahmen, gab es Verringerungen bis zu 10 Prozent. Nach vier Jahren hatte dieses Programm eine durchschnittliche Cholesterinverringerung von 6,7 Prozent erreicht.

Dieser Erfolgsgrad ist eindeutig nicht befriedigend. Bei gefährdeten Männern und Frauen mit, sagen wir, einem Cholesterinspiegel von 250 mg/dl oder höher reicht auch ein Rückgang von 10 Prozent nicht aus.

Ebenfalls 1984 wurde eine andere Untersuchung vom *National Heart, Blood, and Lung Institute* veröffentlicht. Sie basierte auf Versuchen zur vorbeugenden Behandlung von Gefäßkrankheiten, durchgeführt in den Kliniken der Lipidforschung.[5] Dabei versuchten Wissenschaftler zu bestimmen, ob eine Senkung des Cholesterinspiegels tatsächlich das Auftreten der Koronargefäßerkrankung verringern konnte. Da die Forscher erkannten, daß eine Diät allein den Cholesterinspiegel vermutlich nicht bedeutend senken konnte, beschlossen sie, die Erfolgsaussichten zu erhöhen, indem sie zusätzlich ein cholesterinsenkendes Medikament in das Programm aufnahmen. Sie wählten ein Mittel mit dem Wirkstoff Colestyramin, das häufig von Ärzten verschrieben wurde, um einen überhöhten Cholesterinspiegel zu senken.

Dieser Wirkstoff senkt den Cholesterinspiegel, indem er Fette im Darm bindet, die dadurch mit dem Kot ausgeschieden werden. Um richtig zu wirken, muß das Mittel häufig drei- bis viermal am Tag eingenommen werden. Es wird als Granulat angeboten, das mit Wasser oder Fruchtsaft gemischt werden kann. Es ist nicht angenehm, das Mittel einzunehmen, und nicht jeder ist bereit, sich über längere Zeit daran zu halten.

Die Versuchspersonen wurden gebeten, eine veränderte Ernährung mit weniger Fett und Cholesterin zu beachten. Sie erhielten entweder den Wirkstoff oder ein Placebo, ohne zu wissen, was von beiden.

Die Ergebnisse wurden im *Journal of the American Medical Association* veröffentlicht. Die veränderte Ernährung allein bewirkte einen Rückgang des Cholesterinspiegels von 3,4 Prozent. Die veränderte Ernährung zusammen mit Colestyramin brachte im ersten Jahr einen Rückgang um 14 Prozent. Das Placebo hingegen hatte, wie erwartet, kaum eine Wirkung. Im Lauf der folgenden Testjahre stiegen die Cholesterinspiegel langsam wieder an, was eine Gesamtabnahme um nur 6,5 Prozent ausmachte. Viele der Versuchspersonen nahmen das Medikament nicht regelmäßig ein.

Einige hielten jedoch am Programm fest. Sie erreichten einen bedeutenden Rückgang ihres Cholesterinspiegels im Verlauf der insgesamt 8 Jahre. Und das Risiko der Koronargefäßerkrankung ging proportional zurück.

Medizinische Autoritäten glauben, daß die Gesamthöhe des Cholesterins ein wichtiger Hinweis auf das Risiko ist, daß aber ein noch genauerer Maßstab der sogenannte LDL-Cholesterinspiegel

ist. LDL ist die englische Abkürzung für Lipoprotein geringer Dichte. Weiter unten in diesem Kapitel wird das LDL-Cholesterin vollständiger behandelt.
In der mit Colestyramin behandelten Gruppe erlebten die Patienten einen Rückgang des LDL-Cholesterinspiegels um 22,3 mg/dl. Dies wurde einer Verringerung des tatsächlichen Auftretens von Koronargefäßerkrankung um 17,2 Prozent zugeordnet.
In anderen Worten: Von den Personen, die ihren Cholesterinspiegel wesentlich senken konnten, bekamen weitaus weniger die Herzkrankheit. Umgekehrt nahmen bei denen, die ihren Cholesterinspiegel während dieses Zeitraums von acht Jahren nicht senkten, die Herzerkrankungen deutlich zu.
Darüber hinaus stellten die Autoren der veröffentlichten Untersuchung fest, daß bei Versuchspersonen, die die volle Menge Colestyramin nahmen, die LDL-Cholesterinwerte um 35 Prozent fielen. Die Gesamtcholesterinwerte sanken um 25 Prozent. Eine Senkung in dieser Größenordnung, sagen sie, verringere das Auftreten von Koronargefäßerkrankung um 49 Prozent. Man bedenke die unglaublichen Folgerungen aus dieser Erklärung: *Das Risiko einer Koronargefäßerkrankung wird durch die Senkung des LDL-Cholesterinspiegels um 35 Prozent auf die Hälfte reduziert!*
Eine andere Möglichkeit, diese Daten zu bewerten, wurde von einem Gremium der Nationalen Gesundheitsinstitute vorgestellt. Jene Fachleute sagten unmißverständlich, daß jedes Prozent Verringerung des Blutcholesterinspiegels zu 2 Prozent Verringerung der Koronargefäßerkrankung führt. Zum Beispiel würde eine Verringerung des gesamten Blutcholesterins um 5 Prozent zu einer Verringerung der Erkrankungsquote um 10 Prozent führen. Die Kombination von Ernährung, Medikamenten und der Verringerung anderer Risikofaktoren kann das Auftreten der Krankheit um bis zu 50 Prozent verringern. Die Institute waren sich des Befundes so sicher, daß sie darangingen, dieses Wissen den Ärzten mitzuteilen, um sie auf den Wert der Cholesterinreduzierung bei ihren Patienten aufmerksam zu machen.
Aber wieder einmal stehen wir vor dem Dilemma, wie man diese LDL-Verringerung um 35 Prozent erreichen kann. Die Autoren der Untersuchung weisen darauf hin, daß sie mit Diät und Medikamenten zu erzielen sei. Aber ist es vernünftig, das von der gesamten Bevölkerung eines Landes zu erwarten? Millionen Men-

schen sind durch Herzkrankheit gefährdet, aber es ist höchst unwahrscheinlich, daß diese Millionen die in der Untersuchung verwendeten Medikamente regelmäßig nehmen würden.

Eine Alternative könnte eine strenge Diätvorschrift sein. Nathan Pritikin hat eine Reihe von Büchern herausgebracht, die seine Methode einer Cholesterinkontrolle durch Diät im einzelnen beschreiben.[6] Es ist ein wirksames Programm. Um das Cholesterin nach dem Pritikin-Programm wesentlich zu verringern, werden Fett und Protein jeweils bei nur 10 Prozent der Kalorienmenge gehalten. Man vergleiche dies mit den Empfehlungen der American Heart Association, die Fett auf 30 oder 20 Prozent begrenzt. Fleisch, Fisch und Geflügel dürfen zusammen auf nicht mehr als ein Pfund pro Woche kommen. Das läuft praktisch auf eine vegetarische Diät hinaus. Auch diesem Programm könnten sich nicht viele Menschen unterwerfen – besonders nicht für den ganzen Rest ihres Lebens.

Das waren die Fakten, denen ich gegenüberstand, als ich beschloß, meinen Cholesterinspiegel zu senken. Weder das radikale Diätprogramm noch die Medikamente schienen verlockend. Deshalb entwickelte ich das Programm, mit dem ich meine eigenen Cholesterinwerte nicht nur um 30 oder 35 Prozent, sondern um volle 40 Prozent senkte. Da Sie nun gesehen haben, wie wirkungsvoll eine Senkung des Cholesterins zu einer Verringerung des Auftretens von Herzkrankheit führen kann und wissen, daß es eine gefahrlose, wirksame Methode gibt, das auf angenehme Art zu erreichen, wollen wir etwas mehr über die Chemie des Cholesterins erfahren. Vermutlich haben Sie die Begriffe und Namen schon gehört, aber es ist nützlich, über ein fundiertes Wissen zu verfügen, damit Sie Ihr Leben besser in den Griff bekommen.

Cholesterin und die Terminologie der Lipide

Cholesterin ist eigentlich nur eines von mehreren Fetten oder Lipiden, die im Blut vorkommen. Manche davon sind schädlich, wenn ihr Wert zu stark ansteigt. Andere Lipide, die neutralen Sterine, sind dem Cholesterin chemisch verwandt, haben aber keine nachteiligen Auswirkungen. Das Cholesterin schließlich ist ein allgemeiner Begriff, der eine Reihe von Teilsubstanzen bezeichnet.

Der Begriff, den wir am häufigsten hören, *Cholesterin*, bezeichnet gewöhnlich das *Gesamtcholesterin*, die gesamte Menge des Cholesterins im Blut. Die Mengen werden in Milligramm pro Deziliter gemessen, abgekürzt mg/dl. Das ist die Zahl, von der die meisten Personen und die meisten Ärzte reden, wenn sie versuchen, »das Cholesterin niedrig zu halten«.

Vor einigen Jahren entdeckten Forscher, daß das Gesamtcholesterin im Blut in mehrere Substanzen aufgeteilt werden kann, die durch die *Lipoproteine* gebildet werden, die das Cholesterin transportieren: Lipoprotein-Cholesterin geringer Dichte (low-density lipoprotein = LDL), Lipoprotein-Cholesterin sehr geringer Dichte (very-low-density lipoprotein = VLDL) und Lipoprotein-Cholesterin hoher Dichte (high-density lipoprotein = HDL).

Lipoprotein-Cholesterin geringer Dichte (LDL) wird allgemein als der wahre Schuldige der Koronargefäßerkrankung angesehen.[7] LDL transportiert das Cholesterin durch das Blut und lagert es in den Arterien in einer Verhärtung aus Kalzium, Fasern und anderen Substanzen ab, die man zusammenfassend als Belag bezeichnet. Die Bildung eines solchen Belags heißt Atherom, und die Krankheit ist die Artherosklerose. Es handelt sich um diese Athero- oder Arteriosklerose, wenn wir allgemein von Herzkrankheit reden. In Wirklichkeit ist das Herz normalerweise gesund, nur die Arterien sind blockiert. Ein passenderer Begriff ist deshalb Koronargefäßerkrankung, wobei das Wort Koronar sich auf die Herzkranzarterien bezieht, die das Herz mit Blut versorgen. Je höher der LDL-Spiegel im Blut ist, desto größer ist das Risiko, daß die Herzkrankheit auftritt.

Lipoprotein-Cholesterin sehr geringer Dichte (VLDL) ist die Substanz, mit der die Leber LDL herstellt. Wissenschaftler bezeichnen das VLDL als Vorläufer des LDL. In anderen Worten, je höher der VLDL-Spiegel, desto mehr LDL kann von der Leber hergestellt werden.

Lipoprotein-Cholesterin hoher Dichte (HDL) ist der schützende Anteil des Cholesterins. HDL wirkt tatsächlich so, daß es Cholesterin von dem Arterienbelag abzieht. Je höher der HDL-Spiegel, desto mehr Schutz gegen die Herzkrankheit.

Der Quotient von Gesamtcholesterin zu HDL-Cholesterin oder

LDL-Cholesterin zu HDL-Cholesterin ist außerordentlich wichtig. Je größer der Quotient, desto höher ist das Risiko der Herzkrankheit, da dann weitaus mehr LDL die Arterien auskleidet, als HDL vorhanden ist, um das Cholesterin aus den Arterien wegzuschaffen.

Medizinische Blutproben geben im allgemeinen auch Auskünfte über die Werte von *Triglyzeriden*. Mit diesen Blutfetten verhält es sich wieder anders als mit dem Cholesterin. Manche Menschen können normale Cholesterinwerte, aber sehr hohe Triglyzeridwerte haben und umgekehrt. Die Wissenschaftler sind sich allerdings darin im großen und ganzen einig, daß zwischen erhöhten Triglyzeriden und erhöhtem Cholesterin eine Verbindung besteht. Wenn man die Triglyzeride senkt, kann man auch zu einer Verringerung des Cholesterins beitragen.

Insgesamt ist es also am besten, niedrige Werte an Gesamtcholesterin, LDL-Cholesterin, VLDL-Cholesterin und Triglyzeriden zu haben, dazu einen niedrigen Cholesterinquotienten, während man das schützende HDL auf einem hohen Stand hält.

Wieviel ist zuviel?

Bis vor ziemlich kurzer Zeit fand die Mehrheit der Ärzte es nicht besorgniserregend, wenn der Cholesterinspiegel einer Person in den normalen oder durchschnittlichen Bereich für erwachsene Männer und Frauen fiel. Das Problem mit dem »durchschnittlich« scheint jedoch zu sein, daß die meisten von uns – darunter viele Kinder – viel zu hohe Werte haben. Der »normale« Wert ist möglicherweise kein gefahrloser Wert. Dies wird besonders dann deutlich, wenn man diese Werte mit Diagrammen anderer ethnischer Gruppen vergleicht. Die Folgerungen aus Dutzenden von Untersuchungen sagen eindeutig aus: Die Gruppen mit den niedrigsten Cholesterinspiegeln weisen das geringste Vorkommen von Herzkrankheit auf.

Die Einstellung und die Ansichten der Ärzte, ab wann man von zu hoch sprechen muß, begann sich 1983 mit der Veröffentlichung eines Artikels von Dr. Basil Rifkind und Dr. Pesach Segal im *Journal of the American Medical Association*[8] zu ändern. In der darin beschriebenen Untersuchung waren die Plasmacholesterin- und Plasmatriglyzeridspiegel von über 60000 Personen in zehn verschiedenen amerikanischen Bevölkerungsgruppen ermittelt worden. *Hyperlipidämie* (erhöhte Blutfettwerte allgemein) und *Hypercholesterinämie* (erhöhte Cholesterinwerte) wurden daraufhin neu definiert.

Die Tabellen am Ende dieses Kapitels, die aus Rifkinds und Segals Artikel stammen, schlüsseln die Cholesterinwerte von Männern, Frauen und Kindern auf. Betrachten wir zum Beispiel Tabelle 1: Nur 5 Prozent der männlichen Bevölkerung haben in der Altersgruppe von 40 bis 44 Jahren einen Cholesterinspiegel von 150 mg/dl oder darunter. Dagegen zeigt ein Blick auf die 75-Prozent-Spalte, daß 75 Prozent einen Spiegel von 230 mg/dl oder darunter haben, anders gesagt: 25 Prozent derselben Gruppe weisen einen Spiegel von über 230 mg/dl auf. Der Durchschnittswert dieser Gruppe beträgt 205 mg/dl. Immer mehr Fachleute erkennen heute, daß gefahrlose Werte viel, viel niedriger liegen, als in den vergangenen zwanzig Jahren angenommen wurde und ein Eingriff der einen oder anderen Art angezeigt ist, wenn der Wert 200 mg/dl überschreitet. Somit müssen »normale« erwachsene Männer und viele andere Menschen beiderlei Geschlechts und in allen Altersgruppen etwas tun, um die erhöhten Cholesterinspiegel zu senken.

Wie sieht es bei Kindern aus? Wie man den Tabellen entnehmen kann, schwanken auch die Cholesterinwerte von Kindern, wobei wahrscheinlich in erster Linie die Ernährung für die Unterschiede verantwortlich ist. Eine Untersuchung von guatemaltekischen Bauernkindern zeigte, daß eine nur einmonatige Steigerung des Cholesterins in der Nahrung zu einer erheblichen Zunahme des Cholesterins im Blut führte. Wie eine amerikanische Untersuchung ergab, nahm der Cholesterinspiegel im Durchschnitt um 15,6 Prozent ab, wenn der durchschnittliche tägliche Cholesterinwert in der Nahrung von 720 auf 380 Milligramm bei einer Verringerung des Fettanteils an der Gesamtkalorienzahl von 38 Prozent auf 33 Prozent gesenkt wurde.[9] Je höher der ursprüngliche Wert, desto stärker die Abnahme. Danach haben manche Kinder schon früh die Tendenz, erhöhte Werte zu entwickeln, und das sind auch die Kinder, die am stärksten auf eine veränderte Ernährung ansprechen.

Viele Kinder lernen heute schon in der Grundschule, daß eine fettärmere Ernährung besser für sie ist. Mein eigener Sohn – damals in der ersten Klasse – kam aus der Schule nach Hause und hatte gelernt, daß Magermilch besser für ihn sei als Vollmilch. Es ist schwierig, die Eßgewohnheiten der Jugendlichen völlig zu verändern. Sie essen immer noch ab und zu gern bei McDonald's zu Mittag. Aber Mäßigung sollte die Parole sein.

Mit Sicherheit ist die Ernährung der erste Schritt, um den Gesamtcholesterinspiegel im Blut zu kontrollieren. Das wiederum kann dazu beitragen, den Prozeß der Arteriosklerose und die Entstehung der Herzkrankheit zu hemmen. Aber wie steht es mit den Werten des schützenden HDL-Cholesterins?

Es ist eindeutig belegt worden, daß die Bestimmung des HDL-Cholesterinspiegels helfen kann, Personen zu ermitteln, die durch Herzkrankheit gefährdet sind. In einer Untersuchung hatte die breite Mehrheit der Männer mit Koronargefäßerkrankung Verhältniszahlen von Gesamtcholesterin zu HDL von 6 zu 1 oder mehr.[10]

Aber kann man diese HDL-Werte beeinflussen, um den Quotienten zu verbessern? Es scheint, daß man das durch Ernährung und sportliche Betätigung tatsächlich erreichen kann. Die HDL-Werte steigen, wenn die Ernährung fett- und cholesterinarm ist, insgesamt an Kalorien reduziert ist und eine maßvolle Menge Alkohol enthält.[11] Zwar empfiehlt niemand tatsächlich Alkoholkonsum, um die HDL-Werte zu beeinflussen, aber es hat sich immer wieder gezeigt, daß eine maßvolle Alkoholmenge, sagen wir, täglich ein oder zwei Drinks, zu einem höheren HDL-Spiegel führt. Andererseits kann eine Ernährung mit viel Feinzucker den HDL-Wert fallen lassen.

Mehrere Untersuchungen haben erwiesen, daß Personen, die regelmäßig hart trainieren, höhere HDL-Werte haben. Die Frage ist jedoch, ob diese Werte durch körperliche Betätigung beträchtlich verändert werden können. Alle Fachleute empfehlen, daß man bei der Ernährung anfangen soll. Das Ziel ist, einen Quotienten aus Gesamtcholesterin und HDL-Cholesterin von unter 4,5 zu haben. Der Quotient kann entweder durch Erhöhung des HDL oder durch Verringerung des LDL beeinflußt werden. Letzteres ist leichter durchführbar. Der Quotient von 4,5 entspricht dem Wert, der dem Standardrisiko von Frauen zugeordnet wird, die

viel seltener Herzkrankheit bekommen als Männer. Noch besser ist ein Quotient von 3,5, der dem halben Standardrisiko von Männern entspricht.[12]
Hier sind einige typische Beispiele solcher Quotienten.

200 mg/dl Gesamtcholesterin: 50 mg/dl HDL-Cholesterin = 4,0
165 mg/dl Gesamtcholesterin: 55 mg/dl HDL-Cholesterin = 3,0
240 mg/dl Gesamtcholesterin: 40 mg/dl HDL-Cholesterin = 6,0
210 mg/dl Gesamtcholesterin: 60 mg/dl HDL-Cholesterin = 3,5

Wenn man eine Anzahl von solchen Gleichungen durchrechnet, wird einem klar, daß man einen guten Quotienten am besten erreicht, indem man das Gesamtcholesterin verringert. Wenn man einen stark erhöhten Cholesterinspiegel von, sagen wir, 300 mg/dl hat, ist es höchst unwahrscheinlich, daß man einen günstigen Quotienten durch eine Steigerung des HDL-Wertes erreichen kann, ohne zugleich den Gesamtcholesterinspiegel zu drücken.
Die Gesamtcholesterin- und LDL-Cholesterinspiegel allein durch die Ernährung ausreichend zu senken wird jedoch nicht immer möglich sein. Der wissenschaftliche Beirat der American Medical Association erklärt: »Bei sorgfältig kontrollierten Stoffwechselbedingungen im Krankenhaus resultiert die verminderte Aufnahme von Cholesterin und gesättigtem Fett bei unveränderter Energiezufuhr (Kalorien) in einem Rückgang der Cholesterinkonzentration im Serum um vielleicht 30 Prozent. Unter den allgemein gültigen Umständen außerhalb des Hospitals ist der Rückgang der Plasmacholesterinkonzentration wesentlich geringer.« In anderen Worten heißt das, daß die meisten Menschen allein durch die Ernährung keine ausreichende Verringerung des Serumcholesterins erreichen. Doch das bedeutet nicht, daß man nicht auf die Ernährung achten sollte. »Wir haben allen Grund anzunehmen, daß die durchschnittlichen Cholesterinwerte teilweise aufgrund der typischen modernen Eßgewohnheiten höher als erwünscht sind«, erklärt der Beirat.
Erwachsene in Asien und in primitiven Gesellschaften haben einen durchschnittlichen Gesamtcholesterinspiegel von 150 bis 200 mg/dl. Man erinnere sich, daß Gesamtcholesterinspiegel zwischen 140 und 180 mg/dl generell auf eine sehr niedrige Quote

von Arteriosklerose und Koronargefäßerkrankung schließen lassen.[13]

Wenn der durchschnittliche Cholesterinspiegel hingegen über 200 mg/dl ansteigt, nimmt das Auftreten der Koronargefäßerkrankung proportional zu. Deshalb folgert der Beirat: »Durchschnittliche Gesamtcholesterinspiegel des Plasmas von 180 bis 200 mg/dl bei der erwachsenen Bevölkerung scheinen mit einem geringen Auftreten von kardiovaskulären und anderen Krankheiten einherzugehen und dürften vermutlich als optimal angesehen werden.«

Wo soll man anfangen? Die American Heart Association hat drei Stufen einer veränderten Ernährung empfohlen. Jede ist etwas stärker eingeschränkt, und mit jeder nehmen die Erfolgserwartungen zu.

In Stufe I enthält die Nahrung nicht mehr als 300 Milligramm Cholesterin täglich. Die Fettzufuhr sollte nicht mehr als 30 Prozent der gesamten Kalorienmenge betragen, davon sollten jeweils ein Drittel gesättigte, mehrfach ungesättigte und einfach ungesättigte Fette und Öle sein. Diese Methode verringert im allgemeinen den Cholesterinspiegel bei normalen Personen um 10-15 Prozent.

In Stufe II sollten die Fettzufuhr nicht mehr als 30 Prozent der Kalorien und die Cholesterinzufuhr nicht mehr als 250 Milligramm am Tag betragen. In Stufe III endlich enthält die Diät nur 20-25 Prozent der Kalorien als Fett, wobei weniger als 10 Prozent aus tierischen Quellen stammen. Die Cholesterinzufuhr sollte unter 100 Milligramm täglich gehalten werden.

1986 präzisierte die American Heart Association ihre Haltung zur Cholesterinzufuhr noch einmal. Während 300 Milligramm die tägliche Obergrenze blieb, empfahl die Gesellschaft ein Maximum von 100 Milligramm täglich pro 1000 verzehrte Kalorien. 300 Milligramm wären danach also das Äußerste für jemanden, der 3000 Kalorien zu sich nimmt; jemand, der 2000 Kalorien verzehrt, sollte das Cholesterin auf nur 200 Milligramm beschränken.

Entsprechend müssen natürlich auch die Empfehlungen für die Stufen II und III geändert werden. Interessant ist jedoch, daß die Gesellschaft anscheinend nicht bereit ist, sich die immer wieder erhobene und bewiesene Forderung zu eigen zu machen, daß der

Fettanteil von 20 Prozent der Kalorien für jedermann am besten ist und daß dieses Ziel erreicht werden *kann*. Ein maßgeblicher Sprecher der Gesellschaft behauptete mir gegenüber, es könne Jahre dauern, bis die allgemeine Bevölkerung die Zufuhr auf die Stufe I gesenkt habe. Aber die Einsichtigen werden sich sehr viel schneller ändern.

Es erscheint logisch, davon auszugehen, daß man mit Stufe I beginnt. Das wird inzwischen übereinstimmend von vielen Fachleuten in Gesundheitswesen und Medizin empfohlen. Die für die Gesundheit zuständigen US-Ministerien brachten 1980 gemeinsam offizielle Ernährungsrichtlinien heraus.[14] Sie empfehlen, sehr abwechslungsreiche Kost zu essen, zuviel Fett, gesättigtes Fett und Cholesterin zu vermeiden, Nahrungsmittel mit ausreichend Stärke und Ballaststoffen zu essen und zuviel Zucker und Natrium zu vermeiden. Das scheint ein guter Rat zu sein, nach dem jeder leben kann, ohne sich wie ein Märtyrer vorzukommen. Darauf aufbauend kann nach Bedarf die Fettaufnahme weiter verringert werden.

Das Ende der Kontroverse

Medizinische und wissenschaftliche Autoritäten in Amerika fanden 1987 schließlich zu einem umfassenden Konsens, als sie die ersten Richtlinien für Cholesterin herausgaben. Das *Maximum*, erklärte das von der Regierung geförderte Gremium, sei 200 mg/dl, unabhängig von Alter oder Geschlecht. Das ist freilich etwas ganz anderes als das, was die Ärzte in der Vergangenheit für »normal« gehalten hatten.

Die Mitglieder des Gremiums drückten die Hoffnung aus, daß die Cholesterinwerte strenger kontrolliert würden, um einen Hauptrisikofaktor für die Herzkrankheit kräftig zu reduzieren. Sie wiesen auf eine vergleichbare Situation 1970 hin. Damals sagte man den Ärzten, daß alle Patienten auf Hypertonie untersucht werden sollten und erhöhter Blutdruck systematisch behandelt werden sollte, um dieses Risiko der Herzkrankheit zu beseitigen oder zu verringern. Einige äußerten die optimistische Ansicht, daß in den kommenden Jahren das Risiko durch Cholesterin ähnlich kräftig zurückgedrängt würde.

Doch selbst das vom Gremium genannte Maximum von 200 mg/dl ist womöglich noch nicht niedrig genug. Ein Cholesterinforscher von Rang, Dr. Jeremiah Stamler, veröffentlichte den unzweideutigen Nachweis, wie wertvoll ein weiteres Senken des Cholesterinspiegels ist. In einem Artikel im *Journal of the American Medical Association* berichtete er über die neuesten Ergebnisse der größten Untersuchung ihrer Art, der bereits genannten vierjährigen Untersuchung der National Health Institutes, bei der 356222 Männer zwischen 35 und 57 Jahren nach Herzkrankheitsrisiken überprüft wurden.[15] Nach den vielen Jahren seit der ersten Überprüfung 1973 wurden die Sterbequoten erneut verglichen; die daraus folgenden Erkenntnisse in bezug auf Cholesterin sind beeindruckend.

Stamler stellte eindeutig fest: »Die Beziehung zwischen Serumcholesterin und Koronargefäßerkrankung ist *keine* Schwellenbeziehung mit einem auf das oberste Fünftel beschränkten erhöhten Risiko, sondern eher eine kontinuierlich abgestufte, die das Risiko für die große Mehrheit unserer Bürger in mittleren Jahren sehr stark beeinflußt.« Er folgert, daß nicht einmal Werte von 200 mg/dl niedrig genug sind. Todesfälle durch Herzkrankheit, sagt er, sind »Cholesterinspiegeln von 180 mg/dl oder darüber zuzurechnen«. Stamler empfiehlt ganz generell, die Cholesterinwerte so weit wie möglich zu senken.

Wenn wir natürlich die Gesamtlipidspiegel und ihre Wirkung auf die Herzkrankheit betrachten, dürfen wir nicht die Bedeutung der schützenden Wirkung von HDL aus den Augen verlieren. Eine Person mit einem Spiegel von 180 und einem HDL-Wert von 40 hat einen rechten guten Quotienten, nämlich 4,5. Eine andere Person hat vielleicht einen Spiegel von 200 mit einem HDL-Wert von 50, was einen noch besseren Quotienten von 4,0 ergibt. Aber so oder so sollte keiner völlig zufrieden sein, bis nicht das Gesamtcholesterin unter 200 oder zumindest der Quotient niedriger als 4,5 ist. Das Programm der 8-Wochen-Cholesterinkur hilft, beides zu erreichen.

Interessant ist auch der Fall jener Glücklichen, deren Gesamtcholesterinspiegel sehr niedrig ist. Dr. William Connor von der Universität von Oregon untersuchte eine Gruppe der Tarahumara-Indianer in den Bergen Mexikos. Diese Indianer führen ein ausgesprochen einfaches Leben; ihre Ernährung ist kärglich und enthält nur einen geringen Anteil tierischer Nahrung. Aber sie sind körperlich ungeheuer aktiv und spielen häufig ein Spiel, bei dem sie bis zu 24 Stunden ohne Unterbrechung rennen und dabei einen Ball vor sich her kicken. Connor und seine Mitarbeiter nahmen Blutproben und stellten Cholesterinspiegel zwischen 120 und 140 fest. Allerdings waren auch die HDL-Spiegel sehr niedrig. Trotzdem gab es in der ganzen Bevölkerung keine Spur von Herzkrankheit. Connor schließt, daß die Bedeutung des schützenden HDL weniger wichtig wird, wenn der Gesamtcholesterinspiegel auf sehr niedrige Werte fällt.

Der größte Teil der Forschung auf dem Gebiet der Herzkrankheit hat sich ausschließlich auf Männer konzentriert. Aber die Koronargefäßerkrankung ist alles andere als eine exklusive Domäne der Männer. Auch Frauen müssen die Standardrisikofaktoren berücksichtigen, einschließlich erhöhter Cholesterinwerte. Die meisten Fachleute sind sich einig, daß das Risiko der Herzkrankheit bei Frauen in der Tat ansteigt. Sie führen vermehrte Risikofaktoren wie Streß, Zigarettenrauchen und Bluthochdruck an. Die Zahl der Frauen, die Herzinfarkte erleiden und Bypass-Operationen haben, nimmt von Jahr zu Jahr zu.

Ein im *New England Journal of Medicine* erschienener Artikel wirft neues Licht auf die Beziehung zwischen Menopause und dem Risiko der Koronargefäßerkrankung.[16] Insgesamt wurden 121700 Frauen zwischen 30 und 55 Jahren sechs Jahre lang, von 1976 bis 1982, wissenschaftlich untersucht. Während es keine Zunahme des Risikos nach der natürlichen Menopause gab, waren Frauen, die sich einer Entfernung der Gebärmutter einschließlich der Entfernung beider Eierstöcke unterzogen hatten, einem erhöhten Risiko ausgesetzt. Aber dieses Risiko konnte durch Östrogenbehandlung beseitigt werden.

Das beweist indirekt die schützenden Aspekte des Östrogens bei Frauen. Es scheint eine Verbindung zwischen diesem Hormon und dem Spiegel des schützenden HDL zu geben. Wenn bei Frauen die Standardrisikofaktoren wirksam sind – Zigarettenrauchen, Bluthochdruck und erhöhter Cholesterinspiegel bei verringerten HDL-Werten –, tritt vermehrt Herzkrankheit auf.

Frauen, die an einem Forschungsprojekt mit Haferkleie und Niacin teilnahmen, zeigten besonders überraschende Ergebnisse hinsichtlich der Anhebung der HDL-Werte und kamen zu stark verbesserten Quotienten. Es besteht kein Zweifel: Auch Frauen sollten darauf achten, daß der Gesamtcholesterinspiegel niedrig und der HDL-Spiegel hoch ist.

Die Wahl einer vernünftigen Ernährung

Die meisten Menschen, die versuchen, ihre lebenslangen Eßgewohnheiten zu ändern, denken nur daran: »Was muß ich aufgeben?« Statt dessen wäre es angebracht zu fragen: »Welche von den Tausenden von schmackhaften Speisen sollte ich auswählen?«
Erst einmal fragen wir, was der Zweck des Essens ist. Im Grunde sollten wir essen, um zu leben. Zu viele haben sich angewöhnt zu leben, um zu essen. Es ist höchste Zeit, wieder zu den simplen Tatsachen zurückzukehren: Der Zweck einer guten Ernährung ist, alle Nährstoffe zu liefern, die wir für ein gesundes, tatkräftiges Leben brauchen. Diese Nährstoffe helfen uns, unseren Körper zu erhalten oder, im Fall von Kindern, ihn wachsen zu lassen.
Es gibt einen einfachen Ernährungsplan, der von vier Nahrungsmittelgruppen ausgeht: Fleisch, Milch, Getreide und Obst/Gemüse. Zwar ist der Plan von Zeit zu Zeit kritisiert worden, weil er zu vereinfachend sei, aber die Methode, von vier Nahrungsgruppen auszugehen, bleibt eine ausgezeichnete Anleitung zur Auswahl der Lebensmittel. Dieser Plan verlangt außerdem eine breite Vielfalt von Speisen.
Erwachsene brauchen ein tägliches Minimum von je zwei Portionen aus der Fleisch- und Milchgruppe und je vier Portionen aus der Obst/Gemüse-Gruppe und der Getreidegruppe. Ist dieser Plan für eine kalorien- und cholesterinbewußte Person sinnvoll und praktisch? Er ist es ganz sicher, wenn man sich an den Rat erinnert, eine *abwechslungsreiche Auswahl* von Speisen aus diesen Gruppen zu verzehren. Der Plan wird lebendig, wenn man die Bedeutung der letzten beiden Gruppen von Nahrungsmitteln besonders unterstreicht. Bei den vier Portionen liegt das Gewicht auf dem Wort *Minimum*.
Um das notwendige Eiweiß zu bekommen, reichen zwei Portio-

nen aus der Fleischgruppe völlig. Manche bezeichnen sie lieber als Eiweißgruppe, weil zu den Eiweißquellen nicht nur Fleisch, Geflügel und Fisch, sondern auch Bohnen und anderes gehören. Sollte man ganz auf Rindfleisch verzichten? Oder auf irgendein anderes rotes Fleisch? Ganz und gar nicht, wenn es mäßig gegessen wird. Aber was heißt »eine Portion« Fleisch? Es ist kein Pfundsteak! Eine Portion Fleisch sollte nicht viel über 100 Gramm liegen. Und es ist wirklich nicht zuviel verlangt, das überschüssige Fett an den Rändern abzuschneiden.

Aber zur Fleischgruppe gehört eben mehr als nur rotes Fleisch. Es wird ja tatsächlich langweilig, wenn man sich nur mit einem Speisentyp begnügt. Vergessen Sie Geflügel und Meeresfrüchte nicht. Alle großen Köche der Welt sind stolz darauf, eine Vielfalt von Speisen in immer neuen Variationen aufzutischen.

Dann kommen wir zur Gruppe der Milchprodukte, die eine ausgezeichnete Quelle für Kalzium, Eiweiß und die Vitamine A und D sind. Aber diese Nährstoffe sind nicht ans Fett gebunden. Auch fettarme oder fettlose Arten von Milch, Joghurt und Käse enthalten diese Nährstoffe und kosten oft noch weniger. Falls Ihr Gaumen anfangs nicht begeistert reagiert, geben Sie sich ein wenig Zeit, um sich an den leichten, feineren Geschmack der fettarmen Molkereiprodukte zu gewöhnen. Nach einer Weile ist man so weit, ob Sie es glauben oder nicht, daß einem die gesünderen Sorten wirklich besser schmecken.

Wenn wir zur Obst/Gemüse-Gruppe kommen, gibt es überhaupt keine Einschränkungen für Sie. Solange Sie nicht zunehmen, dürfen Sie essen, was Sie wollen. Orangensaft enthält zwar viel Vitamin C, ist aber auch ziemlich kalorienreich. Andererseits können Sie, wenn Sie die Fette reduziert haben, diese Kalorien mit allen Arten von frischem Obst wettmachen. Gehen Sie in ein gutes Lebensmittelgeschäft oder ein Obst- und Gemüsegeschäft, und genehmigen Sie sich eine Einkaufstasche voll frischer Leckerbissen: »Mangos, Papayas, Maronen aus dem Feuer ...«, lautet ein altes Lied von Rosemary Clooney.

Schließlich die Getreidegruppe. Jetzt können Sie alle alten Regeln vergessen, man solle die sogenannten »dickmachenden« Kohlenhydrate meiden. Essen Sie Reis, Brötchen, Brot jeden Tag, wenn Sie wollen. Machen Sie sich auch keine Gedanken wegen der Kalorien. Denken Sie aber daran, daß in vielen Ländern, wo Brot als lebenswichtig gilt, kein Mensch Butter aufs Brot tut. Sie nimmt dem Brot den Eigengeschmack.

Wenn es um Nudeln geht, tun Sie sich keinen Zwang an. Genießen Sie sie in allen Formen und Variationen. Ein bißchen Marinarasoße, frischer Salat, ein Stück Sauerteigbrot und ein Glas Wein machen das Spaghetti-Essen zu einem unvergeßlichen Ereignis.

Seit ich anfing, das Fett in der Nahrung zu reduzieren, brauche ich keine Kalorien mehr zu zählen. Jetzt kann ich alle Speisen essen, die ich möchte, praktisch ohne mich einzuschränken. Statt dessen zähle ich die Milligramm Cholesterin und den Fettanteil in den Lebensmitteln, die ich auswähle. Wenn Sie die Rezepte in diesem Buch befolgen, wird Ihnen der Anfang leichter fallen. Sie werden auch feststellen, daß einige Rezepte in Zeitschriften heute schon die Milligramm Cholesterin und Fett in jeder Portion aufführen. Man kann die Anteile weiter senken, indem man einige kleine Änderungen vornimmt, zum Beispiel nur Eiweiß anstatt Eigelb verwendet und Margarine anstatt Butter. Und wenn Sie auch Rind, Schwein, Lamm und Kalb genießen dürfen, sollten Sie doch die anderen Fleischsorten nicht vergessen. Ersetzen Sie ein Kalbsschnitzel durch ein Putenschnitzel. Probieren Sie gehackte Hähnchenbrust anstatt Rindfleisch in Ihren Frikadellen. Experimentieren Sie mit verschiedenen Meeresfrüchten, die Sie bisher gemieden haben. Shishkebab aus großen Kammuscheln schmeckt vorzüglich!

Das Ziel ist, die Fett- und Cholesterinaufnahme niedrig zu halten, je niedriger, desto besser. Ganz gleich, was man sonst noch tun mag, um den Cholesterinspiegel im Blut zu senken – beginnen muß man bei der Ernährung.

Um Ihnen am Anfang zu helfen, die Gramm und Milligramm zu zählen, finden Sie in Kapitel 2, »Sieg nach Punkten«, einige Tabellen mit den bekannten Nahrungsmitteln und den Fett- und Cholesterinmengen, die in typischen Servierportionen vorhanden sind. Nach kurzer Zeit werden Sie anfangen, von allein zu den Gerichten mit niedrigem Fett- und Cholesteringehalt zu greifen, und Sie werden die Hilfstabellen nicht mehr brauchen.

Bei einer Freundin, die versuchte, ihre phantastische Figur zu halten, entdeckte ich einen reizenden kleinen Wahlspruch am Kühlschrank. Er lautete: »Einen Moment zwischen den Lippen, für im-

mer auf den Rippen.« So schön es ist, schlank zu bleiben, sollten Sie daran denken, wieviel wichtiger es ist, die Arterien sauber und durchlässig zu halten.
Denken Sie stets an die Schlußfolgerung medizinischer Autoritäten, die eindringlich erklären, daß eine Cholesterinverminderung um 35 Prozent das Risiko der Herzkrankheit halbiert. Das ist es wert!

So liest man die Tabellen

Für jede Alters- und Bevölkerungsgruppe gibt es durchschnittliche Blutfettwerte, die in den Tabellen 1–9 am Ende dieses Kapitels angegeben sind. In den Spalten mit den Prozentzahlen finden Sie die Angaben, wieviel Prozent der Bevölkerung jeweils unterhalb eines bestimmten Wertes bleiben. Die Zahlen in der 5-Prozent-Kategorie zeigen, welche Werte als niedrig zu betrachten sind. Auf der anderen Seite tragen diejenigen, deren Werte über der 95-Prozent-Kategorie liegen, das höchste Risiko der Koronargefäßerkrankung. Um die Zahlen richtig bewerten zu können, muß man wissen, daß Bevölkerungsgruppen mit wenig oder gar keinen arteriosklerotischen und kardiovaskulären Krankheiten häufig LDL-Cholesterinspiegel mit einem Durchschnitt unter 100 mg/dl haben. Das Risiko der Herzkrankheit steht eindeutig mit einem über die 50-Prozent-Kategorie ansteigenden LDL-Cholesterin in Zusammenhang.[17] Das wäre ein Wert über 135 mg/dl bei Erwachsenen.
Als Beispiel, wie die Tabellen zu lesen sind, nehmen Sie sich die Tabelle 1 vor. Bei erwachsenen Männern zwischen 40 und 44 Jahren beträgt der durchschnittliche Gesamtcholesterinspiegel 205. Nur 5 Prozent der Männer haben Werte von 150 mg/dl. Am anderen Ende der Skala sieht es so aus: 75 Prozent der Männer dieser Altersgruppe liegen unter der Obergrenze von 230 mg/dl, also haben 25 Prozent Spiegel von 230 mg/dl oder mehr. 10 Prozent (diejenigen jenseits der 90-Prozent-Kategorie) haben Spiegel über 250 mg/dl, 5 Prozent haben Cholesterinspiegel von 270 oder mehr.
Denken Sie daran, daß die Hälfte der männlichen erwachsenen

Bevölkerung von 40 bis 44 Jahren Cholesterinspiegel hat, die gesenkt werden sollten, wenn man diese Tabellen mit der gängigen schulmedizinischen Ansicht vergleicht. Viele Ärzte sind heute immer noch nicht im Bilde, wie wichtig es ist, Cholesterinspiegel von über 200 zu senken. In Amerika gibt es jetzt ein offizielles Fortbildungsprogramm für Ärzte, um sie anzuregen, die Cholesterinspiegel ihrer Patienten zu überprüfen und zu behandeln. Dies stützt sich auf veröffentlichte Erklärungen, daß Cholesterinspiegel über 200 mg/dl gesenkt werden sollten, um das Risiko der Herzkrankheit zu verringern.[18]

Bedenken Sie auch die klinischen Versuche, die zeigen, daß jedes einzelne Prozent, um das der Cholesterinspiegel gesenkt wird, eine 2prozentige Verringerung der Koronargefäßerkrankung bewirkt. Zum Beispiel wird eine 5prozentige Senkung des Blutcholesterins die Erkrankungsquote um 10 Prozent senken.

Bei vielen Menschen kann ein leicht erhöhter Cholesterinspiegel von, sagen wir, 210 oder 215 allein durch die Ernährung unter 200 gedrückt werden. Das wird, wie wir sehen werden, mit der Ergänzung des Speiseplans durch Haferkleie noch leichter gemacht. In Kapitel 3, »Alles über Haferkleie«, wird es ausführlich beschrieben. Bei Personen mit stärker erhöhten Werten hat ein Programm, das eine veränderte Ernährung mit Haferkleie und Niacin kombiniert, bemerkenswerte Ergebnisse erbracht. Über Niacin werden wir uns in Kapitel 4 unterhalten.

Wie wirksam ist das alles? Wie Sie in Kapitel 12, »Die Probe aufs Exempel«, lesen werden, bewirkt das Programm eine Abnahme des Cholesterinspiegels um 30, 35, 40, 45, sogar 50 Prozent oder mehr. Das Risiko der Koronargefäßerkrankung schmilzt bei diesem praktischen Programm zusehends dahin.

Zugleich steigt der Spiegel des schützenden HDL auf entscheidende Weise an. Alle Teilnehmer einer Untersuchung, die durchgeführt wurde, um die Wirksamkeit dieses Programms zu demonstrieren, zeigten einen durchschnittlichen Anstieg des HDL-Spiegels von 35 Prozent. Auch dazu mehr in Kapitel 12.

Es gibt tatsächlich keine Kontroverse mehr um das Cholesterin und seine gefährliche Wirkung. Viele Menschen haben eine Veranlagung zu erhöhten Cholesterinwerten, was durch fett- und cholesterinreiche Nahrung noch verschlimmert wird. Aber solche Cholesterinwerte können schnell und leicht auf ein vernünftiges Maß gebracht werden, und damit wird dieser Hauptrisikofaktor praktisch ausgeschaltet.

Kennen Sie Ihren Cholesterinwert? Falls nicht, ist das Sprechzimmer Ihres Arztes der Ort, wo Sie anfangen müssen. Er kann entweder selbst eine Blutprobe entnehmen oder Sie in ein Labor schikken, wo Sie den Test machen lassen. Für den Test ist es wichtig, daß Sie 12 bis 14 Stunden vor der Blutentnahme absolut fasten. 24 Stunden später wissen Sie, wie hoch Ihr Risiko ist. Fragen Sie auf jeden Fall nach den *genauen* Zahlen, anstatt sich mit der beschwichtigenden Auskunft, Ihr Cholesterinspiegel sei »normal«, abspeisen zu lassen. Falls Ihr Spiegel niedrig ist, danken Sie Ihrem Glücksstern. Falls er über 200 liegt, ist es Zeit, etwas dagegen zu tun.

Achtung: Bei den Tabellen auf den folgenden Seiten handelt es sich um Tabellen mit sogenannten »Prozentil-Angaben«. Die Zahlen geben nicht an, wieviel Prozent der Bevölkerung einen bestimmten Cholesterinwert haben, sondern wieviel Prozent der Gesamtbevölkerung *unterhalb eines bestimmten Wertes bleiben* (vgl. auch »So liest man die Tabellen«, S. 53).

Tabelle 1: Gesamtplasmacholesterin (mg/dl) bei erwachsenen Männern

Alter	Durchschnitt	5 Prozent	75 Prozent	90 Prozent	95 Prozent
0–19	155	115	170	185	200
20–24	165	125	185	205	220
25–29	180	135	200	225	245
30–34	190	140	215	240	255
35–39	200	145	225	250	270
40–44	205	150	230	250	270
45–69	215	160	235	260	275
70+	205	150	230	250	270

Tabelle 2: Plasma-LDL-Cholesterin (mg/dl) bei erwachsenen Männern

Alter	Durchschnitt	5 Prozent	75 Prozent	90 Prozent	95 Prozent
5–19	95	65	105	120	130
20–24	105	65	120	140	145
25–29	115	70	140	155	165
30–34	125	80	145	165	185
35–39	135	80	155	175	190
40–44	135	85	155	175	185
45–69	145	90	165	190	205
70+	145	90	165	180	185

Tabelle 3: Plasma-HDL-Cholesterin (mg/dl) bei erwachsenen Männern

Alter	Durchschnitt	5 Prozent	10 Prozent	95 Prozent
5–19	55	35	40	75
15–19	45	30	35	65
20–24	45	30	30	65
25–29	45	30	30	65
30–34	45	30	30	65
35–39	45	25	30	60
40–44	45	25	30	65
45–69	50	30	30	70
70+	50	30	35	75

Tabelle 4: Gesamtplasmacholesterin (mg/dl) bei erwachsenen Frauen

Alter	Durchschnitt	5 Prozent	75 Prozent	90 Prozent	95 Prozent
0–19	150	120	175	190	200
20–24	170	125	190	215	230
25–34	175	130	195	220	235
35–39	185	140	205	230	245
40–44	195	145	215	235	255
45–49	205	150	225	250	270
50–54	220	165	240	265	285
55+	230	170	250	275	295

Tabelle 5: Plasma-LDL-Cholesterin (mg/dl) bei erwachsenen Frauen

Alter	Durchschnitt	5 Prozent	75 Prozent	90 Prozent	95 Prozent
5–19	100	65	110	125	140
20–24	105	55	120	140	160
25–34	110	70	125	145	160
35–39	120	75	140	160	170
40–44	125	75	145	165	175
45–49	130	80	150	175	185
50–54	140	90	160	185	200
55+	150	95	170	195	215

Tabelle 6: Plasma-HDL-CHolesterin (mg/dl) bei erwachsenen Frauen

Alter	Durchschnitt	5 Prozent	10 Prozent	95 Prozent
5–19	55	35	40	70
20–24	55	35	35	80
25–34	55	35	40	80
35–39	55	35	40	80
40–44	50	35	40	90
45–49	50	35	40	85
50–54	60	35	40	90
55+	60	35	40	95

Tabelle 7: Plasmatriglyzeride (mg/dl) bei Männern

Alter	Durchschnitt	5 Prozent	90 Prozent	95 Prozent
0– 9	55	30	85	100
10–14	65	30	100	125
15–19	80	35	120	150
20–24	100	45	165	200
25–29	115	45	200	250
30–34	130	50	215	265
35–39	145	55	250	320
40–54	150	55	250	320
55–64	140	60	235	290
65+	135	55	210	260

Tabelle 8: Plasmatriglyzeride (mg/dl) bei Frauen

Alter	Durchschnitt	5 Prozent	90 Prozent	95 Prozent
0– 9	60	35	95	110
10–19	75	40	115	130
20–34	90	40	145	170
35–39	95	40	160	195
40–44	105	45	170	210
45–49	110	45	185	230
50–54	120	55	190	240
55–64	125	55	200	250
65+	130	60	205	240

Tabelle 9: Plasmacholesterin und -triglyzeride (mg/dl) bei Kindern vor der Pubertät

	5 Prozent	50 Prozent	95 Prozent
Gesamtcholesterin	125	155	200
LDL-Cholesterin	65	95	135
HDL-Cholesterin	38	55	75
VLDL-Cholesterin	5	10	20
Triglyzeride	30	55	110

2. Sieg nach Punkten

Mehr als zwölf voneinander unabhängige klinische Versuche haben ergeben, daß eine Senkung der Blutcholesterinwerte die Häufigkeit kardiovaskulärer Erkrankungen herabsetzen kann. Erwachsene sollten einen Gesamtcholesterinspiegel von weniger als 200 mg/dl anstreben. Die National Health Institutes erklärten im Januar 1985: »Die Hälfte der amerikanischen Bevölkerung hat Blutcholesterinwerte von über 200 mg/dl und läuft Gefahr, Koronargefäßerkrankungen zu bekommen.«

Das Programm in diesem Buch ist dazu bestimmt – und erwiesenermaßen dazu geeignet –, den Cholesterinspiegel um 20, 30 oder sogar 40 Prozent und mehr zu senken. Es ist das einzige derartige Programm, das alle drei Ursachen für erhöhtes Cholesterin berücksichtigt. Sie essen zuviel Fett und Cholesterin, also zeige ich Ihnen einige köstliche Möglichkeiten, wie Sie diese Übeltäter einschränken können. Ihr Körper scheidet nicht genügend Cholesterin in Form von Gallensalzen und Gallensäuren durch den Darm aus, also wird der Verzehr von Haferkleie die Menge des ausgeschiedenen Cholesterins erhöhen. Ihre Leber hat zuviel Cholesterin produziert, also werden Sie diese Produktion durch Einnahme von Niacin eindämmen. Gerade durch diese gleichzeitige Berücksichtigung aller drei Aspekte ist das Programm erfolgreich, obgleich es nur eine maßvolle Änderung der Ernährung, eine kleine Menge Haferkleie und gut verträgliche Dosis Niacin verlangt.

Es ist ziemlich einfach, sich daran zu gewöhnen, drei Haferkleiebrötchen am Tag zu essen. Sie können auch gut die Niacintabletten zählen, die Sie täglich schlucken. Aber die meisten Leute geben auf, wenn es bei der Ernährung um Prozente und Ziffern und Formeln geht. Wer kann schon all diese Zahlen im Kopf behalten? Zum Beispiel sagt die American Heart Association, man solle seine Cholesterinaufnahme auf maximal 300 Milligramm am Tag beschränken. Die Fettzufuhr sollte nicht mehr als 30 Prozent der gesamten Kalorienmenge betragen, wobei je ein Drittel davon gesättigtes Fett, mehrfach ungesättigtes Fett und einfach ungesättigtes Fett sein sollte. Verwirrend? Das kann man wohl sagen. Was bedeutet das alles für das tägliche Einkaufen und Essen?

Den meisten Leuten fällt es schwer, sich zu merken, wieviel Kalorien die Lebensmittel haben; es ist schwierig, sich Kalorientafeln einzuprägen. Die Mehrheit von uns lernt einfach, daß manche Lebensmittel eher »dick machen« als andere.

Aber auch da gibt es zahllose Mißverständnisse. Zum Beispiel, daß Butter mehr Kalorien habe als Margarine; in Wirklichkeit sind sie gleich. Oder daß Teigwaren und gebackene Kartoffeln dick machen. Tatsächlich sind es nur die Fette, die wir dazutun, die bei den Kalorien zu Buche schlagen.

Doch auch wenn wir *nichts* über Kalorien wissen, können wir die Ergebnisse im Spiegel und auf der Badezimmerwaage sehen. Ganz so einfach ist es beim Cholesterin nicht. Zu viele Menschen wissen nicht, daß ihre Werte gefährlich hoch sind, bis der Arzt ihnen sagt, daß eine Bypass-Operation fällig ist.

Bevor wir nun in die Einzelheiten gehen, wie man doch nach Punkten und Zahlen siegen kann, möchte ich Sie bitten, über etwas Offenkundiges nachzudenken. Wir alle lernen das, was wir lernen, in kleinen Schritten. Heute können wir alle zwischen einem Zentimeter und einem Kilometer und zwischen einem Gramm und einem Liter unterscheiden. Wir wissen, daß etwas »ein Pfund« wiegt und daß etwas anderes »ungefähr zehn Zentimeter lang« ist. Wir haben das mit den Jahren durch Erfahrung gelernt.

Es wird eine Weile dauern, aber Sie können auch mit den Zahlen umgehen lernen, die Ihnen helfen werden, lange zu leben. Es ist die Mühe wert. Fangen wir also mit etwas Grundlegendem an: Wie rechnet man aus, wieviel man essen soll, um gesund zu bleiben und ein ideales Gewicht zu behalten?

Als Erwachsene wachsen wir nicht mehr in der Weise, in der Kinder wachsen. Unsere Knochen, Haut und Muskeln sind recht gut entwickelt. Deshalb brauchen wir im Verhältnis viel weniger Nahrung als früher, als wir jünger waren. Aber wieviel?

Nur zwei Veränderliche kommen ins Spiel: erstens, ob Sie ein

Mann oder eine Frau sind; zweitens, ob Sie meist sitzen, ob Sie mäßig aktiv oder ob Sie sehr aktiv sind. Danach legen Sie Ihr Idealgewicht fest. Die Gewichtstabelle am Ende von Kapitel 6, »Weniger ist mehr«, wurde von einer großen amerikanischen Lebensversicherung aufgestellt, und sie gibt Gewichte an, die von den meisten Autoritäten auf dem Gebiet der Gesundheit als günstig für ein Höchstmaß an Gesundheit anerkannt worden sind.

Der nächste Schritt ist, zu entscheiden, sich *nur* Ihrem Idealgewicht entsprechend zu ernähren, *nicht* dem Gewicht entsprechend, das Sie heute haben. Wenn Sie 160 Pfund wiegen und 140 Pfund wiegen sollten, dann ernähren Sie nur Ihre 140 Pfund – lassen Sie die restlichen 20 Pfund langsam verschwinden.

Ein erwachsener Mann mit einer mäßig aktiven Lebensweise braucht für jedes Pfund seines Gewichts 17 Kilokalorien. Falls er sich auf ein intensives sportliches Training einläßt, braucht er vielleicht eine Kilokalorie pro Pfund mehr. Wenn er eine ausschließlich sitzende Tätigkeit ausübt, wie so viele Männer heutzutage, wird er wahrscheinlich ein paar Kilokalorien weniger pro Pfund verbrauchen.

Trotz aller Forderungen nach Gleichberechtigung haben Frauen unglücklicherweise einen anderen Stoffwechsel und verbrennen meist weniger Kalorien pro Pfund als Männer. Eine mäßig aktive Frau zum Beispiel braucht nur 13 Kilokalorien pro Pfund Idealgewicht.

Die Berechnungen sind also ziemlich einfach:

Mäßig aktiver Mann
140 Pfund x 17 kcal/Pfund = 2380 kcal/Tag
Wenig aktiver Mann
140 Pfund x 14 kcal/Pfund = 1960 kcal/Tag
Mäßig aktive Frau
110 Pfund x 13 kcal/Pfund = 1430 kcal/Tag
Wenig aktive Frau
110 Pfund x 11 kcal/Pfund = 1210 kcal/Tag

Selbstverständlich wird Ihr Kalorienbedarf anders aussehen, wenn Sie starkes Übergewicht haben oder sich körperlich sehr anstrengen. Lesen Sie mehr dazu in den Kapiteln 6 und 7 über Abnehmen und sportliche Betätigung. Aber für die meisten trifft der

Kalorienbedarf der von mir ermittelten männlichen und weiblichen Beispiele zu. Ermitteln Sie nun danach Ihren eigenen Kalorienbedarf.

Das Kalorienzählen ist ziemlich einfach. Auf den meisten Lebensmitteln sind heute die Nährstoffe vollständig aufgeführt. Auch einige Zeitschriften und Kochbücher bringen zu ihren Kochrezepten eine vollständige Aufschlüsselung der Nährstoffe und geben an, wieviel Fett, Cholesterin, Natrium und Kalorien in jeder Portion enthalten sind. Die Tabelle am Ende dieses Kapitels gibt Fett, Cholesterin, Natrium und Kalorien für viele gängige Lebensmittel und Gerichte an. Vielleicht kaufen Sie sich eine der vollständigen Kalorien- und Nährwerttabellen, die in jedem Buchladen zu haben sind. Sie werden schnell sehen, daß die Lebensmittel mit den meisten Kalorien auch am meisten Fett enthalten.

Kohlenhydrate und Eiweiße enthalten nur 4 Kilokalorien je Gramm. Aber Fett enthält 9 Kilokalorien je Gramm! Wenn Sie nur die Fettmenge, die Sie essen, einschränken, reduzieren Sie automatisch und ganz beachtlich die Kalorienzahl.

Damit sind wir bei der sehr wichtigen Überlegung, wie man bestimmt, wieviel Fett in unserer täglichen Nahrungsaufnahme enthalten sein soll.

Mediziner und Ernährungsfachleute sind sich darüber einig, daß wir im allgemeinen zu fettreich essen. Die American Heart Association empfiehlt einen Höchstanteil der Fettkalorien von 30 Prozent für die allgemeine Bevölkerung. Aber wer einen erhöhten Cholesterinspiegel hat, sollte die Fettkalorien auf weniger als 30 Prozent beschränken. Und wenn ein akutes Gesundheitsproblem besteht, sollte die Fettaufnahme auf nur 10 Prozent beschränkt werden. Mit dem hier beschriebenen Programm gelang es mir, meinen Cholesterinspiegel zu senken, indem ich den Mittelweg von 20 Prozent Fettzufuhr wählte. Dutzende andere haben bewiesen, daß jeder dazu in der Lage ist. Zielen Sie also auf die 20 Prozent ab oder maximal auf 30 Prozent, falls Ihr Cholesterin nicht zu hoch ist, und so sieht die Rechnung dann aus, die Sie für sich selbst aufstellen müssen:

Nehmen wir das Beispiel des Mannes, der 140 Pfund wiegt und mäßig aktiv ist. Er braucht 2380 Kilokalorien täglich, um weder zu- noch abzunehmen. Weil er dieses Programm mitmacht, um

seinen Cholesterinspiegel einfach zu senken, hat er beschlossen, nur 20 Prozent der Kalorien als Fett aufzunehmen.
Wir runden der Einfachheit halber auf 2400 Kilokalorien auf. Davon errechnen wir 20 Prozent und kommen auf 480 Kilokalorien als Fett. Fett enthält 9 Kilokalorien je Gramm, wir teilen also 480 durch 9 und kommen auf 53 Gramm. Unser Mann kann sich also auf gut 50 Gramm Fett täglich beschränken. Das ist ein gutes Ziel, auch wenn man es nicht ganz genau trifft.
Ich habe festgestellt, daß der 20-Prozent-Anteil, bei dem ich 50 Gramm Fett am Tag esse, für mich persönlich richtig ist. Er ist richtig, weil meine regelmäßigen Blutcholesterintests zeigen, daß mein Cholesterinspiegel im sicheren Bereich bleibt. Aber ob es auch für Sie richtig ist? Jeder Mensch hat einen etwas anders funktionierenden Körper mit seinem eigenen Stoffwechsel. Sie stellen vielleicht fest, daß Sie den Anteil auf 25 Prozent der Kalorien als Fett steigern können. Aber fangen Sie sicherheitshalber bei der 20-Prozent-Marke an.
Ich betone noch einmal: Es liegt an der Verknüpfung *mehrerer* Aspekte, daß wir bei diesem Programm die Ernährungsweise nur in Maßen abwandeln müssen. Andere Autoritäten, darunter der verstorbene Nathan Pritikin, bestanden darauf, daß es um alles oder nichts geht. Bis dieses Programm kam, hatten sie recht. Das bedarf einer näheren Erläuterung.
Wissenschaftler haben herausgefunden, daß der Körper einen sogenannten Sättigungsspiegel für die Aufnahme von Fett und Cholesterin hat. Manche Menschen haben einen relativ niedrigen Blutcholesterinspiegel, obwohl sie viel Fett und Cholesterin mit der Nahrung aufnehmen. Andere, wie ich, wandeln Fett und Cholesterin nicht so gut um. Aber die Aufnahme mit der Nahrung hat bei jedem mehr oder minder ihre Wirkung.
Würde man eine Gruppe von normalen gesunden Männern und Frauen zusammenstellen, deren Cholesterinspiegel einen Durchschnitt von etwa 170 hätte, und ihnen jeden Tag ein zusätzliches Ei zu essen geben, würden ihre Cholesterinwerte steigen. Das gleiche träfe zu, wenn man täglich einige Gramm Fett zusätzlich gäbe. Aber wenn eine andere Gruppe bereits einen erhöhten Spiegel von zum Beispiel 250 hätte, würde sich das zusätzliche Fett oder Cholesterin nicht so stark oder gar nicht auswirken. Diese Personen wären dann schon bei ihrem Sättigungsspiegel ange-

kommen, und es wäre eine beachtliche Menge zusätzliches Fett und Cholesterin notwendig, um die Werte im Blut noch weiter nach oben zu treiben.

Umgekehrt gilt das gleiche. Wenn jemand einen erhöhten Cholesterinspiegel hat und sich nur ein bißchen einschränkt, wird das wenig oder nichts bewirken. Deshalb haben so viele Experten jahrelang behauptet, daß das Nahrungscholesterin wenig mit Blutcholesterin zu tun habe. Selbst wenn man Eidotter wegläßt, sehr wenig Fleisch ißt und sich an alle anderen Bestimmungen hält, bleibt es doch bei dem erhöhten Spiegel. Nur wenn man Fett und Cholesterin fast völlig aus der Ernährung herausnimmt, kann ein erhöhter Cholesterinspiegel auf die wirklich ungefährlichen Werte zwischen 150 und 180 gesenkt werden.

Deshalb verlangen viele Diäten die strenge Beachtung von Höchstwerten. Bei Personen mit erhöhtem Cholesterinspiegel ist es besonders schwierig, allein durch die Ernährung auf niedrigere Werte zu kommen; die Diät muß daher kompromißlos sein.

Die *8-Wochen-Cholesterinkur* berücksichtigt jedoch alle drei Aspekte des erhöhten Cholesterins, und die Ernährung ist nur einer dieser Aspekte. Während es sehr wichtig bleibt, die Ernährung abzuwandeln, runden das Essen von Haferkleie und die Ergänzung der Nahrung mit Niacin die von uns allen gewünschte cholesterinsenkende Wirkung ab.

Der nächste Teil ist wirklich ganz einfach, obwohl es, wie in allen Lernsituationen, auf Anhieb nicht so aussehen mag. Nun sollte unser Mann anfangen, beim Einkauf auf die Fettkalorien zu achten.

Auf einigen Lebensmitteln sind bereits die Kalorien und die Nährstoffe detailliert angegeben. Für andere kann man die Werte in den Tabellen dieses Buches nachschlagen. Da der Mann aus unserem Beispiel weiß, daß er nicht mehr als 50 Gramm Fett am Tag braucht, stellt er einfach anhand der Angaben fest, wie sich seine tägliche Fettaufnahme zusammensetzt und wie er sie auf den gewünschten Wert bringen kann.

Muß er über jede einzelne Speise, die er ißt, nachdenken? Durchaus nicht. Abgesehen von Avocados und Nüssen enthalten die meisten pflanzlichen Lebensmittel keine nennenswerte Menge an Fett. In unserer Ernährung kommt das Fett hauptsächlich aus: 1. tierischen Nahrungsmitteln, 2. Backwaren, 3. Fertiggerichten und 4. zugefügten Fetten in Form von Öl, Margarine, Butter, Mayonnaise und so weiter.

Die Tabelle am Ende des Kapitels gibt eindeutig die Menge an Fett und Cholesterin an, die in gängigen Nahrungsmitteln enthalten ist. Einige Schalentiere enthalten erhebliche Mengen an Cholesterin, wenn auch viel weniger, als man früher glaubte. Sie haben jedoch sehr wenig Fett und können also in Maßen genossen werden, solange man sie nicht brät.

Stellen Sie einige andere Vergleiche mit Hilfe der Tabelle an. Vergleichen Sie zum Beispiel einmal die Fett- und Cholesterinwerte von Hühner- und Putenfleisch (ohne Haut) mit denen von durchwachsenem Kalbfleisch.

Aber bedeutet das, daß man kein Kalbfleisch essen darf? Ganz sicher nicht. Behalten Sie nur im Auge, daß Sie Ihren gesamten Fettverbrauch und Ihre Cholesterinzufuhr pro Tag niedrig halten wollen. Wenn Sie ein Steak zum Abendessen wollen, reduzieren Sie das Fett in Ihrer sonstigen Nahrung an diesem Tag. Und wählen Sie Stücke vom Kalb oder Rind, die einen niedrigeren Fettgehalt haben.

Ich bin in Chicago aufgewachsen, in einer Stadt, die für ihre Steaks berühmt ist. Die guten Steakhäuser dort waren stolz auf ihre pfundschweren Lendensteaks oder die Porterhousesteaks, die sie auf extragroßen Tellern servierten. Das ist heute nur noch ein abschreckendes Beispiel. Es gibt einfach keinen Grund, so viel Fleisch bei einer einzigen Mahlzeit zu essen – sogar der Schlachthofverband in Chicago hat dies inzwischen eingesehen.

Auf der anderen Seite ist ein 100-Gramm-Stück vielleicht nicht genug, um den gelegentlichen Heißhunger auf ein schönes Steak zu stillen. Dann nehmen Sie ein doppelt so großes. Dagegen ist ab und zu bestimmt nichts einzuwenden. Sie verzehren dann 140 Milligramm Cholesterin und etwa 28 Gramm Fett. Sie müssen nur ehrlich sich selbst gegenüber bleiben. Und lassen Sie zum Ausgleich für diese Portion die Sauerrahmsoße zu den Kartoffeln weg, vergessen Sie die Butter auf dem Brot, und machen Sie den Salat nur mit einer Spur von Öl und Essig an.

Nehmen Sie sich an dieser Stelle ein paar Minuten Zeit, um Ihre persönlichen Werte für die tägliche Kalorien- und Fettzufuhr auszurechnen. Benutzen Sie dazu Papier und Bleistift, und überspringen Sie nichts, denn jeder Schritt ist wichtig. So wird es gemacht:

Schreiben Sie das Gewicht auf, das Sie behalten möchten:

Idealgewicht: ... Pfund

Jetzt multiplizieren Sie dieses Gewicht mit der Kalorienzahl, die von Ihrer körperlichen Betätigung abhängt. Multiplizieren Sie mit 11, wenn Sie eine wenig aktive erwachsene Frau sind, mit 14, wenn Sie ein wenig aktiver erwachsener Mann sind, mit 13, wenn Sie eine mäßig aktive Frau sind, und mit 17, wenn Sie ein mäßig aktiver Mann sind. So erhalten Sie die Kalorienzahl, die Sie brauchen, um Ihr Idealgewicht zu halten. Wenn Sie über Ihrem Idealgewicht liegen und dennoch nur soviel Kalorien aufnehmen, wie Sie brauchen, um das Idealgewicht zu halten, wird das Übergewicht allmählich verschwinden.

Idealgewicht in Pfund x Kilokalorien je Pfund = tägl. Kalorienbedarf

Jetzt wollen wir bestimmen, wieviel von diesen Kalorien vom Fett herkommen. Im Idealfall wollen wir nur 20 Prozent unserer Kalorien in Form von Fett aufnehmen. Also berechnen wir 20 Prozent unserer täglichen Kalorienzufuhr:

tägliche Kalorienzufuhr x 0,20 = tägliche Fett-Kalorienmenge

Wieviel Fett bedeutet das, in Gramm ausgedrückt? Jedes Gramm Fett liefert 9 Kilokalorien. Also teilen wir die als Fett aufgenommenen Kalorien durch 9, um die tägliche Ration an Fett, in Gramm gemessen, zu bestimmen:

tägliche Fett-Kilokalorien: 9 = tägliche Fettmenge in Gramm

Nun wissen Sie, auf wieviel Gramm Fett insgesamt Sie sich beschränken sollen. Aber denken Sie daran, daß Sie zwischen drei Arten von Fett wählen können. Mediziner empfehlen, daß man die Fettzufuhr auf gesättigte, mehrfach ungesättigte und einfach ungesättigte Fettsäuren verteilen soll. Tabelle 10 am Ende dieses Kapitels zeigt, worin diese Fettsäuren jeweils enthalten sind. Sie werden feststellen, daß nicht viele Lebensmittel einfach ungesättigte Fettsäuren enthalten. Also können Sie aus praktischen Gründen, und dies ist ja ein praktisches Buch, Ihre Fettaufnahme zwischen tierischen und pflanzlichen Quellen aufteilen. Geben Sie nach Möglichkeit pflanzlichen Fetten den Vorzug – mit einer

kleinen Ausnahme: Vermeiden Sie Kokos- oder Palmöl und alle »gehärteten Öle«. Diese Fette sind gesättigt und gehören in dieselbe Kategorie wie Fette aus tierischen Quellen.
Es gibt so viele köstliche Rezepte, die diese Gesichtspunkte berücksichtigen, daß Sie sich fragen werden, wie sich überhaupt jemand über diese Art von »Diät« beklagen kann. Es geht ja wirklich nur um eine Anpassung, und das ist etwas ganz, ganz anderes als ein Verlust! Auch wenn Rezepte nicht ausdrücklich Fett und Cholesterin anführen, können Sie leicht feststellen, ob die betreffenden Lebensmittel für Sie in Ordnung sind. Halten Sie sich nur an Tabelle 10 am Schluß dieses Kapitels.
Was ist, wenn Sie Rezepte sehen, die besonders verlockend, aber voller verbotener Dinge sind? Wie steht es mit den geliebten Familienrezepten, auf die Sie richtig versessen sind? Müssen Sie die aufgeben? Durchaus nicht! Tauschen Sie einfach einige Zutaten aus.
Es gibt sehr wenige Nahrungsmittel, für die nicht sehr annehmbare fett- und cholesterinarme Ersatzstoffe zu finden sind. Wenn ein Rezept 1/2 Tasse (100 g) Öl verlangt, werden Sie feststellen, daß oft auch 1/4 Tasse reicht. Vielleicht kommen Sie sogar mit nur 1/8 Tasse aus. Auch Ihr Geschmack wird sich allmählich verändern – glauben Sie mir und jedem anderen, der dieses Programm befolgt hat! Am Ende werden Sie die leichteren, fettarmen Versionen sogar vorziehen. Hier sind einige hilfreiche Tips für Austauschzutaten in Ihren Rezepten:

Ein ganzes Ei = zwei Eiweiß
Sahne = leichte Kondensmilch
Vollmilch = Magermilch
Butter = gute Diätmargarine oder Maisöl
Öl zum Braten = benutzen Sie statt dessen eine Spezialpfanne zum fettfreien Braten
Backfett = die Hälfte des Backfetts durch reife Banane ersetzen

Sie finden viele weitere Tips, wie Sie Kühlschrank und Speisekammer mit leckeren Sachen und Ersatzmitteln füllen können, in Kapitel 11: »Mit Verstand einkaufen«. Es gibt eine ganze Menge guter Lebensmittel zu kaufen, wenn man weiß, wonach man suchen soll. Sehen Sie aber auf jeden Fall zu, daß Sie beim Einkaufen genügend Zeit haben, die Etiketten zu lesen. Laufen Sie nicht einfach los. Besonders am Anfang, wenn Sie lernen, das »versteckte« Fett zu erkennen, sollten Sie viel Zeit zum Einkaufen mitbringen. Eine ganze Reihe von Nahrungsmitteln enthält heute schon – zum Teil aufgrund gesetzlicher Verordnungen – genaue Angaben über die Inhaltsstoffe. Meist werden zumindest die jeweiligen Anteile an Eiweiß, Fett und Kohlenhydraten und die Brennwerte in Kilokalorien (kcal) und Kilojoule (kJ) genannt. Bei zusammengesetzten Nahrungsmitteln und Fertiggerichten finden Sie fast immer eine genaue Auflistung der Zutaten, wobei diese in der Reihenfolge der Menge aufgeführt sind. Wenn Wasser an erster Stelle steht, bedeutet das zum Beispiel, daß mehr Wasser als alles andere darin ist. Wenn Zucker ganz oben steht, dann wissen Sie, daß Sie viel Zucker bekommen.

Vor allem bei Milch, Quark, Joghurt, Käse, Sahne und anderen Milchprodukten lohnt es sich, genau auf die Verpackungsangaben zu achten, denn hier gibt es enorme Unterschiede im Fettgehalt zwischen den vollfetten, halbfetten und mageren Produkten. Sehr günstig für Ihre Ernährung sind zum Beispiel Buttermilch, Dickmilch, fettarmer Joghurt, Magerkäse, »leichte« Kondensmilch und Produkte mit dem Markennamen »Du darfst«.

Es ist schade, daß nur wenige Lebensmittel die enthaltene Cholesterinmenge angeben. Die Ausnahme bilden einige Diät- und Reformhausartikel, die eigens für eine cholesterinarme Ernährung gedacht sind. Bei allen anderen Lebensmitteln müssen Sie selbst darauf aufpassen, wo das Cholesterin versteckt ist. Denken Sie daran, daß Sie weniger als 250 Milligramm Cholesterin täglich zu sich nehmen wollen. Bei manchen Lebensmitteln ist das ein echtes Problem, bei anderen überhaupt nicht. Ein Eigelb allein enthält schon etwa 250 Milligramm Cholesterin. Sie haben zwei Möglichkeiten: Entweder finden Sie einen Ei-Ersatz (zum Beispiel einfaches Eiweiß oder Sojamehl), oder Sie essen einfach ein Eigelb und haben damit Ihren gesamten Cholesterinbedarf für den Tag gedeckt. Ich persönlich meine, ein Eigelb zu essen ist nicht wert, einen Tag lang auf alles andere, was Cholesterin enthalten könnte, zu verzichten, deshalb lasse ich lieber das Eidotter weg. Trotzdem brauche ich ja nicht ganz auf Eier zu verzichten: Ich nehme einfach nur das Eiweiß.

Sie werden überrascht sein, wie schnell Sie die Cholesterinwerte von Lebensmitteln lernen, so daß Sie nicht mehr jedesmal, wenn

Sie Appetit auf etwas haben, erst in der Tabelle nachsehen müssen. Am Anfang werden Sie allerdings auch erstaunt sein, wenn Sie Cholesterin in Lebensmitteln entdecken, die Sie nie für Übeltäter gehalten hätten.

Wieviel Cholesterin könnte in Weizennudeln sein? Schließlich enthält Weizen kein Cholesterin. Aber dank der anderen Zutaten, vor allem der Eier, können die Nudeln eine erhebliche Cholesterinquelle sein. Auch Waffeln und Pfannkuchen können eine Menge Cholesterin enthalten, je nach Größe und Art 30 bis 50 Milligramm oder mehr, und wie viele davon essen Sie auf einen Schlag? Aber es ist nicht alles verloren. Fangen Sie einfach an, die Waffeln oder Pfannkuchen nur mit Eiweiß zu backen. Kein Problem, sie schmecken prima. Und arme Ritter, nur mit Eiweiß zubereitet, sind von den echten mit ganzen Eiern nicht zu unterscheiden. Die Rezeptkapitel enthalten eine Menge Vorschläge, die Sie für eine abwechslungsreiche Ernährung mit schmackhaften fett- und cholesterinarmen Speisen brauchen.

Sie müssen wissen und etwa in Gramm schätzen können, *wieviel* Sie von etwas essen, damit Sie Ihre Ernährung erfolgreich verändern können. Wie groß ist eine Portion? Für viele Menschen ist ein Steak, ganz gleich wie groß, eine Portion. Tatsächlich aber sollte eine Portion Fleisch zwischen 100 und 125 Gramm liegen. Bedenken Sie: 125 Gramm sind ein ganzes Viertelpfund! Manche Hamburger rühmen sich ihrer Größe. Wenn Sie nicht wissen, wieviel das ist, leisten Sie sich eine Küchenwaage. Nach einer Weile bekommt Ihr Auge Übung, genau zu schätzen.

Viele Menschen müssen außerdem aufgrund hohen Blutdruckes die Natriummenge in der Ernährung einschränken. Die Rolle des Natriums wird ausführlich in Kapitel 5 behandelt.

Bei der Ernährung geht es nicht einfach darum zu lernen, was man *nicht* essen soll. Es bedeutet auch, die Mengen bestimmter lebenswichtiger Nährstoffe, Vitamine und Spurenelemente zu erhöhen. Die meisten Frauen brauchen zum Beispiel viel mehr Kalzium und Eisen, als ihre derzeitige Ernährungsweise bietet. Das wird in Kapitel 10 erläutert.

Sie werden staunen, wie leicht es mit der Zeit wird, aufgrund der Zahlen, die Sie hier lernen, die eine Speise einer anderen vorzuziehen. Ob man zu Hause, im Restaurant oder bei Freunden ißt, man wird immer die richtige Auswahl treffen. Es gibt nichts Schöneres als das Gefühl der Befriedigung, das man erlebt, wenn der Arzt einem mitteilt, wie sensationell der Cholesterinspiegel gefallen ist. *So* wird man Sieger nach Punkten!

Fettarten, die man in Lebensmitteln findet

Gesättigte Fettsäuren

Das meiste Fett aus tierischen Quellen: Rind, Schwein, Lamm, Kalb, Geflügel, Fisch
Kokosöl
Palmöl
Gehärtetes oder teilweise gehärtetes Pflanzenöl

Einfach ungesättigte Fettsäuren

Oliven und Olivenöl
Erdnüsse und Erdnußöl
Avocados

Mehrfach ungesättigte Fettsäuren

Pflanzenöle mit Ausnahme der oben angeführten

Anmerkung: Cholesterin findet sich nur in tierischen Produkten.

Die folgende Tabelle gibt einen repräsentativen Überblick über Speisen, die Sie wahrscheinlich regelmäßig essen. Versuchen Sie nicht, sie auswendig zu lernen, aber machen Sie sich eine gewisse Vorstellung davon, wie sich die verschiedenen Arten von Lebensmitteln zusammensetzen. Je häufiger Sie in der Liste nachschlagen und blättern, desto eher werden Sie ein Gefühl dafür bekommen, was gut für Sie ist und was nicht.[1]

---

1 Ein Teil der Angaben wurde entnommen aus der »Großen GU-Nährwert-Tabelle«, Verlag Gräfe und Unzer, die auf 80 Seiten alle wichtigen Angaben einschließlich des Cholesteringehalts für eine Vielzahl von Lebensmitteln enthält. Dem Leser wird empfohlen, sich diese Tabelle anzuschaffen.

Tabelle 10: Kalorien-, Fett-, Cholesterin- und Natriumgehalt verschiedener Nahrungsmittel

	Menge	kcal[2]	Fett (g)	Cholesterin (mg)	Natrium (mg)
Milch und Milchprodukte					
Trinkmilch (3,5% Fett)	100 g	64	3,5	11	48
fettarme Milch (1,5% Fett)	100 g	47	1,5	5	49
Magermilch	100 g	35	0,1	–	50
Kondensmilch (10% Fett)	100 g	176	10,1	33	128
Kondensmilch (7,5% Fett)	100 g	133	7,6	25	98
»Leichte« Kondensmilch (4% Fett)	100 g	128	4,1	13	137
Buttermilch	100 g	35	0,5	4	57
Ziegenmilch	100 g	69	3,9	11	42
Joghurt (3,5% Fett)	100 g	61	3,5	11	48
Joghurt (1,5% Fett)	100 g	44	1,5	5	49
Joghurt (mager)	100 g	32	0,1	–	50
Schlagsahne (30% Fett)	100 g	309	31,7	109	34
Rahm (saure Sahne)	100 g	117	10,0	33	58
Crème fraîche	100 g	378	40,0	131	39
Speisequark (40% Fett i.Tr.)	100 g	160	11,4	37	34
Speisequark (20% Fett i.Tr.)	100 g	110	5,1	17	35
Speisequark (mager)	100 g	73	0,3	1	40
Milchpulver (Vollmilch)	100 g	493	27,0	85	371
Milchpulver (Magermilch)	100 g	348	1,0	3	504
Käse					
Amerikanischer Cheddar	100 g	370	29,6	95	1122
Blauschimmelkäse	100 g	363	30,0	74	1375
Brie	100 g	332	27,5	100	621
Camenbert (60% Fett i.Tr.)	100 g	378	34,0	85	944
Camenbert (45% Fett i.Tr.)	100 g	285	22,3	71	970
Camenbert (30% Fett i.Tr.)	100 g	206	13,2	38	954
Cheddar	100 g	395	32,1	106	695
Edamer (45% Fett i.Tr.)	100 g	354	28,3	95	654
Edamer (30% Fett i.Tr.)	100 g	251	16,2	54	800
Feta	100 g	261	21,2	88	1101
Gouda (45% Fett i. Tr.)	100 g	353	27,2	113	808
Gruyère	100 g	406	31,4	109	332

2 Das Rechnen in Kalorien und Kilokalorien (kcal) fällt den meisten von uns immer noch leichter als das in Joule und Kilojoule (kJ). Der Umrechnungsfaktor beträgt 4,2, also: 1 kcal = 4,2 kJ.

	Menge	kcal	Fett (g)	Cholesterin (mg)	Natrium (mg)
Harzer	100 g	126	0,7	7	1520
Hüttenkäse (20% Fett i.Tr.)	100 g	102	4,3	12	230
Mozzarella (vollfett)	100 g	279	21,5	78	367
Mozzarella (halbfett)	100 g	275	16,9	53	522
Munster	100 g	367	30,0	95	628
Neufchâtel	100 g	258	23,3	74	395
Parmesan (hart)	100 g	392	25,8	67	1601
Parmesan (gerieben)	1 EL	23	1,5	4	93
Provolone	100 g	346	25,8	67	864
Ricotta	100 g	210	15,3	61	101
Roquefort	100 g	370	30,7	92	1810
Schmelzkäse (vollfett)	100 g	270	23,6	80	verschieden
Schweizer	100 g	335	25,0	92	1369
Tilsiter (45% Fett i.Tr.)	100 g	355	27,2	95	773
Tilsiter (30% Fett i.Tr.)	100 g	270	17,2	58	1000
Eier					
Hühnerei (ganz)	mittelgroß	78	5,5	250	59
Eidotter	mittelgroß	59	5,2	250	12
Eiweiß	mittelgroß	16	in Spuren	0	47
Hühnervollei (getrocknet)	100 g	571	41,9	2200	455
Eigelb (getrocknet)	100 g	681	61,6	3100	97
Eiweiß (getrocknet)	100 g	352	1,5	0	1238
Fette und Öle					
ausgelassener Speck	1 EL	126	14,0	11	150+
Butter	1 EL	108	12,2	36	124
Dip (Kraft Premium)	1 EL	25	2,0	5–10	70+
Erdnußbutter	1 EL	95	7,5	–	18
Hühnerfett	1 EL	126	14,0	9	0
Margarine	1 EL	108	12,0	0	verschieden
Mayonnaise	1 EL	100	11,0	5	80
Miracel Wip	1 EL	70	7,0	5	85
Pflanzenöl	1 EL	120	13,5	0	0
Rindertalg	1 EL	216	23,3	21	18
Schmalz	1 EL	126	14,0	13	0
Getreideprodukte					
Baguette	100 g	285	2,0	0	560
Knäckebrot	100 g	318	1,5	0	463
Pitabrot	100 g	365	3,0	0	256
Pumpernickel	100 g	201	1,0	0	569
Roggenbrot	100 g	222	1,4	0	552
Vollkornbrot	100 g	208	1,5	0	380
Weißbrot	100 g	238	1,8	0	540

	Menge	kcal (g)	Fett (mg)	Cholesterin (mg)	Natrium
Weizenmischbrot	100 g	232	1,5	0	553
Eiernudeln	100 g	347	3,0	94	17
Spaghetti, ohne Ei	100 g	362	1,2	0	5
Vollkornnudeln	100 g	343	3,0	0	32
Desserts und Feingebäck					
Baiserkuchen (Angel cake)	100 g	284	0,2	0	300
Blätterteiggebäck	100 g	422	30,0	71	166
Butterkeks	100 g	422	10,0	80	387
Eiscreme (16% Fett)	1 Tasse[4]	349	23,8	84	108
Eiscreme (10% Fett)	1 Tasse	257	14,1	53	116
Hefegebäck	100 g	250	6,6	26	31
Karottenkuchen	100 g	359	20,6	30	248
Löffelbiskuit	100 g	407	5,0	250	49
Mandelmakronen	100 g	376	24,0	1	59
Marmorkuchen	100 g	339	8,9	47	265
Nußkuchen	100 g	420	24,0	122	180
Pefferkuchen	100 g	309	7,6	1	335
Rührkuchen	100 g	418	22,0	134	70
Sahnetorte	100 g	365	25,0	33	71
Schokoladentorte	100 g	380	17,6	44	420
Vanillepudding					
(Vollmilch	1/2 Tasse	175	4,1	16	251
(Magermilch)	1/2 Tasse	147	0,3	3	258
Waffelmischung	100 g	472	20,0	131	62
Fisch und Schalentiere					
Aal	100 g	281	24,5	142	65
Austern	100 g	67	1,8	50	74
Fischstäbchen	100 g	177	9,0	71	182
Flunder	100 g	80	0,8	61	79
Forelle (Bach-)	100 g	102	2,1	55	50
Forelle (Regenbogen-)	100 g	197	11,5	55	50
Garnelen	100 g	92	0,8	101	141
Heilbutt	100 g	216	8,9	60	169
Hering	100 g	177	11,4	86	75
Hering (Ostseehering)	100 g	155	9,2	44	74
Hummer	100 g	92	1,9	101	212
Kabeljau (frisch)	100 g	79	0,3	50	71
Kammuscheln	100 g	82	0,2	35	257

4 1 Tasse als Raummaß entspricht 235 ccm, also einem knappen Viertelliter. Tassenmaße gibt es in gutsortierten Kaufhäusern und Küchenbedarfsläden. Sie können sich natürlich für die Maßangaben und Rezeptzutaten dieses Buches auch ein einfaches Tassenmaß selbst anfertigen oder die Tassenangaben als Viertelliterangaben nehmen.

	Menge	kcal	Fett (g)	Cholesterin (mg)	Natrium (mg)
Kaviar (Stör)	1 TL	26	1,5	25	220
Königskrabben	100 g	94	1,9	60	verschieden
Lachs	100 g	183	7,5	47	50
Lachs (Chinook-, in der Dose)	100 g	212	14,1	60	300+
Makrele	100 g	193	12,3	96	149
Muscheln (frisch)	100 g	83	1,9	50	36
Muscheln (Dose)	1/2 Tasse	52	0,7	80	36
Ölsardinen	100 g	313	24,6	121	514
Räucheraal	100 g	313	26,8	70	500
Rotbarsch	100 g	105	3,6	38	80
Schellfisch	100 g	142	6,7	60	72
Seezunge	100 g	83	1,4	60	100
Thunfisch (frisch)	100 g	134	3,0	60	37
Thunfisch (in Öl konserv.)	100 g	199	8,3	63	800+
Thunfisch (in Wasser konserv.)	100 g	128	0,8	63	41
Fleisch, Geflügel, Wurst Lamm:					
Hachse	100 g	183	7,1	95	63
Lendenkotelett	100 g	221	10,4	96	83
Schulterkotelett	100 g	229	12,8	96	94
Rippenbraten	100 g	248	15,2	92	79
Kalb:					
nur mager (Bein, Lende, Schnitzel)	100 g	141	3,2	99	56
durchwachsen (die meisten Stücke, Schnitzel)	100 g	215	10,6	99	46
durchwachsen (Rippe, Brust)	100 g	314	27,2	102	49
Rind:					
Rindfleisch in Dosen	100 g	226	11,1	86	verschieden
mittleres Schwanzstück	100 g	218	7,1	69	61
oberes Schwanzstück	100 g	195	6,9	85	61
Hüfte	100 g	196	8,2	81	65
Schale	100 g	236	10,9	95	52
Lendensteak	100 g	218	9,8	88	66
Rippensteak	100 g	235	12,8	80	68
Braten, hohe Rippe	100 g	255	15,2	80	73
Braten, Zungengrat	100 g	283	16,8	106	71
Braten, Bug	100 g	241	10,9	100	66
Brust	100 g	270	16,8	91	78
Filet	100 g	215	10,4	85	63

	Menge	kcal	Fett (g)	Cholesterin (mg)	Natrium (mg)
Hackfleisch (20% Fett)	100 g	295	19,9	101	83
Hackfleisch (15% Fett)	100 g	220	14,9	85	60
Schabefleisch (Tatar)	100 g	112	3,0	70	51
Schwein:					
Schweinefleisch in Dosen	100 g	233	13,1	93	verschieden
Keulenbraten	100 g	220	11,1	94	65
Kammkotelett	100 g	258	14,9	94	67
Kammbraten	100 g	245	13,8	79	46
Schulter	100 g	294	17,6	116	75
Rippenspeer	100 g	397	30,0	12,1	93
Lendenkotelett	100 g	230	10,4	98	78
Filet	100 g	166	4,8	93	67
Lendenbraten	100 g	260	13,1	111	59
Mittelrippenkotelett	100 g	258	14,9	94	67
Mittelrippenbraten	100 g	245	13,8	79	46
Speck, durchwachsen	100 g	620	650	90	1750
Schinken (ohne Fettrand)	100 g	150	2,9	53	282
Huhn:					
hell, ohne Haut	100 g	180	4,9	78	63
dunkel, ohne Haut	100 g	183	6,4	92	85
dunkel und hell, mit Haut	100 g	247	14,8	88	78
Hühnermagen	100 g	180	4,2	228	75
Hühnerleber	100 g	166	4,4	752	61
Pute:					
hell, ohne Haut	100 g	180	4,9	78	63
dunkel, ohne Haut	100 g	183	6,4	92	85
hell und dunkel, mit Haut	100 g	247	14,8	88	78
Schinken	100 g	141	5,3	99	988
Salami	100 g	176	12,4	92	1601
Ente:					
nur Fleisch	100 g	166	8,1	73	74
Fleisch und Haut	100 g	325	28,6	71	74
Gans:					
nur Fleisch	100 g	159	7,1	74	85
Innereien:					
Rinderniere	100 g	254	12,1	378	255
Rinderleber	100 g	141	4,7	302	74
Rinderzunge	100 g	246	16,8	141	61
Rinderherz	100 g	180	5,7	276	105
Hirn	100 g	107	7,4	2116	107
Bries	100 g	91	6,7	133	100

	Menge	kcal	Fett (g)	Cholesterin (mg)	Natrium (mg)
Wurst:					
Bierschinken	100 g	235	19,2	85	753
Bockwurst	100 g	277	25,3	100	700
Blutwurst	100 g	400	38,5	85	680
Corned Beef (deutsch)	100 g	141	6,0	70	833
Fleischwurst	100 g	297	27,1	85	829
Frankfurter	100 g	272	24,4	65	778
Geflügelwurst, mager	100 g	108	4,8	55	verschieden
Jagdwurst	100 g	345	32,8	85	818
Leberwurst	100 g	420	41,2	85	810
Mettwurst	100 g	455	45,0	85	1090
Mortadella	100 g	345	32,8	85	668
Salami	100 g	519	49,7	85	1260
Salat-Dressings					
Blue cheese	1 EL	71	7,3	4–10	153
Green goddess	1 EL	68	7,0	1	150
Russian	1 EL	74	7,6	7–10	130
Thousand Island	1 EL	70	7,0	9	98
French	1 EL	66	6,2	0	219
Italian	1 EL	83	9,0	0	314
Schokolade					
Milchschokolade	100 g	529	32,5	18	85
Milchschokolade mit Nüssen	100 g	547	35,8	14	78
Fast Food					
MacDonald's					
Big Mac	1	541	31,4	75	963
Fischfilet	1	402	22,7	43	707
Pommes Frites	1 Portion	211	10,6	14	112
Hamburger	1	257	9,4	26	525
Hamburger mit Käse	1	306	13,3	41	724
Apfeltasche	1	295	18,3	14	408
Viertelpfünder	1	418	20,5	69	278
Viertelpfünder mit Käse	1	518	28,6	95	1206
Vanille-Shake	1	324	7,8	29	250
Kentucky Fried Chicken:					
Chicken nach Originalrezept	100 g	292	17,9	134	539
Chicken extra-knusprig	100 g	326	21,0	117	449
Krautsalat	1 Portion	110	5,9	4	237
Kartoffelpüree mit Soße	1 Portion	74	2,0	3	353
Brötchen	1	52	1,1	in Spuren	83

3. Alles über Haferkleie

Abgesehen von einigen wenigen Eremiten, die in Berghöhlen leben, kann ich mir nicht vorstellen, daß es moderne Menschen gibt, die nicht vom Nutzen der Ballaststoffe in der Ernährung gehört hätten. Wohin man sich auch wendet, erzählt einem jemand, man solle die Aufnahme von Ballaststoffen steigern.

Im Jahre 1972 erschien dazu eine aufsehenerregende Veröffentlichung von Dr. Dennis Burkitt in der britischen Zeitschrift *The Lancet.*[1] Dr. Burkitt hatte primitive Stämme in Afrika erforscht und dabei unter anderem beobachtet, daß der Stuhl weicher und größer und die Darmtätigkeit sehr viel reger ist, wenn die Nahrung viele Ballaststoffe enthält. Als er die Gesundheit der Afrikaner mit der Gesundheit der Bevölkerung des Westens verglich, kam er zu dem Schluß, daß Ballaststoffe in der Nahrung eine Rolle bei der Verhütung gewisser Krankheiten des Verdauungstraktes spielen, darunter Darmkrebs und Divertikulitis (Entzündungen im Verdauungstrakt). Er bemerkte auch, daß »das Serumcholesterin steigt, wenn Ballaststoffe aus dem Speiseplan genommen werden. Ballaststoffreiche Nahrung zu essen oder der Nahrung Zellulose hinzuzufügen senkt das Serumcholesterin.«

Dies leitete eine Reihe von wissenschaftlichen Diskussionen und Forschungsprogrammen ein, die heute noch weitergeführt werden. Dr. David Kritchevsky, der am Wistar-Institut in Philadelphia arbeitet, stellte fest, daß Luzerne dafür sorgt, den Cholesterinspiegel von Hasen niedrig zu halten. Den Menschen schmeckt Luzerne freilich nicht so gut wie den Hasen, also ging die Forschungsarbeit weiter.

Die Geschichte mit den Ballaststoffen wurde ein beliebtes Thema der Medien. Es gab ballaststoffreiche Rezepte in Zeitschriften und Tageszeitungen und ermunternde Worte im Fernsehen. Bücher wurden darüber geschrieben, wie man fast alles, was wir essen, mit Ballaststoffen anreichern kann. Die Lebensmittelindustrie reagierte rasch auf die starke öffentliche Nachfrage und begann, aktiv für Ballaststoffe in einem breiten Angebot von Produkten zu werben. Die Werbung stellte die Vorzüge von Brot und Getreideprodukten, besonders der Frühstückskost aus Getreide, hinsichtlich der Ballaststoffe heraus.

Eine Rose ist eine Rose ist eine Rose, richtig, Ballaststoffe dagegen sind nicht alle gleich. Es schadet zwar nicht, wenn man eine Art Faserstoff anstatt einer anderen verzehrt. Es trifft allerdings zu, daß verschiedene Faserstoffe verschiedene Vorteile für die Gesundheit haben. Zum Beispiel eignet sich Weizenkleie ausgezeichnet dafür, die »Durchgangszeit« zu beschleunigen, in der Nahrung sich durch den Verdauungstrakt bewegt.[2] Ein solcher Ballaststoff ist also das beste natürliche Abführmittel. Tatsächlich erfüllt eine Anzahl verschiedener Ballaststoffe in einer breiten Palette von Nahrungsmitteln denselben Zweck.

Leider trifft das jedoch nicht auf die Fähigkeit von Ballaststoffen zu, den Cholesterinspiegel zu senken. Untersuchungsergebnisse der letzten Jahre haben schließlich zu dem überzeugenden Beweis geführt, daß Haferkleie der bevorzugte Ballaststoff für diejenigen ist, die ihren Cholesterinspiegel aus der Risikogrenze heraushalten wollen.[3] Es ist eine faszinierende Gesichte, die man erzählen sollte.

Die meisten meiner Leser sind seit ihrer Kindheit mit Haferschleim, Hafergrütze und Haferflocken vertraut. Besonders Haferflocken sind bei vielen ein fester Bestandteil der Frühstückskost. Diese Haferflocken werden hergestellt, indem man das ganze Korn mit Dampf behandelt und dann die Körner durch Walzen laufen läßt, um Flocken zu erzeugen. Werden die Haferflocken anschließend gemahlen und gesiebt, so erhält man zwei Mahlprodukte, einen feinen Teil, Mehl, und einen groben Teil, die Haferkleie. Auch in Amerika war Haferkleie lange nur in Bioläden erhältlich, aber wegen der enorm gestiegenen Nachfrage findet man sie dort jetzt in den meisten Läden und Supermärkten.

Der Unterschied zwischen Haferkleie und Weizenkleie ist, daß Haferkleie einen großen Anteil an löslicher Faser enthält, während Weizenkleie hauptsächlich aus unlöslicher Faser besteht. Es ist die lösliche Faser, die dazu beiträgt, den Cholesterinspiegel zu senken.

In Tabelle 11 am Ende dieses Kapitels ist der Fasergehalt verschiedener Nahrungsmittel aufgeführt. Beachten Sie, daß Weizenkleie die meisten pflanzlichen Fasern enthält, aber sie sind größtenteils unlöslich. Haferkleie dagegen enthält mehr lösliche Fasern als jedes andere Nahrungsmittel.

Aber Ballaststoffe sind nur ein Teil dessen, was Haferkleie für die Ernährung attraktiv macht. Haferkleie enthält außerdem eine beträchtliche Menge Eiweiß, energiespendende Kohlenhydrate und das B-Vitamin Thiamin.

Bevor ich im einzelnen die Wirkung der Haferkleie und die Untersuchungen, die darüber gemacht wurden, beschreibe, möchte ich einen kurzen Überblick darüber geben, was man eigentlich davon erwarten darf, wenn man Haferkleie zu einem Teil des täglichen Speiseplans macht. Haferkleie senkt wesentlich die Gesamtcholesterin- und LDL-Cholesterinwerte, während es den schützenden HDL-Spiegel nicht verändert. Als günstige Nebenwirkung trägt Haferkleie dazu bei, im Blut von Diabetikern einen normalen Glukosespiegel aufrechtzuerhalten.

Untersuchungen über Haferkleie sind in der ganzen Welt durchgeführt worden. Tier- und Menschenversuche haben durchweg die wesentliche Wirkung der Haferkleie auf den Cholesterinspiegel des Blutes nachgewiesen. Wie bei fast jedem Durchbruch in der Medizin und Ernährungsforschung machte man die ersten Entdeckungen über die Vorteile der Haferkleie in Labors, wo Forscher Tiere beobachteten. Die erste Beobachtung, 1963 in den Niederlanden gemacht, zeigte, daß Haferflocken den Cholesterinspiegel von Ratten erheblich senkten.[4]

1967 stellten dann Wissenschaftler an der Rutgers-Universität New Jersey fest, daß der Faseranteil der Haferflocken der wirksame Bestandteil war.[5] Im Lauf der Jahre bestätigten zahlreiche Untersuchungen mit den verschiedensten Tierarten die anfängliche Entdeckung, daß Haferkleie eine starke »hypocholesterinämische« Wirkung hat – einfacher gesagt: Sie verringert das Cholesterin. Einer der aktivsten Forscher bei den ersten Tierbeobachtungen war Dr. James Anderson von der medizinischen Fakultät der Universität von Kentucky in Lexington. Seine Arbeit und die seiner Kollegen schufen die eigentlichen Grundlagen für die folgenden Untersuchungen am Menschen.

Es ist interessant, daß Dr. Anderson in Haferkleie anfangs ein Nahrungsmittel zur Kontrolle des Glukosespiegels bei Diabetikern sah. Nebenbei stellte sich heraus, daß diese Patienten davon auch in Hinblick auf einen niedrigeren Cholesterinspiegel profitierten.

Um genauer zu erfahren, wie Haferkleie eigentlich wirkt, stellte Dr. Anderson eine Reihe von Stoffwechseluntersuchungen bei Männern mit hohen Cholesterinspiegeln an. Dabei handelte es sich um streng kontrollierte Untersuchungen, bei denen alle Versuchspersonen genau die gleiche Nahrung bekamen, deren Zusammensetzung an jedem einzelnen Tag Gramm für Gramm kontrolliert wurde.

Bei einer dieser Untersuchungen bekamen acht Männer täglich 100 Gramm Haferkleie.[6] (Das entspricht etwa einer Tasse des Getreides.) Sie aßen die Kleie in Form von Brötchen. Die Gesamtcholesterinspiegel fielen um 13 Prozent, und die LDL-Spiegel gingen um 14 Prozent zurück.

Bei einer anderen Untersuchung bekamen sechs Männer zunächst 7 Tage lang eine Kontrolldiät und dann 21 Tage lang eine Diät, die mit 100 Gramm Haferkleie ergänzt war.[7] Die Serumcholesterinspiegel blieben bei der Kontrolldiät stabil und lagen im Durchschnitt bei 280 mg/dl. Damit waren die Männer erheblich durch Herzkrankheit gefährdet. Mit der Haferkleiezugabe sank das Serumcholesterin im Durchschnitt auf 77,8 Prozent der Anfangswerte während der zweiten Woche und blieb stabil, bis die Männer nach drei Wochen nach Hause gingen. Zu Hause aßen sie eine ballaststoffreiche Diät, die 50 Gramm Haferkleie täglich enthielt, und sie konnten damit die reduzierten Werte aufrechterhalten. Diese Ergebnisse sind mit denen vergleichbar, die man mit Medikamenten wie Colestipol oder Colestyramin erzielt.

Unter anderen experimentellen Bedingungen wies Dr. Anderson nach, daß Haferkleiegaben die Konzentration des Serum-LDL-Cholesterins um 36 Prozent reduzierten, während sie die HDL-Werte um 82 Prozent erhöhten.[8] Er stellte fest, daß andere wasserlösliche Faserstoffe wie Pektin oder Guar zwar auch die Serumcholesterin-Konzentrationen senkten, beide aber unerträgliche Übelkeit und Erbrechen als allgemeine Nebenwirkung verursachten.

In einem weiteren Experiment wies Dr. Anderson vor kurzem noch einmal nach, daß Haferkleiediät die Konzentration des Gesamtserumcholesterins um 19 Prozent und des LDL-Cholesterins um 23 Prozent senkte.[9] Interessant dabei war, daß die Cholesterinspiegel, als die Männer nach Hause gingen und weiter täglich Haferkleie aßen, noch weiter fielen und eine Gesamtverminderung von 24 Prozent erreichten. Dies weist darauf hin, daß die Wirkung desto größer ist, je länger man bei einer Ernährungsweise bleibt, die Haferkleie einschließt. Auch diese Männer aßen täglich 50 Gramm Haferkleie.

Die gesamte Ernährung der Männer in dieser jüngsten Untersuchung ist insofern bemerkenswert, als sie nicht von der typischen amerikanischen Durchschnittsernährung abweicht. 20 Prozent der Kalorien wurden in Form von Eiweiß aufgenommen, 43 Prozent als Kohlenhydrate, 37 Prozent als Fett und ungefähr 430 Milligramm Cholesterin am Tag. Die Ernährung ist also, in anderen Worten, überhaupt nicht verändert oder eingeschränkt worden. Man bedenke, daß die American Heart Association der gesamten Bevölkerung empfiehlt, die Cholesterinzufuhr pro Tag auf 300 Milligramm zu senken, während Personen mit erhöhtem Cholesterinspiegel nur 150 Milligramm täglich zu sich nehmen sollen. Vergessen Sie nicht, daß ein Eidotter etwa 250 Milligramm Cholesterin enthält. Sogar eine sehr magere 100-Gramm-Portion Rindfleisch enthält weit mehr als 100 Milligramm. Denken Sie einmal nach, wie die Ergebnisse gewesen wären, wenn Dr. Anderson seine Haferkleiediät mit einer stärker veränderten Ernährungsweise verbunden hätte!

Was bedeuten diese Erkenntnisse und Statistiken für uns alle? Einfach ausgedrückt, kann man auch ohne radikale Einschränkung der Ernährungsweise damit rechnen, das Cholesterin beträchtlich zu verringern, indem man täglich 50 Gramm Haferkleie ißt, zum Beispiel in Form von drei köstlichen Haferkleie-Muffins, wie sie zu Beginn des Rezeptteils beschrieben sind. Geht man von Dr. Andersons Zahlen aus, zeigt ein einfaches Rechenexempel, daß eine Person mit einem Cholesterinspiegel von 265 mg/dl diese Zahl unter die 200-mg-Grenze bringen kann. Die meisten Fachleute sind sich einig, daß man bereits einen guten Schutz gegen Herzkrankheit hat, wenn man das Gesamtserum-

cholesterin unter 200 hält. Diese Diagnose läßt die Muffins noch köstlicher schmecken!
Kann man mit Haferflocken das gleiche Ergebnis erzielen? Da Haferkleie nur ein Bestandteil der Haferflocke ist, würde man mehr Haferflocken als Haferkleie brauchen, um die gleichen Werte zu erreichen. Es steht jedoch außer Frage, daß Haferflocken ebenfalls eine cholesterinsenkende Wirkung haben.

Wie wirkt Haferkleie?

Niemand weiß ganz genau, wie Haferkleie wirkt. Die meisten Abhandlungen, die über das Thema geschrieben wurden, weisen auf die Tatsache hin, daß die Ausscheidung von Gallensäuren steigt, wenn Haferkleie in die Ernährung einbezogen wird.[10] Was bedeutet das? Gallensäuren werden von der Leber aus Cholesterin gebildet. Je mehr Gallensäuren ausgeschieden werden, desto mehr muß die Leber produzieren. Je mehr Säuren produziert werden, desto mehr Cholesterin wird dem Blut und schließlich auch anderen Körperteilen entzogen. Damit wird die Möglichkeit, daß Cholesterin in den Arterien abgelagert wird, verringert. Dies könnte sehr wohl der Grund sein, warum Haferkleie die Cholesterinwerte reduziert.
Ein Vergleich von Haferkleie mit Medikamenten wie Colestipol und Colestyramin ist interessant und aufschlußreich. Beide Mittel bestehen aus Austauscherharzen, die sich im Darm an die Gallensäuren heften und deren Ausscheidung und damit die Senkung des Cholesterinspiegels bewirken. Damit soll keineswegs gesagt werden, daß Haferkleie ein Medikament sei, sondern eher, daß die Medikamente die Wirkung dieser natürlichen Getreidenahrung nachahmen.
Bei einer Untersuchung Dr. Andersons unterschieden sich zwei über 10 Tage verabreichte Diäten nur darin, daß die eine 100 Gramm Haferkleie enthielt. Dadurch konnte nachgewiesen werden, daß sich schon in dieser kurzen Zeitspanne Ergebnisse einstellen, während maximale Erfolge sich erst über einen längeren Zeitraum ergeben. Auch bei dieser Untersuchung war die Ernährung nicht eingeschränkt; eine relativ große Menge Fett und Cho-

lesterin war täglich in der Kost enthalten. Die Ergebnisse zeigten, daß die LDL-Spiegel um 14 Prozent fielen, während die schützenden HDL-Spiegel unverändert blieben.

Zusätzliche Vorteile der Haferkleie

Es dürfte nicht überraschen, daß Haferkleie über die Senkung des Cholesterinspiegels hinaus eine Reihe von weiteren Vorteilen hat. Ballaststoffreiche Ernährungsweisen wie solche, die Haferkleie einbeziehen, verringern zum Beispiel den Insulinbedarf bei Diabetikern und helfen, den Blutzucker zu kontrollieren. Dr. Andersons Forschung hat gezeigt, daß ballaststoffreiche, kohlenhydratreiche Nahrung den Insulinbedarf um 25 bis 50 Prozent senkte[11] und auch Diabetikern, die vorher andere Medikamente als Insulin brauchten, sehr half, ihre Krankheit unter Kontrolle zu halten. Mit der Anwendung von ballaststoffreicher, kohlenhydratreicher Ernährung konnte Dr. Anderson die medikamentöse Behandlung bei 90 Prozent der nicht von Insulin abhängigen Diabetiker einstellen.

Eine Ernährung mit starker Zufuhr von Ballaststoffen wie Haferkleie hat nachweislich auch den Blutdruck um etwa 10 Prozent senken können.[12] Weitere Untersuchungen sind im Gange, um diese Wirkung genauer zu erforschen.

Es gibt noch einen ganz besonderen Vorteil, der eine angenehme Überraschung sein mag: Eine mit den Ballaststoffen der Haferkleie angereicherte Ernährung hilft auch gegen Übergewicht. Einige Gründe dafür liegen eigentlich auf der Hand. Erstens ist es sättigender, einen ballaststoffreichen Apfel zu essen, als ein Glas Apfelsaft zu trinken. Der einfache Akt des Kauens bereitet auch mehr Genuß als das Hinunterschlucken. Zweitens ersetzen die Ballaststoffe andere fett- und kalorienreiche Speisen, was zu einer Verminderung der Kalorien führt.

Tatsächlich ist es so, daß Sie einfach nicht hungrig werden, wenn Sie eine gewisse Menge Haferkleie, zum Beispiel drei Muffins am Tag, essen. Das ist etwas anderes, als einfach den Magen zu füllen und zu sagen: »Ich bin voll.« Nach meinen drei Muffins und ei-

nem Frucht-Milkshake morgens denke ich für mein Teil den ganzen Vormittag lang überhaupt nicht mehr ans Essen.
Haferkleie hält Sie gesättigt. Vergleichen Sie das mit der bekannten Erfahrung, daß man eine Stunde nach einem chinesischen Essen schon wieder hungrig ist. Dafür gibt es einen wissenschaftlichen Grund. Typisches chinesisches Essen ist fettarm, was besonders bei kantonesischen Spezialitäten zutrifft. Gemüse und Reis schaffen keine lange Sättigung, deshalb wird man schneller hungrig als nach einem Kartoffel- oder Steakessen.
Außer vom Fettgehalt der Nahrung hängt die Sättigung sehr stark davon ab, wie schnell die Nahrung sich durch den Verdauungstrakt bewegt. Haferkleie verlangsamt diese Bewegung und trägt damit zum Sättigungsgefühl bei.
Außerdem liefern ballaststoffreiche Speisen mehr Nahrungsmasse im Dünndarm und ändern die Hormonsekretion im Darm. Dadurch werden bestimmte Nährstoffe wie Kohlenhydrate langsamer aufgenommen. Die langsame, mehrere Stunden dauernde Aufnahme der Nährstoffe nach ballaststoffreichen Mahlzeiten trägt ebenfalls zum Sättigungsgefühl bei.
Dr. Anderson nennt drei Gründe, warum Haferkleie bei der Gewichtsreduzierung hilfreich sein kann.[13] Erstens geht eine bestimmte Menge von Kalorien direkt durch den Stuhl verloren. Zweitens werden die Kohlenhydrate nicht voll abgebaut. Drittens erfordern ballaststoffreiche Speisen wie Haferkleie mehr Energie bei der Verdauung und steigern so auch noch den Kalorienverbrauch. Für Personen, die ein paar Pfunde abzunehmen haben, ist das eindeutig ein enormer Vorteil. Bei mir persönlich hat der Ernährungsplan mit Haferkleie bewirkt, daß ich praktisch soviel essen kann, wie ich möchte. Wenn ich einige Tage hintereinander nicht darauf achte, soviel wie gewohnt zu essen, verliere ich sogar an Gewicht. Tatsächlich muß ich, um mein Gewicht zu halten, mehr, sogar viel mehr Nahrung zu mir nehmen, als ich gewohnt war.
Praktisch jede Autorität auf dem Gebiet der Ernährung und Medizin hat unmißverständlich erklärt, daß wir mehr Ballaststoffe zu uns nehmen müssen. In den bereits zitierten offiziellen »Ernährungsrichtlinien für Amerikaner« wird empfohlen, sehr abwechslungsreiche Kost zu essen, zuviel Fett, gesättigtes Fett und Chole-

sterin zu vermeiden, Speisen mit genügend Stärke und Ballaststoffen zu essen und zuviel Zucker und Natrium zu vermeiden.[14] Um die Ziele zu erreichen, empfehlen die Fachleute, mehr zusammengesetzte Kohlenhydrate anstatt einfacher Stärken und Zucker zu essen. Dies kann man tun, indem man ballaststoffreiche Speisen wie Vollkornbrot, Frühstücksgetreide, Obst und Gemüse auswählt. Alles spricht für Haferkleie, da zu den Vorteilen, die normalerweise mit Ballaststoffen verbunden sind, noch eine Reihe von anderen, höchst bedeutsamen Vorzügen dazukommt, wie wir gesehen haben.

Gibt es irgendwelche Gründe, keine Haferkleie zu essen? Nur eine einzige Warnung vor zuviel Ballaststoffen wie Haferkleie wurde jemals ausgesprochen, und zwar machten einige Fachleute sich Gedanken, ob nicht bestimmte Nährstoffe wegen der Wirkung der Kleie auf den Darm verlorengehen könnten. Ich freue mich jedoch berichten zu können, daß die Forschung keine derartigen nachteiligen Wirkungen durch Haferkleie nachgewiesen hat.[15] Bei einer neuen Untersuchung gab man 15 Patienten fast zwei Jahre lang eine ballaststoffreiche Kost. Ihre Versorgung mit Nährstoffen, darunter mit Kalzium, Phosphor, Eisen, Magnesium, Vitamin B_{12}, Folsäure und den Vitaminen A, D und K wurde beobachtet und erwies sich als völlig unbeeinflußt. Nachuntersuchungen nach über vier Jahren ergaben ähnliche Resultate.

Der Schluß ist einfach: Es gibt eine Menge gute Gründe, Haferkleie und andere ballaststoffreiche Speisen zu essen und keine guten Gründe, es nicht zu tun. Wenn es im englischen Sprichwort heißt: »Ein Apfel am Tag hält den Doktor fern«, können wir hinzufügen: Eine Ration Haferkleie am Tag hält den Kardiologen fern!

Werden Sie einen Unterschied bemerken, nachdem Sie angefangen haben, täglich Haferkleie zu essen? Wenn Sie nicht bereits Ballaststoffe mit Ihrer Nahrung zu sich nehmen, wird Haferkleie Ihren regelmäßigen Stuhlgang sehr verbessern. Es wird kaum noch Probleme mit Verstopfung geben. Vielleicht werden Sie sogar mehr als einmal am Tag Stuhlgang haben. Dr. Burkitts Beobachtungen in Afrika zeigten, daß häufiger Stuhlgang tatsächlich für die Gesundheit zuträglich ist, und alle Ärzte ermahnen ihre Patienten heute, auf regelmäßigen Stuhlgang – *mindestens* einmal täglich – zu achten.

Wenn Sie Haferkleie essen, wird der Stuhl an Volumen zunehmen und weicher sein – nicht dünn oder unangenehm, aber weicher und leichter auszuscheiden. Allerdings kann es mit der erhöhten Darmtätigkeit anfangs auch zu gelegentlichen Blähungen kommen. Seien Sie beruhigt, dies ist völlig normal und läßt mit der Zeit nach.

Der erste Bissen

Während in Amerika Haferkleie schon in jedem Supermarkt und Reformhaus angeboten wird, war sie bei uns bisher kaum erhältlich. Die Markteinführung hat gerade erst begonnen, und mit der Zeit darf man damit rechnen, sie immer häufiger zu sehen. Man kann sie, so wie sie ist, fürs Müsli oder den Haferbrei verwenden, man kann aber auch eine Menge interessanter Rezepte damit zubereiten.

Haferkleie unterscheidet sich zwar sehr von anderen Mehlsorten und Kochzutaten, die ich früher verwendet hatte, ich stellte aber fest, daß man wirklich ganz leicht damit arbeiten kann. Da ich mir nicht besonders viel aus Müsli und Haferbrei mache, erschienen Muffins als logischer Ausweg.

Persönlich habe ich fast jeden Tag einen gedrängten Terminplan. Ich habe einfach keine Zeit, mich hinzusetzen und ein gemütliches kleines Frühstück oder Brunch zu essen, während ich die Zeitung lese. Für mich und für Millionen andere berufstätige Männer und Frauen, denke ich, sind Muffins das perfekte schnelle Essen. Das soll nicht heißen, daß ich ein schnelles Essen empfehle. Bestimmt ist mir ein entspanntes Frühstück mit Zeit, die Morgenzeitung zu lesen, lieber. Aber ein etwas gehetztes Frühstück ist immer noch besser als gar nichts. Häufig nehme ich auch die Muffins zusammen mit einer Thermosflasche koffeinfreien Kaffees im Auto mit.

Das Schöne an Muffins ist, daß man sie praktisch nicht überbekommen kann. An einem Tag sind es Apfel-Zimt-Muffins, am nächsten Banane-Datteln, am übernächsten Ananas, immer mit einem passenden Mixgetränk dazu. Um sie noch köstlicher zu machen, lege ich meine Muffins 30 Sekunden zum Aufwärmen in den Mikrowellenherd. Das empfiehlt sich besonders, wenn man die Muffins im Kühlschrank aufbewahrt, damit sie nicht schlecht werden.

Manche Leute mischen Ballaststoffe wie Haferkleie gern in ein Mixgetränk. Das gibt dem Drink ein bißchen »Biß«. Wenn Sie Haferkleie gern auf diese Art in Ihren Speiseplan aufnehmen möchten, ist es gut. Doch ein Wort als Warnung: Die rohe Haferkleie ist ziemlich schwer für den Magen und kann zu Blähungen führen, wenn man zuviel davon zu schnell zu sich nimmt.

Dagegen kann man nicht zuviel Haferkleie essen, wenn sie in Muffins, Brot, Brötchen, Kuchen, Plätzchen und anderen Speisen, zu denen sie naturgemäß paßt, verbacken wird. Probieren Sie die Rezepte aus, die ich in Kapitel 13 zusammengestellt habe. Dann denken Sie an Ihre eigenen Lieblingsgerichte. Wann immer ein Rezept Paniermehl verlangt, probieren Sie es statt dessen mit Haferkleie.

Falls Sie zufällig gern backen oder das Glück haben, mit jemandem zusammenzuleben oder befreundet zu sein, der gern backt, bietet Haferkleie eine Vielfalt köstlicher Möglichkeiten. Als ich anfing, meine Ernährung auf Dinge zu beschränken, die »gut für mich« waren, vermißte ich zunächst manche der gewohnten Leckerbissen. Aber mit der Zeit habe ich so viele Alternativen gefunden, daß mir nichts mehr fehlt. Ich esse Kuchen, Gebäck, Plätzchen und alle möglichen anderen Leckereien. Noch besser wird alles dadurch, daß ich mir nicht einmal Gedanken wegen der Kalorien zu machen brauche. Jetzt schmecken die Sachen, die ich essen *soll*, genauso gut wie die, die ich essen *möchte*.

Fangen Sie mit ein paar einfachen Muffin-Rezepten an. Irgendwann am Wochenende, wenn Sie eine Viertelstunde Zeit haben, rühren Sie den Teig an. Beginnen Sie vielleicht mit zwölf Muffins nach dem Grundrezept und zwölf Apfel-Zimt-Muffins. Wenn man drei Muffins täglich rechnet, reicht das für mehr als eine volle Woche. Auch wenn Sie Ihr Leben lang noch nichts gebacken haben, ist die Zubereitung von Muffins einfach und narrensicher.

Das brauchen Sie:

- ein Muffinbackblech mit zwölf Vertiefungen
- Backpapier oder passende Papiermanschetten (können auch auf ein gewöhnliches Backblech gestellt werden, wenn kein Muffinbackblech vorhanden ist)

- Meßlöffel
- Meßbecher (Tassenmaß)
- Rührschüsseln

Werfen Sie außerdem einen Blick auf die Rezepte, um zu prüfen, welche Zutaten Sie brauchen. Wahrscheinlich haben Sie die meisten davon schon zu Hause. Und Sie werden feststellen, daß praktisch jede frische, getrocknete, tiefgekühlte oder konservierte Frucht eine köstliche Muffinvariante ergibt.
Falls Sie eine Küchenmaschine haben, lassen sich die flüssigen Zutaten um so besser mischen. Es geht viel, viel schneller, zum Beispiel Bananen im Mixer zu zerdrücken als mit der Gabel. Das ist eine kleine Anschaffung, falls Sie nicht schon eine haben.
Das andere, was ich sehr empfehlen möchte, ist ein Backofenthermometer; Sie können sich nicht darauf verlassen, daß der Schalter an Ihrem Backofen die Temperatur wirklich genau regelt. Auch das ist eine sehr kleine Anschaffung, und später werden Sie sich wundern, wie Sie jemals ohne ausgekommen sind. Alle Speisen und Backwaren gelingen viel besser, wenn Sie sich an die Rezepte halten, besonders dort, wo es um Kochzeiten und Temperaturen geht.
Haferkleie ist roh genauso wirksam wie gekocht oder gebacken. Aber Sie können eine Magenverstimmung, verbunden mit Völlegefühl, bekommen, wenn Sie sie roh essen. Das kann besonders bei denen eintreten,die nicht an ballaststoffreiche Ernährung gewöhnt sind. Andere wieder haben keinerlei Probleme mit ungekochter Haferkleie. Probieren Sie aus, ob Sie sie vertragen. Geben Sie sie in einen Magermilchmix. Oder streuen Sie sie auf andere Speisen.
Wahrscheinlich wird es auch bei uns – ähnlich wie in Amerika – mit steigender Nachfrage bald eine ganze Reihe von Haferkleieprodukten geben. Achten Sie aber genau auf die Herstellerangaben, wieviel Haferkleie ein solches Produkt wirklich enthält und welche andere Zutaten darin sind. Sie können zu einer abwechslungsreichen Kost beitragen,enthalten aber oft nicht genug Haferkleie, um einen wesentlichen Beitrag für Ihre tägliche Ration zu leisten.
Was macht man, wenn man auf Reisen geht? Zunächst einmal halten Haferkleiemuffins ungekühlt, aber gut in Frischhaltebeu-

teln verpackt, bis zu fünf Tage. Noch länger bleiben sie frisch, wenn man die Beutel mit den Muffins in einer Kühltasche oder Kühlbox aufbewahrt. Bleibt man mehrere Tage in einem Hotel, kann man das Hotelpersonal bitten, sie in den Kühlschrank zu legen und jeden Tag oder jeden zweiten Tag ein paar herausnehmen.

Zweitens möchten Sie vielleicht auf Ihrer Reise ab und zu ein Haferkleie-Frühstück genießen. Füllen Sie einzelne Frischhaltebeutel mit jeweils einer halben Tasse Haferkleie, einer viertel Tasse Rosinen oder anderen Trockenfrüchten und etwas braunem Zukker oder anderem Süßstoff. Bereiten Sie so viele Beutel vor, wie Sie für die Reise brauchen. Im Hotelzimmer können Sie mit dem Minikaffeekocher oder dem mitgebrachten Tauchsieder heißes Wasser zubereiten. Füllen Sie die Kleie und die Zutaten in eine Schale, rühren Sie 1 1/3 Tasse heißes Wasser ein, und lassen Sie die Mischung zwei Minuten ziehen. Oder nehmen Sie den Beutel mit ins Restaurant, und bestellen Sie heißes Wasser zu Ihrem Kaffee. Ich bin sehr viel unterwegs und habe damit nie Probleme gehabt.

Wenn Sie erst einmal die Ergebnisse vor Augen haben, die Ihnen zeigen, wie sehr Ihr Cholesterinspiegel durch dieses Programm gefallen ist, werden Sie sich gern diese kleine Mühe machen, um bei dem Programm zu bleiben und jeden Tag etwas Haferkleie zu essen.

Ich habe mit großer Freude von Dr. Anderson, dem Mann, dem wir alle für die Entdeckung der Vorteile von Haferkleie Dank schulden, erfahren, daß ihm gerade ein Forschungszuschuß von einer Million Dollar bewilligt worden ist, damit er das cholesterinsenkende Potential einer Ernährung mit Haferkleie weiter erforschen kann. Ich gehe jede Wette ein, daß Haferkleie sich dabei hervorragend bewähren wird.

Bon appétit. Auf gute Gesundheit!

Tabelle 11: Ballaststoffgehalt verschiedener Nahrungsmittel[16]

	Ballaststoffe	davon unlöslich	löslich
	g/100 g Naßgewicht		
Weizenkleie	42,2	38,9	3,3
Haferkleie	27,8	13,8	14,0
Haferflocken	13,9	6,2	7,7
Corn-flakes	12,2	5,0	7,2
Wachtelbohnen	10,5	6,0	4,5
Weiße Bohnen	8,7	4,0	3,7
Kidneybohnen	10,2	5,5	4,7
Limabohnen	9,7	6,4	3,3
Mais	3,3	1,5	1,8
Süßkartoffeln	2,5	1,4	1,1
Grünkohl	2,6	2,0	0,6
Spargel	1,6	1,1	0,5
Gurken	0,9	0,5	0,4
Äpfel	2,0	1,1	0,9
Orangen	2,0	1,4	0,6
Bananen	1,8	1,0	0,8
Pfirsiche	1,4	1,1	0,3

4. Die erstaunliche Geschichte des Niacins

Viele Jahre lang habe ich über die unnötige und manchmal gefährliche Einnahme von riesigen Vitaminmengen gelesen und selbst geschrieben. In den meisten Fällen scheint eine ausgewogene Ernährung alle notwendigen Vitamine zu liefern. Zwar wird eine kleine Beigabe in Form von Multivitamin- oder Mineralstoffpille vermutlich viel mehr Gutes als Schlechtes bewirken. Dies trifft besonders auf die Mehrheit der Menschen zu, deren Kost überhaupt weit vom Optimum entfernt ist, oder auf die Menschen, die aufgrund ihrer Lebensweise vielleicht mehr als die empfohlene tägliche Mindestmenge bestimmter Vitamine oder Minerale brauchen. Aber für die Einnahme großer Überdosen eines besonderen Vitamins scheint es keine Rechtfertigung zu geben.

Als ich zum erstenmal von Niacin und seiner Wirkung auf hohe Cholesterinspiegel hörte, war ich deshalb, gelinde gesagt, skeptisch. Dann las ich zufällig einen Artikel des amerikanischen Wissenschaftsrates, der in einer angesehenen medizinischen Fachzeitschrift erschien. Darin war alles aufgezählt, was allgemein als wirksame diätetische oder medikamentöse Therapie gegen Risikofaktoren der Herzkrankheit anerkannt ist. Und siehe da, da stand es schwarz auf weiß: »Nikotinsäure in Tagesdosen von drei bis zwölf 500-mg-Tabletten senkt den LDL-Spiegel des Plasmas um etwa 15 bis 30 Prozent und wirkt sich auch auf die Reduzierung des VLDL-Spiegels aus. Sie erhöht zugleich den HDL-Spiegel.«[1]

Erstaunlich. Da befürworten also die besten Fachmediziner eine massive Vitamintherapie für einen Zustand, der mich höchst persönlich betraf. Diese Sache mit dem Niacin oder der Nikotinsäure verdiente eine eingehende Untersuchung. Also begann ich, die medizinische Literatur durchzuforsten, um soviel wie möglich zu finden, was über dieses Vitamin geschrieben worden war.

Niacin und Nikotinsäure sind austauschbare Bezeichnungen für dasselbe wasserlösliche Vitamin aus der B-Gruppe. Es wurde erstmals von einem Arzt entdeckt, der feststellte, daß Ernährungsweisen, denen eine geheimnisvolle Substanz fehlte, zu einer als Pellagra bekannten Mangelerkrankung führten. Das war 1917. Die Forschung brauchte weitere 20 Jahre, bis Niacin an der Universität von Wisconsin identifiziert wurde.

Wie bei allen Vitaminen beruht die für die Allgemeinheit empfohlene Menge auf dem Wert, der nötig ist, um eine Mangelerscheinung zu verhindern. Im Fall des Niacins verhüten 20 Milligramm täglich Pellagra, und das ist die Menge, die allgemein als Richtwert gesetzt wurde. Selbst in Multivitaminpräparaten, in denen andere Vitamine verdoppelt oder verdreifacht werden, wird für Niacin oder seine Verbindung Niacinamid dieser Wert beibehalten. Niacin wird vom Körper in Niacinamid umgewandelt, und in dieser Form dient es dem Körper als wichtiger Aufbaustoff. Aber nur das Niacin, nicht das Niacinamid, senkt das Cholesterin. Vielleicht hängt die cholesterinsenkende Wirkung gerade mit der Umwandlung von Niacin in Niacinamid in der Leber zusammen.

Die Entdeckung, daß Niacin den Cholesterinspiegel senken könnte, wurde 1955 von Dr. R. Altschul gemacht. Er gab Patienten 3 Gramm am Tag – mehr als das Hundertfache der empfohlenen Menge –, und die Ergebnisse waren ausgezeichnet.

Aus irgendwelchen Gründen aber interessierten sich die wissenschaftlichen und medizinischen Kreise nicht für seine Entdeckung. Erst 1962 berichteten zwei andere Forscher, daß Niacin nicht nur den Cholesterinspiegel, sondern auch den Triglyzeridspiegel senken konnte.[2]

Bald darauf gab es Dutzende von Forschungsberichten, die zu denselben Ergebnissen kamen. Niacin verringert sehr erfolgreich Gesamtcholesterin, LDL-Cholesterin und Triglyzeride, während es den schützenden HDL-Spiegel im Blut erhöht. 1975 gab es Untersuchungsergebnisse, durch die Niacin als verantwortlicher Faktor für eine 29prozentige Reduzierung nichttödlicher Herzinfarkte identifiziert werden konnte. 1980 erwies eine schwedische Untersuchung, daß das Risiko der Herzkrankheit bei Patienten, die Niacin erhielten, bedeutend verringert werden konnte.

Warum gerade diese Information von Medizinerkreisen nicht überall an Patienten wie mich und Millionen andere, die davon profitieren könnten, weitergegeben wurde, weiß ich nicht. Aber die Tatsachen liegen vor, vergraben in Dutzenden von medizinischen Fachzeitschriften, die nur von einer Handvoll Wissenschaftler gelesen werden. Ich bin selbstverständlich froh, daß ich die Vorteile des Niacins für mich selbst entdecken und nutzen konnte, und ich freue mich, meine Entdeckung mit Ihnen teilen zu können.

Wie wirkt Niacin?

Vielleicht erinnern Sie sich, daß Cholesterin in der Leber hergestellt wird, und das ist genau der Ort, wo Niacin seine segensreiche Tätigkeit entfaltet. Selbst die Fachleute sind sich über den genauen Mechanismus nicht einig, und wahrscheinlich wirken mehrere Faktoren auf unterschiedliche Weise zusammen. Jedoch stimmen die meisten Autoritäten darin überein, daß Niacin vor allem den VLDL-Spiegel (Lipoprotein sehr geringer Dichte) senkt, indem es dessen Produktion in der Leber herabsetzt. Und da die Produktion des schlimmsten Übeltäters, des LDL (Lipoprotein geringer Dichte), vom VLDL abhängt, fällt dadurch der LDL-Spiegel im Blut.[3]

Das alles wird verständlicher, wenn man sich klar macht, daß das ganze Cholesterinproblem wahrscheinlich auf eine Stoffwechselstörung zurückzuführen ist. Deshalb kann eine Person Eidotter und Butter in Mengen verzehren und dabei den Cholesterinspiegel niedrig halten, während eine andere auf jeden Bissen achten muß. Ein Beispiel einer anderen Stoffwechselstörung ist die Zuckerkrankheit, bei der die Bauchspeicheldrüse nicht genügend Insulin in das Blut abscheidet, um den Zucker für den Bedarf des Körpers zu spalten. Jahrelang haben Forscher den Stoffwechselprozeß der Cholesterinherstellung durch die Leber untersucht, um festzustellen, ob sie den Prozeß »kurzschließen« könnten. Das genau tut Niacin offenbar.

Niacin scheint auch eine starke Wirkung auf die Herstellung der Prostaglandine zu haben, winziger Mengen hormonartiger Substanzen, die an praktisch jeder Körperfunktion beteiligt sind. In diesem Fall heißt das in Frage kommende Prostaglandin PGI_2, und Niacin regt die Bildung von PGI_2 an.

Wofür ist das gut? PGI_2 ist als Faktor bei der Zusammenballung von Blutplättchen nachgewiesen worden, ohne genügend PGI_2 ist die Neigung des Blutes zur Gerinnung stärker. Und je größer die Möglichkeit der Gerinnung, desto größer das Risiko des Gefäßverschlusses. Indem Niacin das PGI_2 des Körpers vermehrt, kann es das Fortschreiten des arteriosklerotischen Prozesses hemmen.[4]

Der nächste Vorteil des Niacins ist, daß es durch einen »Lipoprotein-Lipase-Aktivität« genannten Prozeß hilft, Triglyzeride aus dem Blut zu entfernen.[5] Wiederum ist nicht eindeutig geklärt, wie dies vor sich geht. Aber Sie werden aus Kapitel 1 noch wissen, daß mit einer Verminderung der Triglyzeride im Blut auch der LDL-Spiegel sinkt.

Außerdem wurde bei Personen, die Niacin auf therapeutischer Basis nehmen, eine erhöhte HDL-Konzentration nachgewiesen. Inzwischen wissen Sie, daß HDL einen starken schützenden Einfluß ausübt, indem es Cholesterin aus dem atherosklerotischen Belag der Arterien entfernt.

Damit haben wir die wichtigsten Fakten beisammen. Niacin vermindert die LDL- und VLDL-Produktion in der Leber, steigert die Menge des PGI_2, senkt den Triglyzeridspiegel und erhöht die Anteile des schützenden HDL im Blut.

Forschungsergebnisse mit Niacin

Die medizinische Literatur ist voller Erfolgsgeschichten, in denen die Cholesterinspiegel von Personen, die Niacin allein oder in Verbindung mit anderen therapeutischen Maßnahmen nehmen, um 10 bis 25 Prozent sinken. Niacin allein zu nehmen, ohne jede Änderung der Ernährung oder des Lebensstils, genügt schon, um eine wesentliche Senkung des Gesamtcholesterinspiegel zu bewirken. Wenn es zugleich mit einer vernünftigen, fettärmeren Kost eingenommen wird, erzielt es noch sensationellere Ergebnisse.

In einem Bericht von der medizinischen Fakultät der Universität von Minnesota erklärt Dr. Donald B. Hunninghake, daß »von allen lipidsenkenden Mitteln Nikotinsäure wahrscheinlich die stärksten Hebungen des HDL-Cholesterinspiegels bewirkt, wobei in vielen Untersuchungen Steigerungen zwischen 10 und 15 mg/dl berichtet werden. Bei Gaben innerhalb der üblichen Dosierungsbreite von 3 bis 6 Gramm melden die meisten Untersuchungen Verminderungen des LDL-Spiegels um 20 bis 30 Prozent.«[6]
In dem Buch *Vitamins in Human Biology and Medicine* schreibt Dr. Mark L. Wahlqvist, daß Niacin cholesterinsenkende Wirkungen hat, »mindestens vergleichbar mit denen der anderen hauptsächlichen lipidsenkenden Wirkstoffe Clobifrat (Atromid-S) und dem Colestyramin (Questran)«.[7] Er beruft sich auf Senkungen der Cholesterinkonzentration von 10 bis 25 Prozent und ebenfalls auf »gleichmäßige Zunahme der Lipoproteine hoher Dichte«.
In einem italienischen Forschungsbericht heißt es: »Die Behandlung mit hohen Dosen von Nikotinsäure geht im allgemeinen einher mit einer ausgeprägten Senkung sowohl der Plasmacholesterin- als auch der Triglyzeridspiegel von etwa 15 bis 20 Prozent beziehungsweise 45 bis 50 Prozent.«[8] Bei Anwendung einer bestimmten Form des Niacins stellten die Ärzte eine Zunahme der schützenden HDL-Spiegel um 20 Prozent fest.
Aber die meisten Berichte befassen sich mit der Anwendung von Niacin in Verbindung mit anderen Mitteln. Im *New England Journal of Medicine* geben Dr. John P. Kane und Dr. Mary J. Malloy die Ergebnisse einer Langzeitbehandlung von Patienten mit hohen Serumcholesterinspiegeln an.[9] Ihre Untersuchung lief in drei Phasen ab. In Phase I wurden die Wirkungen des Präparates Colestipol (Colestid) und eines Placebos verglichen. In Phase II wurden die Wirkungen von Colestipol zusammen mit einem anderen Präparat, dem Clofibrat, festgestellt. In Phase III wurde die Verwendung von Colestipol zusammen mit Niacin untersucht. In allen Fällen hielten sich die Patienten an eine Diät mit nicht mehr als 200 Milligramm Cholesterin am Tag und nicht mehr als 10 Prozent der Kalorien als gesättigte Fette. Alle Patienten hatten besonders hohe Cholesterinspiegel.
Mit Colestipol allein sanken die durchschnittlichen Cholesterinspiegel um 16 bis 25 Prozent. Die Hinzunahme von Clofibrat bewirkte einen durchschnittlichen Rückgang von 28 Prozent. Hin-

gegen fielen die Serumcholesterinspiegel um *45 Prozent*, wenn Colestipol mit Niacin kombiniert wurde. LDL-Cholesterin nahm mit Colestipol und Niacin 55 Prozent ab, und HDL nahm zu.

In neuerer Zeit führten medizinische Forscher an der Universität von Südkalifornien eine Vergleichsuntersuchung mit der kombinierten Therapie von Niacin, Colestipol und einer fettkontrollierten Kost bei Männern durch, die sich einer Koronar-Bypass-Operation unterzogen hatten.[10] Einige Männer erhielten die richtigen Medikamente, während andere nur Placebos bekamen. Beide Gruppen hielten sich an eine veränderte Ernährung.

Die Vergleichsgruppe, die Männer mit Placebos, zeigte trotz der veränderten Ernährung keinen bedeutenden Rückgang der Blutcholesterinspiegel. Diejenigen dagegen, die Colestipol und Niacin erhalten hatten, zeigten eine Abnahme des Gesamtcholesterins um 29 Prozent, eine Abnahme der Triglyzeride um 41 Prozent und ein Absinken der LDL-Spiegel um 69 Prozent. Die HDL-Spiegel stiegen um 33 Prozent. Ein großer Teil dieses Erfolgs kann der Niacinkomponente zugeschrieben werden.

Kane und Malloy berichten auch von einem interessanten Phänomen. »Bei einigen Patienten«, sagen sie, »die die kombinierte Verordnung (Colestipol und Niacin) beibehielten, blieb es bei der Abnahme des LDL-Cholesterinspiegels, ob sie nun eine an Cholesterin und gesättigten Fetten reiche Kost oder die eingeschränkte Diät zu sich nahmen.«[11] Sie weisen jedoch darauf hin, daß bei anderen Patienten ein Anstieg des Cholesterinspiegels nachgewiesen wurde, wenn sie die Diät absetzten. Sie schließen, daß eine veränderte Ernährung bei den meisten Personen notwendig zu sein scheint und daß Colestipol und Niacin nach ihrer Ansicht die »wirksamste bisher verschriebene Wirkstoffkombination« ist.

Wir haben uns bereits damit befaßt, wie Niacin seine cholesterinsenkende Wirkung erzielt. Wie steht es nun mit Colestipol? Es handelt sich dabei um ein sogenanntes »gallensäurebindendes Austauscherharz«. Ebenso wie Colestyramin bindet Colestipol die Gallensäuren im Darm und wird selbst nicht vom Körper aufgenommen. Der Körper braucht Cholesterin, um Gallensäuren zu produzieren. Je mehr Gallensäuren also ausgeschieden werden, desto mehr Cholesterin wird gebraucht und somit aus dem Blut abgezogen. Nimmt man diese Austauscherharze dreimal täglich, sinkt deshalb der Cholesterinspiegel deutlich ab.

Beachten Sie, daß Colestipol und Colestyramin in etwa der gleichen Weise wirken, wie wir sie bereits von der natürlich vorkommenden, besser schmeckenden und viel billigeren Haferkleie kennen. Die logische Schlußfolgerung ist daher, daß die beste Methode für eine Verminderung des Cholesterins eine veränderte Ernährungsweise verbunden mit einer Haferkleie- und Niacintherapie sein muß.

Kane und Malloy schreiben weiter: »Eine gegenseitige Ergänzung darf bei Kombinationspräparaten erwartet werden, bei denen ein Wirkstoff (zum Beispiel ein gallensäurebindender) den Katabolismus (Abbau) des LDL erhöht und der andere Wirkstoff (Niacin) die Bildung der LDL-Vorstufe VLDL verhindert ... Die völlige Normalisierung der LDL-Spiegel bei Patienten, die Colestipol mit Niacin erhalten, weist darauf hin, daß letztere Substanz (Niacin) eine bemerkenswerte ergänzende Wirkung hat.« Dementsprechend dürfte man auch von der Kombination aus Haferkleie und Niacin erwarten, daß sie eine deutliche und heilsame Verminderung des Cholesterins bewirkt.

Je nach Person könnte die Verbindung von Haferkleie und Niacin ausreichen, um den Cholesterinspiegel in der Nähe oder sogar unterhalb der normalen Grenzen zu halten, auch ohne jede Änderung der Ernährungsweise. Dies gilt besonders für all diejenigen, die sich sowieso schon von einer kalorienreichen, fetten Ernährung auf eine gesündere Kost umgestellt haben.

Im Januar 1986 brachte das *Journal of the American Medical Association* einen Artikel, der die Ärzte über die besten Methoden zur Senkung des Cholesterinspiegels auf den neusten Stand bringen sollte.[12] Die Frage lautet nicht mehr: »Soll man behandeln?« schreiben die Autoren, sondern: »Wie behandelt man am besten?« Die Mediziner des National Heart, Lung, and Blood Institute erklären in dem Artikel unzweideutig, daß »praktisch alle von einem Arzt untersuchten Patienten auf Hyperlipoproteinämie (hoher Fettspiegel im Blut einschließlich Cholesterin) überprüft werden sollten«.

Welche Ratschläge gaben diese nationalen Experten den Ärzten, wie sie ihren Patienten helfen sollten? Als erstes sollte natürlich die Ernährung verändert werden, um Fett und Cholesterin zu reduzieren. Aber um die Patienten auf »die Zielwerte von 180 bis 200 mg/dl Gesamtcholesterin« zu bringen, empfahlen sie Niacin.

Warum meinen diese Wissenschaftler, daß Niacin – bei allen Medikamenten, die der Arzt zur Hand hat – der richtige Weg sei? Erstens, schreiben sie, »kostet Niacin weniger« als all diese Medikamente. Zweitens reduziert Niacin den LDL-Cholesterinspiegel. Und drittens »scheint Niacin auch das Risiko der kardiovaskulären Herzkrankheit zu verringern. In einer umfassenden Versuchsreihe reduzierte Niacin die Quote nichttödlicher Herzinfarkte um 21 Prozent.«

Als das von der Regierung geförderte Forum von Gesundheitsspezialisten im Oktober 1987 in Washington zusammentraf, »um dem Cholesterin den Krieg zu erklären«, wiesen sie auch darauf hin, daß es nicht jedem gelingen würde, seinen Cholesterinspiegel allein durch die Ernährung unter die wünschenswerte 200-mg-Grenze zu bringen. Manche müssen sich vielleicht Medikamente verschreiben lassen. Sie erwähnten die gallensäurebindenden Medikamente, die ich in diesem Buch besprochen habe. Sie wiesen aber auch darauf hin, daß Niacin als erstes Mittel für die Behandlung in Betracht zu ziehen sei.[13]

Im Hinblick auf die gerade kurz zuvor erwiesene Wirksamkeit des Niacins war diese Empfehlung in der Tat gerechtfertigt. Am 19. Juni 1987 war nämlich ein wegweisender Artikel im *Journal of the American Medical Association* erschienen.[14] Dieser Artikel zeigte nicht nur die gewaltigen Vorteile einer Senkung des Cholesterinspiegels auf, sondern legte auch zum erstenmal überhaupt Beweise vor, daß der Aufbau des atherosklerotischen Belages rückgängig gemacht werden kann.

Forscher an der Universität von Südkalifornien arbeiteten zwei Jahre lang mit 162 nichtrauchenden Patienten, die Koronar-Bypass-Operationen hinter sich hatten. Von jedem Mann wurde am Anfang der Untersuchung ein Angiogramm erstellt, und die Blockierung der Arterien wurde genau gemessen. Dann wurde die Gruppe zweigeteilt. Die erste Gruppe bekam eine fettarme Kost, in der Fett nur etwa 20 Prozent der Gesamtkalorien ausmachte, dazu den gallensäurebindenden Wirkstoff Colestipol und Niacin. Die zweite Gruppe bekam eine abgewandelte Kost mit einem Placebo anstatt des Medikaments und Niacin. Am Ende der zweijährigen Periode gab es einen Rückgang des Gesamtplasmacholesterins um 26 Prozent, einen Rückgang des LDL um 43 Prozent und eine Zunahme des HDL um 37 Prozent. Als die Forscher die am

Ende der Untersuchung gemachten Angiogramme prüften und mit den zwei Jahre davor erstellten verglichen, stellten sie fest, daß nicht nur das Fortschreiten der Krankheit bei den Personen in der Diät/Colestipol/Niacin-Gruppe gestoppt war, sondern daß auch bei über 16 Prozent der Patienten ein Abbau des atherosklerotischen Belages eingetreten war.
Die Autoren stellten abschließend fest, daß nach ihrer Meinung praktisch jedem Patienten, der sich einer Bypass-Operation unterzieht, eine aggressive cholesterinsenkende Behandlung gegeben werden sollte. Ich habe zu meiner Freude bemerkt, daß das Programm, das solche durchschlagenden Erfolge zeitigte, praktisch mit dem in diesem Buch empfohlenen übereinstimmt. Anstatt Colestipol verwende ich freilich Haferkleie und andere Nahrungsmittel, die wasserlösliche Ballaststoffe enthalten.
Die Forscher aus Kalifornien gaben zwischen 3 und 12 Gramm Niacin, bei einem Durchschnitt von 4,3 Gramm. Ich habe festgestellt, daß viel weniger als Teil des gesamten Programms der 8-Wochen-Cholesterinkur äußerst wirksam sein kann.
Aber was passiert, wenn man Niacin über einen langen Zeitraum nimmt? Eine Langzeitstudie, deren Ergebnisse im Dezember 1986 im *Journal of the American College of Cardiology* veröffentlicht wurden, zeigt, daß Niacin sich nicht nur günstig auf eine Senkung des Cholesterinspiegels auswirkt, sondern auch zu einer Verlängerung des Lebens beiträgt!
Die Untersuchung begann Anfang 1966 bei Männern, die vorher einen Herzinfarkt überstanden hatten. Nach der anfänglichen Beobachtungsperiode von 6,2 Jahren zeigten Patienten, die Niacin bekommen hatten, ein »deutlich geringeres Auftreten eines eindeutigen nichttödlichen Myokardinfarktes (Herzinfarkt) im Vergleich mit Patienten in der Placebo-Gruppe«. Und wie in dem aktuellen Aufsatz von 1986 berichtet wird, waren die Ergebnisse nach 15 Jahren noch bemerkenswerter.
Es gab in der Niacin-Gruppe 69 Todesfälle weniger, was einen Unterschied in der Sterblichkeit von 11 Prozent ausmacht. Diejenigen, die Niacin erhielten, lebten im Durchschnitt 1,63 Jahre länger als die andern, die das Vitamin nicht nahmen.
Die Forscher erklärten auch, daß »die Behandlung mit Niacin sich als die beste lipidsenkende Methode unter den fünf verglichenen Behandlungsmethoden erwies«. Die cholesterinsenkenden Wir-

kungen des Niacins sind freilich noch stärker, wenn es, wie in der 8-Wochen-Cholesterinkur, mit Haferkleie kombiniert wird.

Nun haben Sie es schwarz auf weiß. Das in diesem Buch vertretene Programm ist das gleiche wie das von den namhaftesten Wissenschaftlern und Medizinern empfohlene. Bei einigen mag die umgestellte Ernährung, besonders eine Ernährung, die Haferkleie und andere wasserlösliche Ballaststoffe einschließt, ausreichen, um den Cholesterinspiegel befriedigend zu senken. Aber für viele andere wird Niacin ein unentbehrlicher Teil der Behandlung sein.

Wie nimmt man Niacin ein?

Niacin ist als Ursubstanz oder unter Namen wie Niconacid (*forte* und *retard*) seit langem rezeptfrei in jeder Apotheke erhältlich. Es ist zwar – verglichen mit dem amerikanischen Preis – nicht gerade billig, aber immerhin kann man es sich ja bei entsprechender Indikation auch vom Arzt verschreiben lassen.

Bis vor kurzem gab es nur eine übliche Art der Einnahme. Diese Methode, die ich auch jahrelang anderen empfahl, bestand darin, die Dosierung allmählich zu steigern, indem man mit 200 bis 300 Milligramm täglich anfing und die Dosis jeden dritten Tag erhöhte, bis man einen therapeutischen Stand erreicht hatte.

Die von Ärzten verschriebenen Niacinmengen schwankten in der Vergangenheit zwischen 3 und 8 Gramm täglich, zum Teil wurden sogar bis zu 12 Gramm täglich empfohlen.[15] Die meisten schlagen eine tägliche Einnahme von 3 Gramm vor, wobei dieser Stand nach einem allmählichen Aufbau in einem Monat erreicht wird. Falls die Resultate nicht angemessen sind, kann die Dosis erhöht werden.

Manche der Teilnehmer an meiner Cholesterinkur konnten ihre niedrigeren Cholesterinspiegel auch halten, wenn sie die Niacineinnahme auf 2 Gramm täglich senkten. Ein Bericht in *Family Practice News*, einem Mitteilungsblatt für Ärzte, zeigt, daß auch mit einer so geringen Menge wie 1 Gramm Niacin Erfolge erzielt werden können.[16] Patienten, die diese Menge täglich 8 Monate lang einnahmen, verzeichneten einen Rückgang des Gesamtcholesterins um 18 Prozent, während der schützende HDL-Spiegel um 40 Prozent stieg.

Forscher berichteten, daß sogar noch geringere Mengen als 1 Gramm wirkten, wenn auch nicht so stark. Das ist besonders für diejenigen erfreulich, die bei höheren Dosen Nebenwirkungen wie zum Beispiel Juckreiz haben.

Bei einer Dosierung von 1 Gramm traten keinerlei Nebenwirkung des Niacins auf. Das bedeutet, daß jeder mit Ausnahme der Personen, bei denen bestimmte Gegenanzeigen gegeben sind, von diesem Vitamin profitieren kann.

Wieviel wird für Sie richtig sein? Falls Ihr Cholesterinspiegel nur ein bißchen erhöht ist, genügt vielleicht eine veränderte Ernährungsweise mit Haferkleie. Personen mit etwas höheren Werten mögen feststellen, daß 1 Gramm Niacin täglich zusätzlich zur Diät den Cholesterinspiegel auf gefahrlose Werte bringt. Diejenigen mit sehr hohen Ausgangswerten brauchen vielleicht täglich 3 Gramm Niacin. Aber dank der einzigartigen Kombination von Diät, Haferkleie und Niacin werden die meisten nicht mehr als 3 Gramm des Vitamins benötigen, und in einer neuen Form, die ich noch im einzelnen besprechen werde, kann die Dosierung sogar viel niedriger und ohne die gelegentlich bei Niacin auftretenden Nebenwirkungen sein.

Die folgende Übersicht zeigt die herkömmliche Empfehlung für die allmähliche Steigerung der Niacindosierung.

Dosierungsplan für den Beginn einer Niacin-Therapie

Nehmen Sie hierfür möglichst Niconacid retard oder ein ähnliches Produkt mit Depotwirkung.

1.– 3. Tag:	zwei halbe	250-mg Tabletten täglich	= 250 mg
4.– 6. Tag:	eine	250-mg Tablette zweimal täglich	= 500 mg
7.– 9. Tag:	eine	250-mg Tablette dreimal täglich	= 750 mg
10.–12. Tag:	eine	250-mg-Tablette viermal täglich	= 1000 mg
13.–15. Tag:	eine	250-mg-Tablette fünfmal täglich	= 1250 mg
16.–18. Tag:	zwei	250-mg-Tabletten dreimal täglich	= 1500 mg

19.–21. Tag: zwei	250-mg-Tabletten viermal täglich	= 2000 mg
22.–24. Tag: drei	250-mg-Tabletten dreimal täglich	= 2250 mg
25.–27. Tag: zwei	250-mg-Tabletten fünfmal täglich	= 2500 mg
von nun an: vier	250-mg-Tabletten dreimal täglich	= 3000 mg

Eine neue Art der Einnahme

Als ich das Kurprogramm für dieses Buch entwickelte, waren nur die herkömmlichen Niacinpräparate, die ich bisher besprochen habe, erhältlich. 1987 erfuhr ich dann von einem revolutionären neuen Präparat, das die Einnahme wesentlich erleichtert.

Das Produkt mit dem Handelsnamen Endur-Acin ist ein Niacin mit ganz neuartiger Depotwirkung. Das Niacin tröpfelt sehr langsam aus einer Wachsmatrixtablette, viel sanfter, als man es bisher erreicht hatte. Wegen dieser sanften Wirkungsweise gibt es erstens keine Hitzewallung mehr, und zweitens wird die für durchschlagende Erfolge notwendige Dosierung drastisch herabgesetzt.

Ich erfuhr, daß in den Channing-Laboratorien der medizinischen Fakultät an der Harvard-Universität Forschungsarbeiten mit Endur-Acin im Gang waren. Ich unterhielt mich mit Dr. Frank Sacks über seine Arbeit und die Wirkungen des neuen Präparats. Dr. Sacks war ganz begeistert. Ja, sagte er, es gebe überhaupt keine Hitzewallung bei Endur-Acin, und schon 1,5 Gramm täglich würden ausreichen, um eine merkliche Verringerung des Cholesterins zu erzielen, die gleiche Verringerung, für die man früher mindestens 3 Gramm gebraucht hatte.

Bei dieser niedrigen Dosierung treten auch kaum noch Nebenwirkungen auf, und Dr. Sacks sagte, es bestehe keine Notwendigkeit mehr, die Dosierung allmählich zu steigern.

Mir ist trotzdem die vorsichtige Methode lieber. Ich empfehle also, mit einer 500-mg-Tablette des neuen Präparats, die man täglich zum Abendessen zu sich nimmt, zu beginnen. Unter der Voraussetzung, daß es keine Beschwerden gibt, nehme man nach einer Woche eine weitere Tablette täglich zum Frühstück. Dann nach einer Woche mit insgesamt 1000 Milligramm täglich kann man auf drei Tabletten gehen, also dreimal täglich eine 500-mg-Tablette.

Für die meisten Menschen wird es ein unnötige Warnung sein, aber lassen Sie mich dennoch sagen, daß man Depot-Tabletten nicht kauen sollte. Mir selbst würde es gar nicht einfallen, eine Tablette zu kauen, nicht einmal Aspirin, aber manche Leute tun das. In diesem Fall würden Sie die Depotwirkung zerstören.

Ich erwähnte vorher, daß das Niacin bei diesem neuen Präparat in eine Wachsumhüllung eingeschlossen ist. Natürlich ist das kein Wachs wie bei Kerzen, sondern eine besondere pharmazeutische Substanz, die vom Körper nicht aufgenommen wird. Im Verlauf des Durchgangs durch den Verdauungstrakt sickert Niacin langsam heraus. Die Wachsumhüllung zerfällt normalerweise und wird ausgeschieden. Manche Menschen allerdings, die eine sehr schnelle Verdauung haben, entdecken vielleicht einen Teil oder sogar die ganze Tablette im Stuhl. Aber es besteht kein Grund zur Besorgnis; obwohl die Umhüllung übrigbleibt, ist das Niacin ausgetreten.

Die Möglichkeiten, die sich durch diese neue Methode der Niacineinnahme anbieten, sind enorm. Es erübrigt sich zu sagen, daß ich ganz aufgeregt war, als ich von dieser Entwicklung hörte. Ich habe eine Reihe von Ärzten gebeten, das neue Präparat an ihren Patienten auszuprobieren. Einer dieser Ärzte, Dr. Chales Keenan aus Santa Monica, war besonders begeistert. Er war in meiner ursprünglichen Untersuchung zu diesem Programm eine der Versuchspersonen, und nachdem es ihm gelungen war, seinen eigenen Cholesterinspiegel zu senken, hat er Hunderten seiner Patienten das Programm verordnet. Mit Endur-Acin konnte er das Programm vielen anderen verschreiben, da einige Personen früher die Hitzewallung nicht vertragen hatten. Als Arzt freute er sich auch, daß die schrittweise Dosiserhöhung, die für manche etwas verwirrend war, aufgegeben werden konnte.

Eine interessante Randbemerkung zu der Hitzewallung: Während ich persönlich so gut wie keine Schwierigkeit mit der Hitzewallung hatte, die oft mit Niacin verknüpft wird, ist sie für andere Menschen eine unangenehme Begleiterscheinung. Jeder Körper reagiert ein wenig anders. Meine Frau ist ein gutes Beispiel dafür: Vor mehreren Jahren nahm sie ein Multivitamin-Präparat, das nur 50 Milligramm Niacin enthielt, und sie bekam heftige Hitzewallungen, die sie puterrot werden ließen. Obwohl sie keine Probleme mit Cholesterin hat, nahm sie jetzt einfach aus Neugier eine Endur-Acin-Tablette mit 500 mg Niacin; sie bewirkte nicht die winzigste Rötung oder das kleinste Prickeln. Viele andere Personen haben über die gleiche Erfahrung berichtet. Selbstverständlich wollte ich selbst den Versuch mit dem neuen Präparat machen. Um es der bestmöglichen Erprobung zu unterziehen, wartete ich ab, bis ich genug Zeit hatte, um es einem sorgfältigen Vergleichstest zu unterziehen.

Volle acht Wochen lang kontrollierte ich meine Kost sehr genau, um sicher zu sein, daß ich nur die genau festgelegten Höchstmengen an Fett und Cholesterin aß. Als nächstes verzehrte ich meine halbe Tasse Haferkleie jeden Tag, entweder in Form von Muffins oder als warme Frühstückskost am Morgen. Zugleich nahm ich 1 Gramm Niacin zu den Mahlzeiten, dreimal täglich, also eine Gesamtmenge von 3 Gramm. Die Ergebnisse waren sehr befriedigend. Mein Cholesterinspiegel lag bei sehr beachtlichen 161 mg/dl.

Dann schwenkte ich auf Endur-Acin um. Ich nahm dreimal täglich eine 500-mg-Tablette zu den Mahlzeiten und kam also auf 1,5 Gramm am Tag. Natürlich fuhr ich mit der gleichen Kost und mit dem täglichen Haferkleiefrühstück fort.

Weitere 8 Wochen vergingen, und ich ließ wieder eine Blutuntersuchung machen. Als ich die Ergebnisse bekam, dachte ich, dem Labor sei vielleicht ein Fehler unterlaufen, obwohl ich die Untersuchung im selben Krankenhaus wie immer hatte vornehmen lassen. Mein Gesamtcholesterin war bei 137 mg/dl! Um sicherzugehen, daß kein Irrtum unterlaufen war, wiederholte ich den Test in der folgenden Woche. Diesmal ergab die Blutprobe 144 mg/dl, wiederum ein sensationelles Ergebnis. (Mit kleinen Schwankungen der Cholesterinwerte von Woche zu Woche oder sogar von Tag zu Tag kann man rechnen.) Aber das Wichtige daran ist, daß ich mit der Einnahme von *halb soviel* Niacin, wie ich drei Jahre lang genommen hatte, tatsächlich *bessere* Ergebnisse erzielte! Bei der Kombination einer veränderten Ernährungsweise wie Haferkleie hatte sich eine Niacindosierung von 3 Gramm in einer klinischen Studie, über die in Kapitel 12, »Die Probe aufs Exempel«, berichtet wird, ursprünglich eine Niacindosierung von 3 Gramm als wirksam erwiesen.

Inzwischen haben Tausende von Männern und Frauen das von mir empfohlene Programm angewandt, um ihren Cholesterinspiegel zu senken. Manche von ihnen konnten ihre reduzierten

Werte auch halten, wenn sie das Niacin auf 2 Gramm pro Tag beschränkten. Andere stellten, wie bereits erwähnt, fest, daß auch 1 Gramm Niacin täglich schon zu zufriedenstellenden Ergebnissen führte. Natürlich kann man noch größeren Nutzen durch kleinere Dosen erwarten, wenn man das neue Präparat Endur-Acin verwendet. Bei vielen Personen wird 1 Gramm völlig ausreichen.

Bei denjenigen mit extrem hohen Cholesterinspiegeln, mit sehr hartnäckigen Werten, die nicht auf die veränderte Ernährung allein reagiert haben, bietet das Präparat Endur-Acin in Depotform noch einen weiteren Vorteil. Falls nach Einnahme von 1500 mg dieses Niacins mit Depotwirkung der Cholesterinspiegel immer noch höher als erwünscht ist, kann man noch eine 500-mg-Tablette zusätzlich einnehmen. In diesem Fall könnte die Dosierung so aussehen, daß sie dreimal täglich eine 500-mg-Tablette zu den Mahlzeiten und eine zusätzliche 500-mg-Tablette vor dem Schlafengehen einnehmen. Die gesamte Dosis von 2000 mg liegt immer noch weit unter den 3000 mg, die ich ursprünglich für wirksam hielt, würde aber dennoch weit bessere Ergebnisse erwarten lassen.

Mit dem Ansteigen des Bedarfs wird Endur-Acin hoffentlich auch bei uns demnächst lieferbar sein. Durch Ihre gezielte Anfrage können Sie wesentlich dazu beitragen. Schreiben Sie dem amerikanischen Hersteller, daß Sie an Endur-Acin interessiert sind, auch wenn eine direkte Belieferung nicht möglich ist (vgl. Adressen am Ende des Buches).

Mögliche Nebenwirkungen

Praktisch jeder, der Niacinstandardpräparate und auch Niacintabletten mit Depotwirkung (außer Endur-Acin) einnimmt, wird die Hitzewallung erleben. Das ist ein prickelndes, stechendes Gefühl auf der Haut, vor allem an Armen, Schultern, Rücken und Brust. Oft wird die Haut rosa oder rot, als würde man erröten oder hätte sich gesonnt. Diese Hitzewallung ist völlig harmlos.[17] Wissenschaftler sagen, es habe mit der Freisetzung von Prostaglandinen zu tun. Manche Menschen bekommen es bei dem ersten Erlebnis mit der

Angst zu tun und denken, die Hitzewallung sei gefährlich oder habe sogar etwas mit dem Herzen zu tun. Tatsächlich beschränkt sie sich durchweg nur auf die Haut und sollte niemanden beunruhigen. Wer Endur-Acin nimmt, erlebt freilich überhaupt keine Hitzewallung.

Bei denen, die Niacinstandardpräparate nach dem Dosierungsplan in diesem Kapitel nehmen, ist die Hitzewallung am stärksten, wenn sie anfangen, Niacin einzunehmen oder wenn sie die Dosierungsstärke erhöhen. Wenn man Niacin in einer bestimmten Dosis unverändert ein paar Tage eingenommen hat, schwächt sich die Hitzewallung im allgemeinen ab. Die meisten Menschen stellen fest, daß nach einer Weile 3 Gramm täglich, 1 Gramm zu jeder Mahlzeit, kaum noch zu einer Hitzewallung führen.

Wer große Schwierigkeiten mit der Hitzewallung hat, kann entweder mit dem Niacin zusammen oder 30 Minuten vorher eine halbe Tablette Aspirin einnehmen. Das vermindert die Hitzewallung, ohne die Wirksamkeit der Cholesterinsenkung zu beeinflussen.[18]

Manche Menschen reagieren auf das Hitzeerlebnis stärker als andere. Mein Drucker zum Beispiel begann, die Tabletten einzunehmen, nachdem wir über das Programm gesprochen hatten, und bei ihm war die Hitzewallung stark ausgeprägt. Tatsächlich sah er nach jeder Dosis aus, als habe er ein paar Stunden am Strand in der Sonne gelegen. Er stellte fest, daß ein Niacinpräparat mit Depotwirkung dazu beitrug, diese Begleiterscheinung einzudämmen. Das war vor mehreren Jahren, als ich anfing, das Programm zu entwickeln. Heute würde ich ihm natürlich einfach raten, Endur-Acin zu nehmen.

Bestimmte Personen, sehr wenige nach meiner Erfahrung, bekommen eine leichte Magenverstimmung, wenn sie Niacin oder andere Vitaminpräparate einnehmen. Auch einige der älteren Niacinpräparate mit Depotwirkung verursachten gelegentlich Magenverstimmung. Zum Glück verursacht Endur-Acin bei der niedrigeren Dosierung, die für die Wirksamkeit nötig ist, keine derartigen Beschwerden. Um Magenstörungen am besten zu verhindern, empfehlen Wissenschaftler, Niacin mit dem Essen einzunehmen. Das ist sinnvoll, da die meisten drei Mahlzeiten am Tag zu sich nehmen, und das paßt gut zum Niacindosierungsplan.

Die unangenehmste Nebenwirkung, von der die Literatur berichtet, ist ein juckender Ausschlag gewesen. Es ist nicht möglich vorauszusagen, bei wem diese Abwehrreaktion auftritt. Falls der Ausschlag überhaupt auftritt, bildet er sich in einem frühen Stadium der Niacineinnahme. Anders als die Rötung, verschwindet der Ausschlag nicht so schnell wieder, und manche Menschen können aus diesem Grund keine 3 Gramm Niacin einnehmen. Verwechseln Sie jedoch ein anfängliches Jucken nicht mit diesem Ausschlag. Das Jucken gehört zu der Hitzewallung und geht vorbei, der Ausschlag dagegen nicht. Personen, bei denen sich der Ausschlag bildet, stellen fest, daß er nach Absetzen des Niacins innerhalb weniger Tage verschwindet. Bei Personen, die 1 Gramm Niacin oder weniger nahmen, wurde dieser Ausschlag nicht beobachtet. Auch bei Endur-Acin dürfte der Ausschlag kaum auftreten. Eine andere bei hohen Niacindosen beobachtete Nebenwirkung ist eine leichte Sehtrübung. Auch diese verschwindet ohne bleibende negative Folgen, wenn man das Niacin absetzt. Bei Endur-Acin dürfte dies ebenfalls kein Problem sein.

Gegenanzeigen bei Niacin

Wie es bei vielen, wenn nicht allen Medikamenten der Fall ist, sollten bestimmte Personen überhaupt kein Niacin einnehmen. Bei akutem Magengeschwür, Leberkrankheit, schweren Herzrhythmusstörungen, Diabetes und Gicht soll dieses Vitamin nicht in hoher Dosierung eingenommen werden. Interessanterweise haben mir jedoch Ärzte berichtet, daß sie Patienten mit Diabetes und sogar leichten Fällen von Gicht Endur-Acin ohne Probleme gegeben haben. Allerdings sollten solche Patienten unbedingt unter genauer ärztlicher Kontrolle bleiben.

Gefahrlosigkeit der Einnahme von Niacin

Die meisten Menschen könnten sogar 3 Gramm Niacin ohne Nebenwirkungen einnehmen. Abgesehen von den Personen, bei denen eine Gegenanzeige gegen Niacin gegeben ist, wird auf der

1-Gramm-Basis niemand Nebenwirkungen bekommen. So gut wie keine Nebenwirkungen dürften bei 1500 mg Endur-Acin auftreten. Die Gefahrlosigkeit der Einnahme von Niacin ist seit langem nachgewiesen.

In umfangreichen Untersuchungen wurde gezeigt, daß Niacin über längere Perioden genommen werden kann, ohne daß andere als die geringfügigen oben beschriebenen Nebenwirkungen auftreten.[19] Viele Ärzte haben über Jahre Niacin verwendet, um Patienten mit erhöhten Cholesterin- und Triglyzeridspiegeln zu behandeln. Dr. Louis Cohen, Professor der Medizin am Medical Center der Universität von Chicago, hat in den vergangenen 20 Jahren Niacin in Verbindung mit dem Wirkstoff *Probucol** verschrieben.[20] Er ließ Dutzende von Patienten das Vitamin über 6 Jahre und länger ohne Schwierigkeiten einnehmen und meint, daß Niacin ein Leben lang verwendet werden kann.

Weil Niacin von der Leber abgebaut wird, bekommt dieses Organ eine kleine zusätzliche Last aufgebürdet. Bei manchen Personen könnte jedoch dieses bißchen der Tropfen sein, der das Faß zum Überlaufen bringt. Falls jemand viele Jahre stark getrunken hat, ist die Leber in Mitleidenschaft gezogen und funktioniert nicht so gut, wie sie sollte. Wenn jemand Krankheiten wie Hepatitis oder Zirrhose hatte, ist die Leber in ähnlicher Weise geschädigt. Die Leber dieser Personen ist vielleicht nicht in der Lage, das eingenommene Niacin ohne weiteres zu verarbeiten, auch nicht bei kleineren Dosierungen.

Deshalb empfehle ich, daß man nach der Einnahme von Niacin über einen bestimmten Zeitraum, zum Beispiel zwei Monate, einen Bluttest machen läßt, um die Funktion der Leber zu überprüfen. Das ist eigentlich keine Unannehmlichkeit, denn sie werden zu diesem Zeitpunkt ohnehin den Cholesterinspiegel prüfen lassen wollen, um den Fortschritt festzustellen.

Die Tests zeigen, ob die Leber das Niacin gut umsetzt. Bei der großen Mehrheit werden überhaupt keine Probleme auftreten. Die Ärzte weisen auch darauf hin, daß eine leichte Schwankung bei diesen Leberfunktionstests einfach zeigt, daß das Niacin seine Aufgabe erfüllt. Aber bei Personen, deren Leber bereits geschädigt ist, könnte der Test ergeben, daß sie kein Niacin nehmen sollten.

---

* In Deutschland enthalten u.a. in dem Medikament *Lurselle*®.

Der Leberfunktionstest zeigt noch einmal, warum es so wichtig ist, bei Ihren Anstrengungen, den Cholesterinspiegel zu senken, mit Ihrem Arzt zusammenzuarbeiten. Lassen Sie sich also von meiner Empfehlung, den Leberfunktionstest machen zu lassen, nicht abschrecken. Erstens ist es ein sehr einfacher Test. Zweitens werden sich bei der großen Mehrheit der Männer und Frauen keine Probleme ergeben. Drittens rechnet man bei den niedrigen Dosierungen, besonders bei Anwendung von Endur-Acin, nicht mit Schwierigkeiten, wie die Untersuchungen gezeigt haben. Viertens muß der Test nur ein einziges Mal durchgeführt werden, um eindeutig die Fähigkeit Ihres Körpers nachzuweisen, Niacin ordnungsgemäß umzusetzen.

Vergleichen Sie alles, was Sie jetzt über Niacin wissen, mit den Vorschlägen der Hersteller eines mit viel Werbung bedachten neuen amerikanischen Medikaments, das von der zuständigen Behörde als verschreibungspflichtiges Medikament zur Senkung des Cholesterinspiegels im September 1987 zugelassen wurde.** Für das Medikament wurde in der Presse so massiv geworben, daß die Aktien der Firma nach oben schnellten, als es zugelassen wurde.

Aber während das Mittel vermutlich eine berechtigte Rolle bei der Senkung des Cholesterinspiegels mancher Patienten spielt, gibt es eine Reihe anderer Überlegungen. Erstens gibt es überhaupt keine Erfahrungsberichte über die Anwendung der Substanz. Viele Fachleute sind besorgt, daß langfristige Nebenwirkungen sich erst nach einigen Jahren des Gebrauchs zeigen werden. Zweitens beachte man die Empfehlungen der Firma hinsichtlich der Leberfunktionstests bei Patienten, die dieses Mittel nehmen.

»Es wird empfohlen, alle 4 bis 6 Wochen während der ersten 15 Monate der Therapie und danach in regelmäßigen Abständen bei allen Patienten Leberfunktionstests durchzuführen.«[21]

Das ist ein recht großer Unterschied: ein einziger Lebertest bei Niacin gegen einen Lebertest alle 4 bis 6 Wochen bei diesem Präparat. Die Gründe, so häufige Leberuntersuchungen bei dem neuen Medikament vorzuschlagen, genügen vielen Medizinern, mit dem Medikament sehr vorsichtig umzugehen.

** Das Präparat *Mevacor*® mit dem Wirkstoff *Lovastatin* wird von der Firma Merck, Sharp & Dohme hergestellt und ist in Deutschland bisher nicht erhältlich.

Niacin als Teil eines kompletten Programms

Niacin kann ein wichtiger Teil Ihres Programmes zur Reduzierung des Cholesterinspiegels sein. Zusammen mit einer veränderten Ernährungsweise, zu der Haferkleie gehört, hat Niacin sich als ungefährlich und wirksam erwiesen. Ich freue mich, daß viele Ärzte begonnen haben, ihren Patienten dieses Programm zu empfehlen, seit ich es entwickelt habe.
Falls Sie sich dafür entscheiden, Niacin in Ihr Programm zur Senkung des Serumcholesterinspiegels aufzunehmen, sollten Sie es in jedem Fall Ihrem Hausarzt mitteilen. Vielleicht möchte er ebenfalls dieses Buch lesen. Wenn Sie Ihren Arzt dieses Buch lesen lassen, tragen Sie dazu bei, die Kenntnis dieses wirksamen Programms noch mehr Menschen zu vermitteln.

Einige Worte der Warnung

Während Niacin als ungefährlich für die meisten Menschen erwiesen ist und in jeder Apotheke gekauft werden kann, sind doch einige Worte der Warnung angebracht. Zuallererst sollte Niacin nicht als Ersatz für gute, gesunde Eßgewohnheiten angesehen werden. Denken Sie daran, daß die Grundlage jeder gesunden Ernährung die Verringerung von Fett und Cholesterin und der erhöhte Verzehr von komplexen Kohlenhydraten ist.
Zweitens sollte Niacin vor allem bei Personen mit deutlich erhöhtem Cholesterinspiegel als Teil des Programms betrachtet werden. Bei Personen mit mäßig erhöhten Cholesterinwerten, sagen wir zwanzig Punkte über dem gewünschten Spiegel, wird wahrscheinlich eine veränderte Ernährung allein wirken, besonders wenn sie mit Haferkleie verbunden wird.
Drittens gibt es eindeutige medizinische Gegenanzeigen gegen Niacin. Manche Personen sollten gar nicht erst versuchen, das Vitamin zu nehmen. Zu diesen Gegenanzeigen gehören Gicht und/oder erhöhter Harnsäurespiegel, Magengeschwür, Diabetes und Leberstörungen. Falls Sie nicht ganz sicher sind, sprechen Sie mit Ihrem Arzt. Das ist Ihre beste Quelle für medizinische Beratung und Überwachung.

Viertens hat Niacin gelegentlich unbedeutendere Nebenwirkungen bei manchen Menschen. Außer den Hitzewallungen am Anfang der Niacinanwendung kommt es bei manchen Menschen zu Ausschlag, Hautjucken und vielleicht zu leichten Sehstörungen. Diese Wirkungen verschwinden innerhalb von 3 bis 5 Tagen, nachdem man das Niacin abgesetzt hat. Es sind keine langfristigen nachteiligen Reaktionen bekanntgeworden. Wie bereits erwähnt, vertragen manche Menschen Niacin nicht. Für diese Männer und Frauen sind die richtige Diät und Haferkleie immer noch die beste Möglichkeit, den Cholesterinspiegel zu kontrollieren.
Die große Mehrheit aber kann Niacin über Jahre einnehmen, um den Cholesterinspiegel zu senken und niedrig zu halten. Zusammengenommen sind gesunde Kost, Haferkleie und Niacin die wirkungsvollste Antwort auf das Problem des erhöhten Cholesterins und des Risikos der Herzkrankheit, eine Antwort, die für breite Teile der Bevölkerung von großer Bedeutung ist.
Noch einmal: *Falls Sie sich dafür entscheiden, Niacin in Ihr Programm zur Senkung des Serumcholesterinspiegels aufzunehmen, sollten Sie es in jedem Fall Ihrem Hausarzt mitteilen.* Er wird diese Information in Ihr Krankenblatt aufnehmen. Falls Sie Fragen über den Gebrauch dieses Vitamins haben, besprechen Sie sie unter allen Umständen mit Ihrem Arzt.

5. Andere nützliche Mittel und Produkte

Am Cholesterin gemessen könnte man Lebensmittel in drei Gruppen einteilen: solche, die den Cholesterinspiegel anheben, wie Eier und Butter; solche, die sich nicht auf Blutfette auswirken, wie Karotten, Kopfsalat, Brot usw.; und solche, die Lipidspiegel tatsächlich senken können, wie Haferkleie. Die wirklich gute Nachricht ist, daß es im Supermarkt noch andere Wundermittel in der dritten, der cholesterinsenkenden Kategorie gibt.

Haferkleie hat günstige Wirkungen, weil sie einen großen Prozentsatz an wasserlöslichen Ballaststoffen enthält, die als Hydrokolloide oder »Gummi« bezeichnet werden. In Haferkleie ist wesentlich mehr davon enthalten als im Haferschrot, und deshalb wirkt Haferkleie besser. Es ist daher nur logisch anzunehmen, daß andere Lebensmittel, die solche Ballaststoffe enthalten, ebenso wirken. Die medizinische Literatur zeigt, daß dies in der Tat so ist. Zu diesen Lebensmitteln gehört zum Beispiel Guarkernmehl oder »Guargummi«, eine Kohlenhydratart, die aus den Samen der Guarpflanze, einer Hülsenfrucht, gewonnen wird. Leider ist in den Samen nicht sehr viel davon enthalten. Während nachgewiesen wurde, daß isolierter Guargummi in Pulverform cholesterinsenkend wirkt, ist es schwierig, ihn in die Ernährung einzubeziehen. (Erstens ist die Hülsenfrucht nicht als Nahrungsmittel erhältlich. Zweitens ist der Guargummigehalt gering und muß extrahiert werden.) Mischt man Guargummi unter Speisen wie Suppen oder Eintöpfe, werden sie außerordentlich dick und schwer – sehr viel stärker als mit Maisstärke.

Um dieses Hindernis zu überwinden, gaben Wissenschaftler Patienten Kapseln, die Guargummi enthielten, anstatt ihn mit Speisen zu mischen. Die Patienten verloren kein Gewicht und behielten ihre normalen Eßgewohnheiten bei. Nach vier Wochen senkte Guargummi das Gesamtcholesterin um durchschnittlich 16,6 Prozent. Weder die Triglyzeride noch das HDL wurden beeinflußt. Aber um diese Wirkung zu erzielen, mußten die Patienten fünf Kapseln zum Frühstück, Mittag- und Abendessen zu sich nehmen, um auf die Gesamtzahl von 15 Kapseln mit 9 Gramm Guargummi zu kommen.

In Amerika ist Guargummi jetzt in Form von Kapseln und als Pulver im Handel erhältlich. Um auf die oben erwähnten therapeutischen Mengen zu kommen, muß man allerdings 18 Tabletten oder 2 Teelöffel Pulver zu sich nehmen. Das ist vielleicht nicht jedermanns Geschmack. Aber auf eine praktischere Art können wir die gleichen Wirkungen erzielen, wenn wir regelmäßig verschiedene getrocknete Bohnen oder Hülsenfrüchte verzehren. Gefleckte Feldbohnen, Limabohnen, Linsen, rote Bohnen, weiße Bohnen und viele andere Bohnensorten enthalten große Menge wasserlöslicher Ballaststoffe. Derselbe Mann, der die cholesterinsenkenden Wirkungen der Haferkleie untersuchte, prüfte auch die Möglichkeiten von Bohnen.

Dr. James Anderson gab Versuchspersonen drei Wochen lang ein tägliches Bohnengericht, das 115 Gramm getrocknete Bohnen (Trockengewicht vor dem Kochen) enthielt. Die Teilnehmer dieser Untersuchung bekamen sämtliche Mahlzeiten in der Klinik, so daß die Forscher genau bestimmen konnten, was gegessen wurde. Feldbohnen und weiße Bohnen wurden als Bohnengemüse oder Bohnensuppe serviert. Die Cholesterinspiegel fielen im Durchschnitt um 19 Prozent.

Zugegeben, das ist schon eine ganze Menge Bohnen, die man da jeden Tag essen muß. Tatsächlich aßen die Teilnehmer der Untersuchung auch nur 88 Prozent der vorgesetzten Bohnen. Man kann kaum erwarten, daß jemand diese Menge Bohnen täglich für den Rest seines Lebens ißt. Aber es gibt keinen Grund, warum man getrocknete Bohnen nicht der Speisekarte als regelmäßigen Bestandteil hinzufügen sollte.

Die Möglichkeiten sind unendlich vielfältig. Außer Suppen und Bohnengemüse sind Bohnendips eine köstliche und gesunde Alternative zu fettreichen Snackdips. Probieren Sie die Bohnenrezepte im Rezeptteil aus, und Sie werden bald zum Bohnen-Fan! Eines meiner Lieblingsgerichte heißt *Hummus* und ist überall im Nahen Osten ein Grundnahrungsmittel. Ich habe im Kühlschrank immer einen Vorrat davon und verwende es als Snack zu Fladenbrot.

Nach einer in Baltimore durchgeführten Reihenuntersuchung können auch die in Früchten enthaltenen Faserstoffe zu einer Senkung des Cholesterinspiegels führen. Es gab dort einen Unterschied der Cholesterinspiegel von 14 mg/dl zwischen den Gruppen mit der niedrigsten und der höchsten Fruchtfaseraufnahme. Ist das nicht ein guter Grund, mehr Äpfel und Apfelsinen zu essen?

Eine andere ausgezeichnete Quelle für wasserlösliche Ballaststoffe, die den Cholesterinspiegel senken können, ist Reiskleie. Wie Haferkleie ein Teil des ganzen Haferkorns ist, so ist auch Reiskleie ein Bestandteil des ganzen Reiskorns. Reiskleieprodukte sind in Amerika in jedem Reformhaus erhältlich. Das trifft bei uns leider noch nicht zu, aber wenn die Nachfrage erst einmal da ist, kann sich das schnell ändern. Reiskleie eignet sich sehr gut als Beigabe zum Müsli, als Garnierung für Joghurt und andere Speisen, die etwas bißfester sein könnten, und als Zutat für Muffins und ähnliche Backwaren. Sie ist genausogut wie Haferkleie zur Senkung des Cholesterinspiegels und daher ein weiteres Nahrungsmittel, das man beachten und in der Ernährung verwenden soll. Reiskleie ist zwar nicht ganz so vielseitig wie Haferkleie von den Koch- und Backmöglichkeiten her, aber sie kann dazu beitragen, unsere Ernährung abwechslungsreich zu gestalten.

Erinnern Sie sich an die altmodische Gerstensuppe, die Ihre Mutter oder Großmutter früher zubereitete? Aus irgendeinem Grund verwenden wir dieses Getreide nicht mehr so häufig, und es ist an der Zeit, es wieder in unseren Speiseplan zurückzuholen. Denn einmal enthält die Art von Gerste, die Sie wahrscheinlich zum Kochen in Suppen und Eintöpfen verwenden, ungefähr 5 Gramm wasserlösliche Faser in einer 100-Gramm-Portion. So ist sie auf alle Fälle ein weiteres gutes Nahrungsmittel für unseren Speisezettel. Gewiß, Sie werden sie nicht täglich essen, aber sie ist doch eine weitere Quelle für jene wasserlöslichen Ballaststoffe.

Aber in der Gerste steckt noch mehr. Einige Forscher des Getreideinstituts der Universität von Wisconsin haben einen anderen Aspekt untersucht. Ich sprach mit Dr. David Peterson, dem Institutsdirektor, und er erzählte mir das Folgende: Normalerweise wird in einem bestimmten Verfahren die Außenschicht entfernt.

In dieser eiweißreichen Außenschicht, die normalerweise bei dem Verfahren als Abfall behandelt wird, konnten zwei Verbindungen isoliert werden, die eine starke cholesterinsenkende Wirkung haben. Diese Wirkung unterscheidet sich von der gallensäurebindenden Wirkung der wasserlöslichen Ballaststoffe. Diese aus der Gerste gewonnenen Substanzen beeinflussen vielmehr die Aktivität eines Enzyms aus der Gruppe der Reduktasen, das die Menge des von der Leber produzierten Cholesterins bestimmt. Eine faszinierende Untersuchung, aber leider ist bis zu diesem Zeitpunkt nur mit Versuchstieren gearbeitet worden, und die Wirkstoffe sind noch nicht im Handel erhältlich. Schon jetzt aber können Sie in Ihrem Reformhaus nach Sprießkorngerste und Vollkorn-Gerstenflocken fragen.

Seit Dr. Anderson seine Untersuchung mit der wasserlöslichen Faser der Haferkleie machte, hat man andere Möglichkeiten gesucht, die Substanz in den Speiseplan zu bringen. Gewiß sind Reiskleie und Gerste ausgezeichnete natürliche Quellen. Aber es gibt eine andere Methode, die ab und zu vielleicht ganz gelegen kommt. Dabei handelt es sich um eine Reihe von Laxativen, die Aus Flohsamen hergestellt werden.* Diese Produkte sind seit Jahren auf dem Markt. Die neuere Forschung hat jedoch nachgewiesen, daß die Produkte reich an löslichen Ballaststoffen sind und eine cholesterinsenkende Wirkung haben. Dr. Anderson hat selbst Untersuchungen durchgeführt und festgestellt, daß 3 Teelöffel täglich ungefährlich und wirkungsvoll sind.

Ich möchte gleich betonen, daß niemand nun Flohsamen auf seinen Einkaufszettel schreiben muß. Diese Produkte sollen keinesfalls mit Lebensmitteln verwechselt werden, obwohl sie »natürlich« sind. Ich würde bestimmt nicht empfehlen, daß man Laxative anstatt guter, bekömmlicher Getreidesorten verwendet. Aber zu manchen Zeiten, zum Beispiel auf Reisen, könnten sie uns willkommen sein.

Es steht außer Frage, daß wir in den kommenden Jahren immer stärkere Forschungsanstrengungen mit neuen, aufsehenerregenden Methoden der Cholesterinkontrolle erleben werden. Ein ganz neuartiger Versuch befaßte sich mit der Anwendung von Aktivkohle.

---

* Hierzu gehören unter anderem *Agiolax*® und *Metamucil*®.

Ein Artikel in der britischen Zeitschrift *Lancet* von 1986 erregte mit der Entdeckung, daß Aktivkohle die Cholesterinspiegel bei sieben Patienten im Durchschnitt um 41 Prozent reduzierte, große Aufmerksamkeit. Aber eilen Sie nicht auf der Stelle in Ihre Apotheke. Hier sind ein paar Überlegungen angebracht.
Erstens müßten Sie, um auf die gleiche Menge zu kommen wie die genannten Patienten, täglich 92 Kohletabletten schlucken. Die Untersuchung lief nur über vier Wochen; aber ich glaube nicht, daß es mir Spaß machen würde, mein ganzes Leben lang soviel Kohle zu schlucken.
Zweitens ist man noch weit entfernt davon, die Langzeitwirkung einer so radikalen Kur zu kennen. Aktivkohle wirkt, indem sie an unlöslichen Partikeln haftet und mit ihnen durch den Dickdarm ausgeschieden wird. Aber wir wissen nicht, ob die Kohle sich nicht vielleicht auch über die Vitamine und Mineralstoffe hermacht und sie beseitigt.
Eine längere Untersuchung mit einer größeren Patientengruppe soll jetzt durchgeführt werden, um zu prüfen, ob die Aktivkohlekur irgendeinen Wert hat. In der Zwischenzeit ist es schön zu wissen, daß Haferkleie dasselbe Ziel erreicht, nämlich die vom Cholesterin gebildeten Gallensäuren zu binden und damit den Übeltäter aus dem Körper zu vertreiben.
Bei einem anderen Forschungsprojekt, das Sie im Auge behalten sollten, geht es um ein synthetisches Fett, das von der Firma Proctor & Camble entwickelt wird. Es heißt Sucrosepolyester oder abgekürzt SPE und ist ein spezielles Öl, das der Nahrung auch nicht das geringste Fett zuführt.
Und so wirkt es: Die Chemiker bei P & G nahmen ein Sucrosemolekül, gewöhnlichen Tafelzucker, und fügten Glyzerinmoleküle hinzu, bis sie ein Riesenmolekül aufgebaut hatten, das so groß ist, daß es nicht durch die Wände des Verdauungstraktes treten und in die Blutbahn des Körpers gelangen kann. Das Ergebnis ist, daß SPE vom Körper nicht aufgenommen wird.
Wie es jedoch häufig der Fall ist, findet sich ein Haar in der Suppe. Es ist nicht nachgewiesen, ob SPE ganz frei von Nebenwirkungen ist, und es bestehen Bedenken gegen den Verzehr großer Mengen des künstlichen Öls. Hingegen kann SPE angeblich ohne Bedenken als Beimischung zu anderen Ölen benutzt werden. P & G will demnächst ein Produkt auf den Markt bringen, das etwa 35 Pro-

zent SPE und 65 Prozent pflanzliche Öle enthält. Das wird zwar eine gewisse Menge an Fetteinsparung bringen, aber das Produkt wird dennoch nicht so großzügig wie Wasser verwendet werden dürfen. Eine Fetteinsparung von 35 Prozent wird ein Produkt liefern, das 8 bis 9 Gramm Fett pro Eßlöffel anstatt 14 Gramm enthält.

SPE wird auch für den kommerziellen Gebrauch in der Herstellung von Konserven und im Gaststättengewerbe erhältlich sein. Dafür wird vielleicht eine konzentriertere Form des künstlichen Öls verwendet. Auf jeden Fall bestehen die Bedenken der Fachleute hinsichtlich intensiver Verwendung von SPE über einen langen Zeitraum weiter, solange wir nicht wissen, ob und welche Nebenwirkungen möglicherweise auftreten.

Ein anderer Bereich der Produktentwicklung, den man beachten sollte, sind Pektine. Pektine sind ebenfalls lösliche Ballaststoffe, die nachweislich den Cholesterinspiegel senken. Aber gewöhnliche Nahrungsquellen enthalten wenig von der Substanz, und künstliche Produkte waren nicht frei von schädlichen Nebenwirkungen. Aber die Forschung geht weiter.

Wissenschaftler an der Universität von Florida haben festgestellt, daß Patienten, die ungefähr 3 Eßlöffel Grapefruitpektin entweder in Kapseln oder als Nahrungszutat zu sich nahmen, Cholesterinabnahmen von durchschnittlich 7,2 Prozent aufwiesen. Einige der 27 freiwilligen Versuchspersonen kamen bis auf eine Verringerung von 19 Prozent. Im Bericht werden auch vergleichbare Ergebnisse, zu denen Wissenschaftler des Landwirtschaftsministeriums mit Karottenpektin kamen, gemeldet. Aber die Autoren weisen darauf hin, daß ein bestimmtes Pektin ganz anders als ein anderes wirken kann.

Weitere interessante Forschungen, die zur Zeit durchgeführt werden, zeigen, daß es vielleicht noch andere lipidsenkende Pflanzenarten gibt, die für uns in Frage kommen. Manche Ernährungswissenschaftler glauben heute, daß bestimmte Kohlsorten, namentlich Brokkoli und Blumenkohl, dazu beitragen können, den Cholesterinspiegel zu senken. Es handelt sich um vorläufige Beobachtungen; es gibt jedoch keinen Grund, *nicht* mehr von diesen Gemüsen zu essen. Falls sie wirklich mithelfen, das Cholesterin zu verringern, ist das eine feine Sache. Falls nicht, liefern sie doch wichtige Ballaststoffe und Vitamine.

Als nächstes sollte auf dem Einkaufszettel für cholesterinsenkende Lebensmittel viel Fisch stehen. Vor Jahren hieß es, Fisch wäre gut fürs Gehirn. Heute wissen wir dank der Fortschritte in der Ernährungslehre, daß er ausgezeichnet für das Herz ist.

Vor ein paar Jahren setzten Ernährungswissenschaftler gewisse Fischgerichte auf die Liste der einzuschränkenden oder zu meidenden Speisen. Lachs, sagten sie, sei ein überdurchschnittlich fetter Fisch. Das gleiche galt für Makrelen. Schalentiere, rieten kluge Menschen, enthalten viel Cholesterin. Man solle all dies nach Möglichkeit meiden, hieß es in hilfreichen Ratgebern. Aber die Zeiten und Verfahren haben sich geändert und verbessert.

Was jene fettreichen Fische betrifft, so stellte sich heraus, daß das typische Fett in Lachs und Makrele mehrfach ungesättigte Fettsäuren enthält und in den meisten Kaltwasserfischen vorkommt. Dieses besondere Fischöl, kurz als EPA (von *eicosapentaenoic acid*) bezeichnet, verfügt über die bemerkenswerte Fähigkeit, sowohl den Triglyzerid- als auch den Cholesterinspiegel zu senken. Manche Fische enthalten mehr EPA als andere. Lachs, Makrele und Menhaden speichern dieses Fett im Fleisch, während Kabeljau und Hai EPA in der Leber speichern. Alle Kaltwasserfische liefern jedoch etwas EPA, und alle Fische, ob Salzwasser- oder Süßwasserarten, haben weit weniger gesättigte Fettsäuren als Rindfleisch.

Deutsche Forscher gaben einer Gruppe von gesunden und erwachsenen Versuchspersonen jeden Tag zwei 225-Gramm-Dosen Makrelen zu ihrer sonstigen täglichen Kost zu essen. Einer anderen Gruppe gaben sie die gleiche Menge Hering, ein Fisch ohne EPA in seinem Fettgehalt. Nach zwei Wochen Fischkost zeigte die Makrelengruppe einen Rückgang des Cholesterins um 7 Prozent und der Triglyzeride um 47 Prozent. Auch der Blutdruck fiel um etwa 10 Prozent. Die Heringsesser dagegen zeigten keine positive Veränderung.

Ich bin der erste, der zugibt, daß 450 Gramm jeden Tag eine Menge Fisch ist, und Fisch allein kann auch nicht die Antwort auf das Cholesterinproblem sein, aber wenn Sie Fisch wenigstens einmal, besser noch zweimal pro Woche in Ihren Speiseplan aufnehmen, helfen Sie damit, Ihren Cholesterinspiegel zu senken.

Tatsächlich zeigte eine Untersuchung neuesten Datums, über die im *New England Journal of Medicine* berichtet wurde, daß die Sterberate an Herzkrankheit bei Männern, die mindestens 30 Gramm

Fisch täglich aßen, mehr als 50 Prozent niedriger war als bei Männern, die überhaupt keinen Fisch aßen. Nur ein oder zwei Fischgerichte in der Woche, schrieben die Forscher, können einen wesentlichen Schutz gegen Herzkrankheit bieten.

Wenn Sie einen Blick auf Tabelle 10 am Ende von Kapitel 2 werfen, sehen Sie, daß manche Fische größere Mengen an Fett und Cholesterin enthalten als andere. Sollte man nur solche mit niedrigen Werten verzehren? Erstens ist, wie wir gesehen haben, das EPA, das weitgehend für hohe Fettwerte bei Fisch verantwortlich ist, in Wirklichkeit eher nützlich als schädlich. Zweitens ist bei den Fischen mit überdurchschnittlichen Cholesterinwerten der Gesamtfettgehalt häufig ziemlich niedrig. Die Empfehlung der Mediziner lautet also, unter verschiedenen Fischarten abzuwechseln.

Wie sieht es bei den stets schlechtgemachten Schalentieren aus? Nun, es stellte sich heraus, daß die ursprünglichen Sammler der Cholesterindaten sich in diesem einen Punkt irrten. Cholesterin ist nur eine aus einer großen Familie chemischer Substanzen, die mit dem Sammelnamen Sterine bezeichnet werden. Andere Sterine sind zum Beispiel Vitamin E (Alpha-Tocopherol) und Vorstufen von Vitamin D (Ergosterin). Mit den ursprünglichen Testmethoden konnte man nicht zwischen sämtlichen Sterinen unterscheiden. So kamen die Schalentiere zu dem unverdienten Ruf, hohe Cholesterinwerte zu haben. In Wirklichkeit enthalten Kammuscheln nur 35 Milligramm pro 100-Gramm-Portion, und Teufelskrabben haben 60 Milligramm. Venusmuscheln, Austern und Miesmuscheln sind besonders cholesterinarm. Hummer, einst auch bei denen, die sich ihn leisten konnten, aus gesundheitlichen Gründen oft tabu, hat etwas weniger als 100 Milligramm. Tatsächlich sind die einzigen Meeresfrüchte, die eine beträchtliche Menge Cholesterin enthalten, die Garnelen, nämlich über 100 Milligramm pro Portion. Aber wenn Sie 250 Milligramm pro Tag einplanen, dürfte eine Portion Garnelen kein Problem sein.

Schalentiere haben den zusätzlichen Vorteil, daß sie besonders fettarm sind. Kammuscheln haben nur 0,2 Gramm Fett pro Portion. Garnelen enthalten nur 0,8 Gramm, und Hummer liefert gerade 1,9 Gramm. Das sind Mengen, die man praktisch vernachlässigen kann. Während also das eine oder andere Gericht mit Scha-

lentieren Ihre Tagesration an Cholesterin liefern kann, fällt es hinsichtlich des Fettgehalts kaum ins Gewicht.
Ist auf dem Fischmarkt noch etwas zu beachten? Ja, es gibt eine Ausnahme, die vermutlich nicht allzu viele Menschen stört. Kaviar, diese kostspielige Rarität, drückt die Waagschalen sowohl für Cholesterin als auch für Fett nach unten. Aber wenn Sie bedenken, wieviel oder wie wenig Sie davon wirklich essen und wie selten Sie solch einen Happen bekommen, dann werden die meisten unter uns sich keine Gedanken machen müssen.
Als ich noch wenig oder keinen Fisch und sehr viel Rindfleisch aß, beklagte ich mich oft, daß die Preise für Fisch niedrig und für Rindfleisch hoch waren. Jetzt ist es umgekehrt. Wir können gute Steaks für viel weniger Geld kaufen als Lachs oder Schwertfisch. Aber kluge Käufer können sich trotzdem an Meeresfrüchten erfreuen, ohne ihr Budget zu sehr zu belasten.
Zunächst einmal beruhen alle Lebensmittelpreise auf Angebot und Nachfrage. Manche Fischarten sind weniger gefragt. Probieren Sie einmal die weniger bekannten wie Seeteufel, Scholle, Wels, Blanquillo, Klippenbarsch und andere. Sprechen Sie mit dem Mann oder der Frau hinterm Ladentisch, um Gaumengenüsse zu entdecken, auf die Sie sonst nicht kommen würden. »Schwimmen Sie mit dem Strom« für Fische, die Saison haben und dementsprechend billig sind.
Als nächstes entdecken Sie ein paar sehr annehmbare Alternativen. Schwertfisch kann durch Haisteaks ersetzt werden. Hai ist besonders schmackhaft, wenn er über dem Holzkohlegrill zubereitet wird. Probieren Sie ihn mariniert in einer Teriyakisoße, die aus salzarmer Sojasoße, frisch geriebenem Ingwer, Kochsherry und einer Spur Knoblauch und braunem Zucker gemacht wird. Köstlich!
Den Japanern gelingt es immer wieder, manche der besten Dinge im Leben zu imitieren und sie uns mit Champagnergeschmack zum Bierpreis wiederzubringen. Ihre letzte Neuheit heißt *Surimi*, ein imitiertes Krabbenprodukt, das aus einer Schellfischart hergestellt wird. Probieren Sie es in Salaten und als Hauptgericht. Und halten Sie Ausschau nach imitierten Garnelen und Kammuscheln, die bald eingeführt werden sollen. Diese Speisen bilden eine ausgezeichnete Ernährung mit wenig Fett und wenig Cholesterin.

Die nächste Frage ist, welches Öl man zum Kochen verwenden soll. Macht es wirklich so viel aus? Die Antwort lautet ja. Wenn wir anfangen, uns über Speiseöle zu unterhalten, kann ich mir einen ganz speziellen Ärger von der Seele reden. *Kein* Pflanzenöl gleich welcher Art enthält das geringste Cholesterin. Punkt! Cholesterin stammt ausschließlich aus tierischen Quellen. Wenn also ein Hersteller behautet, daß eine Pflanzenölmarke »kein Cholesterin hat«, ist das genauso sinnvoll, wie wenn man sagt, Wasser ist naß. Soviel dazu. Nur tierische Speisefette wie zerlassener Speck, Butter und Schmalz enthalten Cholesterin. Meiden Sie dieses wie Gift.

Der nächste Schritt bei der Wahl eines Speiseöls ist nicht so einfach und verlangt eine kleine Erklärung. Jedes Fett und Öl enthält die drei Arten von Fettsäuren: gesättigte, mehrfach ungesättigte und einfach ungesättigte. Es ist nicht so furchtbar wichtig, die chemischen Eigenschaften zu verstehen, aber der Grad der Sättigung hängt jedenfalls davon ab, wie viele Wasserstoffatome an der chemischen Kette hängen. Meist ist ein Fett desto härter, je gesättigter es ist. Vergleichen Sie den Fettrand an einem Beefsteak mit flüssigem Maisöl. Je gesättigter ein Fett ist, desto stärker ist meistens die cholesterinbildende Wirkung im Körper.

Vor vielen Jahren entdeckten Wissenschaftler, daß das Verhältnis von gesättigten und mehrfach ungesättigten Fettsäuren, besonders das von gesättigten und mehrfach ungesättigten, eine drastische Wirkung auf den Cholesterinspiegel hat. Je größer der Quotient von mehrfach ungesättigten zu gesättigten Fettsäuren, desto stärker ist die cholesterinsenkende Wirkung. Deshalb begannen medizinische Autoritäten uns zu raten, größere Mengen mehrfach ungesättigter Fettsäuren und weniger von den gesättigten Sorten zu verzehren. Das klang sehr sinnvoll und erwies sich bei Versuchen immer wieder als wirksam.

Als einziges Problem tauchte auf, daß eine an mehrfach ungesättigten Fettsäuren reiche Kost, also eine mit einem großen Quotienten aus mehrfach ungesättigten Fettsäuren, dazu neigt, auch den Spiegel des schützenden HDL zu senken. Es war ein typisches Dilemma: Schlimm, wenn man's tut, schlimm, wenn man's nicht tut.

Dann gab es neue Forschungserkenntnisse durch Arbeiten unter

der Leitung von Dr. Scott Grundy vom Healt Science Center der Universität von Texas.
Seit Jahren war bekannt, daß es in den Mittelmeerländern wenig oder keine Herzkrankheit gab und die Cholesterinspiegel der mediterranen Bevölkerung traditionell niedrig sind. Die Speisen sind dort fett- und cholesterinarm. Als Speiseöl wird hauptsächlich Olivenöl, ein einfach ungesättigtes Fett, verwendet.
Wenn man jedoch die gesamten Lipidwerte der mediterranen Bevölkerung betrachtet, stellt man interessanterweise fest, daß bei niedrigem Stand des Gesamtcholesterinspiegels der HDL-Spiegel hoch bleibt. Deshalb scheint es, daß man durch die Verwendung von Olivenöl das Gesamtcholesterin senken kann, während man das HDL bewahrt. Die meisten medizinischen Autoritäten sind allerdings noch nicht bereit, eine ausschließliche Verwendung von einfach ungesättigten Ölen wie Olivenöl zu empfehlen. Sie schlagen vor, die mehrfach ungesättigten ebenso wie die einfach ungesättigten Arten zu verwenden.
Hätten Sie, bevor Sie sich nun zu einem Menü mit Bohnensuppe, Fisch, in Olivenöl sautiert, und vielleicht ein paar Haferkleiemuffins oder -brötchen niederlassen, nicht Lust auf einen Cocktail? Schon eine ganze Weile haben Forscher beobachtet, daß ein maßvoller Alkoholgenuß mit einem selteneren Auftreten von Herzkrankheit verbunden ist. Zunächst wußte niemand, warum das so war, aber eine nähere Untersuchung ergab, daß ein kleiner täglicher Drink den schützenden HDL-Spiegel anhebt. Tatsächlich, um genau zu sein, neigt Alkohol dazu, die sogenannte Apolipoprotein-Komponente des HDL anzuheben.
Wieviel ist genug, und wieviel ist zuviel? Mäßigung ist das Schlüsselwort. Mäßiger Alkoholgenuß ist mit ein bis zwei Gläschen des bevorzugten Drinks definiert worden. Ein Martini vor dem Essen oder ein Glas Wein oder Bier zum Essen *oder* ein Schwenker Brandy als Schlummertrunk sind anscheinend völlig in Ordnung. Aber die Ärzte sagen gleich dazu, daß sie *nicht* vorschlagen, bisherige Abstinenzler sollten nun anfangen zu picheln. Diese Daten weisen im Gegenteil alle, die gerne etwas trinken, auf die Vorteile der Mäßigung hin.
Denken Sie jedoch auch daran, daß viele Untersuchungen vorliegen, die die toxischen Wirkungen des Alkoholmißbrauchs zeigen. Kardiologen an der Universität von Chicago zum Beispiel ha-

ben nachgewiesen, daß drei Drinks mit 45prozentigem Scotch hintereinander eine eindeutig negative Auswirkung auf die Herztätigkeit haben.
Für mich ist es schön zu wissen, daß wir eine sehr interessante Auswahl treffen können, wenn wir Lebensmittel einkaufen. Die Wissenschaftler haben uns mit dem Wissen versorgt, das wir brauchen, um schädliche Lebensmittel zu meiden und solche auszuwählen, die für die Ernährung besonders wertvoll sind und cholesterinsenkend wirken.

Und nun ein Wort zum Natrium

Wie Cholesterin eindeutig mit Herzkrankheit in Zusammenhang gebracht wird, so hängt Natrium mit Hypertonie oder hohem Blutdruck zusammen. Um es ganz knapp zu erklären: Natrium ist in kleinen Mengen in der Nahrung unentbehrlich, um Blutvolumen und Blutdruck zu wahren, indem es in den Blutgefäßen Wasser anzieht und hält. Aber bei vielen Menschen treibt zuviel Natrium den Blutdruck in die Höhe. Dabei spielt sich zweierlei ab. Erstens führt das Natrium dazu, daß der Körper nicht mehr in der Lage ist, ordnungsgemäß Wasser auszuscheiden. Deshalb verschreiben die Ärzte oft harntreibende Mittel bei Hochdruckpatienten. Zweitens gibt es einen langen physiologischen Prozeß, durch den die Niere chemische Substanzen produziert, die direkt den Druck in den Arterien erhöhen.
Viele Millionen Männer und Frauen in den westlichen Industrienationen haben deutliche Hypertonie, und viele weitere Millionen sind Grenzfälle. Das Problem ist, daß niemand weiß, bei wem sich ein hoher Blutdruck entwickeln wird. Viele Menschen haben die Krankheit und wissen gar nichts davon. Deshalb hat die Weltgesundheitsorganisation empfohlen, die Kochsalzzufuhr drastisch zu beschränken.
Wieviel ist zuviel? Der National Research Council in Amerika gibt an, daß eine »ungefährliche und angemessene« tägliche Natriumaufnahme bei Erwachsenen zwischen 1100 und 3300 Milligramm liegen sollte. Ein Teelöffel Salz enthält etwa 2000 Milligramm Natrium. Die Menschen in den Industrienationen nehmen aber im

Durchschnitt etwa 5000 bis 6000 Milligramm täglich mit der Nahrung auf.

Salz ist die Hauptquelle des Natriums in unserer Ernährung. Aber man muß auch die Aufnahme von Natrium durch Speisekonservierung und -behandlung berücksichtigen, zum Beispiel Natriumnitrit, Natriumnitrat und Natriumbenzoat. Außerdem enthalten viele orientalische Speisen große Mengen des Geschmacksverstärkers Mononatriumglutamat, meist einfach Glutamat genannt. Sojasoße ist eine weitere Quelle.

Fachleute schätzen, daß ein Drittel unseres Natriums in dem Salz enthalten ist, das entweder beim Kochen oder am Tisch zur Nahrung zugefügt wird. Was passiert, wenn Sie den Salzstreuer schütteln? Probieren Sie es selbst aus. Schütten Sie etwas Salz auf einen leeren Teller, als würden Sie eine Speise würzen. Dann streichen Sie das Salz zusammen und messen es. Falls Sie etwa 1/8 Teelöffel haben, sind das schon 250 Milligramm Natrium.

Sie haben das Folgende wahrscheinlich schon gehört, aber man darf es ruhig wiederholen. Das Salzen ist nur eine Angewohnheit, die wir uns über längere Zeit angeeignet haben. In der Ernährung ist nicht das kleinste zusätzliche Körnchen Salz notwendig. Natrium kommt in vielen, vielen Speisen unserer gesamten Ernährung natürlich vor, und die Mengen, die man bei normalen Eßgewohnheiten zu sich nimmt, sind mehr als genug. Viele salzen ihr Essen, bevor sie es überhaupt gekostet haben. Uns vom Salzstreuer zu entwöhnen mag am Anfang schwierig sein, aber nach nicht sehr langer Zeit beginnen sich unsere Geschmacksempfindungen zu ändern. Bald tritt der natürliche Geschmack der Speisen deutlicher hervor, und wir kommen mit immer weniger Salz aus. Als ersten Schritt nehmen wir den Salzstreuer vom Tisch. Es gibt eine breite Palette von Gewürzen, die Salz leicht ersetzen können. Probieren Sie zum Beispiel etwas Knoblauchpulver, eine Prise Pfeffer oder einen Spritzer Zitronensaft.

Als nächstes fangen wir an, mehr auf die Etiketten auf den Lebensmitteln zu achten. Auf allen fertigen und haltbar gemachten Lebensmitteln müssen heute die Inhaltsstoffe, darunter auch der Natriumgehalt, angegeben werden. Weil so viele von uns versuchen, den Natriumgehalt in der Ernährung zu begrenzen, bieten Hersteller schon natriumarme und natriumreduzierte Alternativen an. Man kann sogar natriumarme Sojasoße kaufen.

Käse ist auf vielen Speiseplänen eine Hauptquelle für Natrium. 100 Gramm Schweizer Käse enthalten fast 1400 Milligramm Natrium. Dasselbe Stück Käse enthält auch 25 Gramm Fett, und zwar fast ausschließlich gesättigte Fettsäuren. Der beste Rat hinsichtlich Käse ist, ihn ganz zu meiden.

Wie bei Cholesterin, ist die Kenntnis des Natriumgehalts verschiedener Lebensmittel ein wichtiger Schritt zur Kontrolle der Natriumaufnahme. Tabelle 10 am Ende von Kapitel 2 gibt auch den Natriumgehalt vieler Lebensmittel an.

Falls Sie bereits wegen Hypertonie in ärztlicher Behandlung sind, folgen Sie unbedingt dem Rat und den Empfehlungen des Arztes. Falls Sie Ihren Blutdruck nicht kennen, machen Sie sich die kleine Mühe, ihn messen zu lassen.

Hoher Blutdruck hat keine klaren Symptome. Sie können nicht »fühlen«, wann der Druck in Ihren Arterien steigt. Hypertonie ist wirklich ein heimlicher Mörder, der oft ohne Vorwarnung zu Schlaganfällen und Herzinfarkten führt.

Auch wenn Sie feststellen, daß Ihr Blutdruck zur Zeit normal ist, tun Sie gut daran, an eine natriumärmere Ernährung zu denken. Sie können einfach nicht wissen, ob Sie nicht anfällig dafür sind, die Krankheit in späteren Jahren zu entwickeln. Warum wollen Sie es wegen ein bißchen Salz darauf ankommen lassen?

Während Sie das Natrium einschränken, denken Sie über ein weiteres höchst interessantes Forschungsergebnis nach, zu dem Dr. David McCarron an der Oregon Health Sciences Universität kam. Bei der Untersuchung von Hypertoniepatienten stellte er fest, daß die Krankheit nicht nur mit hoher Natriumaufnahme, sondern auch mit geringer Kalziumaufnahme einherging. Dr. McCarron entwickelte die Theorie, daß die zwei Mineralstoffe in einem Gleichgewichtsverhältnis stehen müssen; falls eines aus dem Gleichgewicht gerät, wird der Blutdruck beeinflußt. Er schlägt also vor, die Kalziumaufnahme zu steigern.

Obwohl diese Theorie noch umstritten ist und man deswegen gewiß die Bedeutung einer Mäßigung beim Natrium nicht geringer einschätzen sollte, kann eine Steigerung des Kalziums in der Nahrung nicht schaden, sondern nur Gutes tun, denn wir alle brauchen Kalzium während des ganzen Lebens. Schließlich hat es beträchtliches Aufsehen um das Problem der Osteoporose bei Frauen gegeben, deren Knochen mit fortschreitendem Alter langsam demineralisiert werden.

Es gibt eine Reihe von kalziumreichen Milchprodukten, die zugleich fett- und cholesterinarm sind. Zwei Portionen fettfreie Milch oder fettarmer Joghurt am Tag liefern einen großen Teil des für gute Gesundheit notwendigen Kalziums. Besonders Frauen brauchen vielleicht etwas zusätzliches Kalzium.

Letzten Endes ist das wichtigste Wort in der Ernährung Mäßigung. Wir sind heute mit einem Überfluß und einer Vielfalt von Nahrungsmitteln gesegnet, die früher unvorstellbar gewesen wären. Wir können Erdbeeren im Winter und Kürbis im Sommer haben. Delikatessen aus allen Ländern der Welt können an jedem Abend der Woche auf unserem Tisch stehen, wenn wir möchten. Darunter sind viele Lebensmittel, die uns helfen können, unsere Blutfettwerte unter Kontrolle zu bringen. Genießen wir alles in Maßen und trinken auf gute Gesundheit und Wohlbefinden!

6. Weniger ist mehr

Wenn Sie den Ernährungsratschlägen in diesem Buch folgen, dürfen Sie sicher sein, daß Sie von den richtigen Speisen alles essen können, was Sie wollen, ohne Hungergefühl, und dennoch kein einziges Pfund zunehmen. Sie essen ganz einfach die Speisen, die weniger Kalorien und vor allem einen geringeren Fettgehalt haben. Falls Sie im Moment ein paar Pfund Übergewicht haben, wird dieses Gewicht langsam verschwinden. In unserer Untersuchung nahmen diejenigen, die sich an das Programm hielten, in wenigen Wochen ab – und aßen dabei eine sehr abwechslungsreiche, sättigende Kost.

Aber falls Sie mehr Übergewicht zu verlieren haben, etwa mehr als fünfzehn Pfund, wird es sich lohnen, ganz besonders auf Ihre Ernährung zu achten. Sie können das tun, um es noch einmal zu sagen, ohne Gefühle des Hungers oder der Frustration zu entwickeln. Es geht einfach darum, daß Sie Ihre Eßgewohnheiten mehr auf jene Lebensmittel ausrichten, die Ihnen helfen, die überflüssigen Pfunde loszuwerden.

Es ist der Mühe wert. Sie werden den unmittelbaren Nutzen im Spiegel sehen, und Sie werden sich über die Komplimente freuen, die man Ihnen macht – nicht zu reden von dem zusätzlichen Selbstvertrauen, das Sie spüren, und der gesteigerten Vitalität. Aber es gibt noch wichtigere Gründe, Ihr Idealgewicht zu erreichen und zu erhalten.

Zuallererst werden Sie allein durch das Abnehmen auf Ihr Idealgewicht automatisch Ihren Cholesterinspiegel senken. Wie das geschieht, darüber sind sich die Forscher noch nicht einig, aber fest steht: Wenn das Gewicht abnimmt, geht der Cholesterinspiegel zurück. Es könnte etwas mit der Abfolge der Blutfettspeicherung zu tun haben. Der Blutdruck wird ebenfalls stark vom Gewicht beeinflußt. Falls Sie an Diabetes leiden, wird Ihr Bedarf an Medikamenten abnehmen. Sie werden Ihre Chance auf ein langes Leben ungemein erhöhen.

Das sind keine leeren Versprechungen. Sie stützen sich auf die Erkenntnisse der anerkanntesten Autoritäten im medizinischen und naturwissenschaftlichen Bereich. In einem 1984 in den *Annals of Internal Medicine* erschienenen Artikel kamen Dr. Simopoulos und Dr. Van Itallie zu dem Schluß, daß das Gewicht, das der »größten Langlebigkeit« zugeordnet wird, »unter dem durchschnittlichen Gewicht der Bevölkerung liegt«. Mit noch deutlicheren Worten sagten sie, daß »übergewichtige Personen dazu neigen, früher als Personen mit Durchschnittsgewicht zu sterben«.

Das vierzehnköpfige Gremien der National Healt Institutes in Amerika empfahl 1985, daß die vielen Millionen Menschen, die mehr als 20 Prozent Übergewicht haben, wegen Fettleibigkeit behandelt werden sollten. Der Vorsitzende des Gremiums, Dr. Jules Hirsch, sagte: »Fett ist nicht bloß eine kosmetische Angelegenheit – eine Sorge besonders eitler Mitmenschen. Schon bei überraschend niedrigen Werten stellt es ein biologisches Risiko dar.« Er schätzte, daß die Hälfte der medizinischen Probleme, mit denen übergewichtige Patienten in ärztliche Behandlung gehen, mit der Fettleibigkeit zusammenhängen.

Die Beweise wurden über einen langen Zeitraum zusammengetragen, unter anderem von den amerikanischen Lebensversicherungen. Sie stellten fest, daß die Sterblichkeitsrate mit dem Gewicht zunimmt. Je mehr Übergewicht, desto größer die Wahrscheinlichkeit, frühzeitig zu sterben.

Forscher, die an der berühmten Framington-Herzstudie beteiligt waren, zeigten eine lineare Beziehung zwischen Fettleibigkeit und koronarer Herzkrankheit. In dieser Untersuchung wurde ebenfalls eine direkte Relation zwischen Fettleibigkeit und absoluter Sterblichkeit nachgewiesen.

Dr. Hirsch ging noch weiter und sagte: »Fettleibigkeit ist tödlich. Sie ist genauso tödlich wie Rauchen.« Ein anderes Mitglied des Gremiums, Dr. Harriet P. Dunstan, Professorin an der Universität von Alabama, sagte, daß ungefähr 40 Prozent neu auftretender Fälle von Hypertonie bei Weißen (und 28 Prozent bei Schwarzen) verhütet werden könnten, wenn das Gewicht normalisiert würde.

Die amerikanische Krebsgesellschaft stellte nach einer Langzeitstudie fest, daß Personen mit einem Gewicht von 80 bis 89 Prozent des Durchschnittsgewichts die niedrigste Sterblichkeitsrate haben. Alle nationalen und internationalen Expertenkommissionen und Gesundheitsorganisationen haben immer wieder erklärt, daß übergewichtige Personen das größte Gesundheitsrisiko tragen.
Was ist das Idealgewicht? Gewiß kann ein Mann, der über 1,80 Meter groß ist, 75 bis 80 Kilo wiegen, ohne übergewichtig zu sein – und wir haben alle den Witz von dem Arzt gehört, der dem Patienten sagt, es sei nicht zu schwer, bloß zu klein! Unterschiedliche Tabellen und Übersichten wurden entworfen, um das ideale oder wünschenswerte Gewicht zu bestimmen. Einen guten Anhaltspunkt kann Ihnen die Tabelle am Ende dieses Kapitels geben. Darin sind die Idealgewichte für Männer und Frauen in Abhängigkeit vom Körperbau zusammengestellt. Aber falls Sie wirklich übergewichtig sind, brauchen Sie eigentlich keine Tabelle oder Übersicht, die Ihnen das sagt.
Abnehmen hat nichts mit Zauberei zu tun. Es ist alles eine Sache unerbittlicher wissenschaftlicher Tatsachen. Gewichtszunahme beruht auf Naturgesetzen, und diese Gesetze können Sie nun einmal nicht brechen. Ganz gleich, wie viele Male Sie einen Apfel vom Baum fallen lassen, wird er immer auf die Erde fallen. Das ist das Gesetz der Schwerkraft, und Sie können es nicht brechen. Das gleiche gilt fürs Zunehmen oder fürs Abnehmen.
Dazu eine schlichte Tatsache. Sie ist zwar nicht sehr lustig, aber kann gut als Beispiel dienen. Wenn Sie konsequent jede Kalorie beachten, die Sie an jedem Tag essen, und das Ritual vom trockenen Toast und Magermilch zum Frühstück, Hüttenkäse und Tomaten zum Lunch und einem gesunden, fettarmen Gericht zum Abendessen einhalten, können Sie vielleicht Ihr Idealgewicht gerade so halten.
Aber angenommen, Sie essen weiter diese einfache Kost, betätigen sich im gleichen Maß körperlich, schlafen genauso viele Stunden und lassen alles beim alten. Nur fangen Sie jetzt an, bloß ein Hörnchen in der Kaffeepause zu essen. Kein großes, bloß ein normales, mittelgroßes Hörnchen. Nicht mit Zuckerguß oder dergleichen. Das sind lumpige 100 Kalorien mehr, als Sie brauchen. In 30 Tagen, einem Monat, nehmen Sie 3000 Kilokalorien

mehr zu sich. Und Sie nehmen ein halbes Pfund zu. Innerhalb eines Jahres nehmen Sie maximal 6 Pfund zu. Schuld daran ist nur dieses kleine Hörnchen. Das ist das »Hörnchen-Gesetz«.

Die Wissenschaftler haben in Wirklichkeit einen anderen Namen dafür. Sie nennen es thermodynamisches Gesetz. Wenn Sie Kalorien, ein Maß der Energie, zu sich nehmen, werden Sie sie entweder als Energie verausgaben, oder der Körper wird sie als Fett speichern.

Wir mögen noch so viel über Ernährung lernen, die Grundlagen bleiben immer gleich. Bei jedem Nahrungsmittel kann die gelieferte Energie gemessen werden. Eiweiße und Kohlenhydrate stellen 4 Kilokalorien je Gramm zur Verfügung. Fett gibt 9 Kilokalorien je Gramm her. Alkohol liefert 7 Kilokalorien je Gramm. Offenbar nehmen also diejenigen, die weniger Fett und komplexe Kohlenhydrate – besser Stärke als Zucker – essen, weniger Kalorien zu sich.

Der erwachsene Mann braucht im Durchschnitt 17 Kilokalorien täglich pro Pfund seines Körpergewichts, um dieses Gewicht zu halten. Wie wir bereits in Kapitel 2 erfahren haben, muß ein Mann, der 140 Pfund wiegt, 2380 Kilokalorien täglich zu sich nehmen, um nicht abzunehmen oder zuzunehmen. Wenn derselbe Mann 140 Pfund wiegen möchte, aber zur Zeit 160 Pfund auf die Waage bringt, muß er sich mit 2380 Kilokalorien am Tag begnügen, um schließlich 140 Pfund zu wiegen. Die aufgenommene Nahrung erhält gerade diese 140 Pfund, und der Rest verschwindet allmählich. Er kann diesen Prozeß beschleunigen, indem er die Kalorien noch mehr einschränkt.

Natürlich unterscheidet sich jeder Fall von dem anderen. Wenn einer aktiver ist als die Durchschnittsperson, braucht er mehr Kalorien, um das Gewicht zu halten. Personen mit ausschließlich sitzender Tätigkeit brauchen weniger Kalorien. Mit zunehmendem Alter nimmt der Kalorienbedarf ab. Und leider ist der Bedarf bei Frauen geringer als bei Männern. Eine mäßig aktive erwachsene Frau braucht im Durchschnitt keine 17, sondern nur 13 Kilokalorien pro Pfund ihres Idealgewichts. Die traurige Wahrheit ist, daß die meisten Menschen, die versuchen abzunehmen, scheitern, und von denen, die doch abnehmen, kommen viele schnell wieder auf das alte Gewicht. Nach einer 1983 angestellten Untersuchung lebten 43 Prozent aller Amerikaner nach einer Diät; bei den Frauen waren es sogar 53 Prozent. Von diesen begannen allein in diesem einen Jahr 35 Prozent ihre Diät sechsmal oder öfter von vorn.

Viele Ärzte halten die Behandlung der Fettleibigkeit wegen der großen Zahl der Mißerfolge für eine der am wenigsten lohnenden Tätigkeiten. Andererseits ist alles, was mit Abnehmen und Diät zu tun hat, zu einem der größten Industriezweige auf dem Gebiet der Gesundheit geworden.

Auf die Dauer funktionieren Diäten einfach nicht. Mit einer Diät zu beginnen schließt normalerweise ein, irgendwann wieder damit aufzuhören. In der Zwischenzeit ist oft nichts geschehen, um die schlechten Eßgewohnheiten zu verändern, die überhaupt erst zur Fettleibigkeit geführt haben. Die einzige Möglichkeit, dauerhaft Gewicht zu verlieren, liegt in einer vollkommenen Veränderung der Eßgewohnheiten und der Einstellung zum Essen. Das ist gewiß nicht leicht. Es ist auch nicht einfach, das Zigarettenrauchen aufzugeben. Aber beides ist für jeden notwendig, der wirklich Wert auf Gesundheit und ein langes Leben legt.

Der erste Schritt ist, die derzeitigen Eßgewohnheiten genau unter die Lupe zu nehmen. Zu diesem Zweck beginnen Sie bitte heute, ein Tagebuch über alles, was Sie essen und trinken, zu führen. Machen Sie das zwei Wochen lang. Ich empfehle Ihnen, einen kleinen Notizblock in der Jackentasche oder Handtasche mitzunehmen. Verlassen Sie sich nicht auf Ihr Gedächtnis. Schreiben Sie auch das winzigste Häppchen auf.

Dann betrachten Sie Ihr Tagebuch mit objektiven Augen. Welche Speisen können ganz gestrichen werden? Welche Speisen können Sie einschränken? Kaufen Sie sich eine kleine Kalorientabelle. Welche Speisen haben die meisten Kalorien?

Gleichzeitig halten Sie sich an die Empfehlungen in Kapitel 2 und lassen einen großen Teil des Fettes in Ihrer Ernährung weg. Ihr Ernährungstagebuch wird Ihnen auch helfen, auf Fett und Cholesterin aufzupassen.

In der nächsten und übernächsten Woche korrigieren Sie Ihre Eßgewohnheiten. Führen Sie weiter Tagebuch. Achten Sie darauf, welche Fortschritte Sie machen. Fragen Sie sich, ob Speisen dabei sind, die eigentlich nicht mehr auf Ihren Tisch gehören.

Reden Sie sich nicht ein, daß es für Sie gänzlich ausgeschlossen sei, abzunehmen. So grausam es klingen mag, falls Sie ganz aufhören würden zu essen, würden Sie schließlich verhungern. Aber an irgendeinem Punkt dazwischen wären Sie bei Ihrem Idealgewicht.

Das soll nicht heißen, Fasten sei der richtige Weg. Obwohl manche Ärzte diese Methode unter sorgfältiger Überwachung angewandt haben, kann sie gefährlich sein. Außerdem verändern sich die ursprünglichen Eßgewohnheiten nicht, weil man schließlich irgendwann wieder anfangen muß zu essen. Letzten Endes führt jede Art der kalorienreduzierten Ernährung zu Gewichtsverlust. Wann immer Sie einer stark eingeschränkten Diät folgen, nehmen Sie am besten Multivitamin- und Mineraltabletten zur Ergänzung Ihrer Ernährung.

Der nächste Schritt wäre, für eine kurze Zeit, nicht mehr als sieben Tage, Ihre normalen Eßgewohnheiten drastisch zu verändern. Sie können zum Beispiel beschließen, Ihre tägliche Ration nur auf drei Haferkleiemuffins zu begrenzen. Essen Sie je eines zum Frühstück, zum Mittagessen und zum Abendessen. Trinken Sie zu jedem ein Glas Magermilch. Trinken Sie außerdem den ganzen Tag über sehr viel Wasser. Jedes Muffin hat etwa 150 Kilokalorien, wenn es mit vielen Früchten zubereitet und mit Apfelsaftkonzentrat gesüßt wird. Sie können die Kalorien noch etwas verringern, indem Sie die Muffins einfacher zubereiten. Ein Glas Magermilch hat etwa 100 Kilokalorien. Ihre tägliche Kalorienzufuhr bei so einem Programm läge bei etwa 675 Kilokalorien. Unter diesen Umständen würden Sie sehr rasch abnehmen.

Falls das etwas zu schwierig klingt, nehmen Sie etwas Fruchtsaft in Ihren Speiseplan auf, und essen Sie einen Apfel als zweites Frühstück. Genehmigen Sie sich außerdem einen großen Teller Salat mit einem Spritzer Zitronensaft am Abend. Dann bleiben Sie immer noch bei etwa 1000 Kilokalorien.

Interessant ist, falls Sie diesen Weg gehen, daß Sie Ihre Ernährung von dem ursprünglichen Plan mit drei Muffins am Tag schrittweise aufbauen können, bis Sie auf die gesamten Kalorien kommen, die Sie schließlich brauchen, um Ihr Idealgewicht zu halten. Für den hypothetischen 140-Pfund-Mann, von dem wir vorher sprachen, bedeutet das, daß er zu den 1000 der oben beschriebenen weiter 1380 hinzufügen kann. Diese 1380 Kilokalorien können von Brot, Getreide, Obst und Gemüse und natürlich von manchen Fleischsorten, Geflügel und Fisch kommen. Das läßt Ihnen eine Vielzahl von Möglichkeiten für eine vernünftige Höhe der Kalorienaufnahme.

Das beste an Haferkleiemuffins als Grundlage Ihrer Ernährung ist, daß sie unglaublich sättigend sind. Der Grund dafür ist, daß Haferkleie eine Menge Wasser im Verdauungstrakt aufnimmt. Während sie das Wasser aufsaugt, dehnt sie sich aus, füllt den Bauch und gibt jenes gesättigte »volle« Gefühl.

Wegen dieser Eigenschaft der Haferkleie ist es gut, viel Wasser zu trinken. Zwei Liter, also etwa acht Gläser am Tag, wären für jeden das beste, unabhängig von anderen Ernährungsrücksichten. Die alte Regel gilt heute noch: Man kann nicht zuviel Flüssigkeit trinken. Wenn Sie Wasser nicht mögen, tut es auch Selterswasser mit einem Spritzer Zitrone. Auch Kaffee, Tee und alle anderen Getränke sind in Ordnung. Aber treffen Sie Ihre Auswahl klug. Wählen Sie Mineralwasser mit geringem Natriumgehalt. Greifen Sie zu koffeinfreiem Kaffee und Tee, natürlich ohne Milch und Zucker. Begrenzen Sie die Zahl der kalorienreichen Getränke. Ein 2-dl-Glas Apfelsaft enthält mehr als 100 Kalorien. Bier und andere alkoholische Getränke, die natürlich aus viel Wasser bestehen, liefern auch eine Menge Kalorien.

Viele Menschen nehmen heute auf Anweisung des Arztes harntreibende Mittel, um den Blutdruck zu senken, und sie glauben dann, sie dürften nicht zusätzlich Wasser trinken, damit es nicht die Wirkung der Tabletten wieder aufhebt. Das trifft ganz und gar nicht zu. Die Tabletten regulieren die Wassermenge, die im Gewebe gespeichert wird. Das Wasser, das man täglich als Getränk aufnimmt, wird natürlich von den Nieren als Urin ausgeschieden. Sprechen Sie mit Ihrem Arzt, wenn Sie Zweifel und Fragen haben. Auch er wird Ihnen sagen, daß Wasser trinken während der Diät nicht nur erlaubt, sondern ratsam ist.

Ganz gleich, wieviel Sie wiegen oder wieviel Kalorien Sie zu sich nehmen, es ist wichtig, den Stoffwechsel in Gang zu halten. Ein frustrierendes physiologisches Phänomen ist, daß der Körper die verminderte Nahrungszufuhr bei einer Diät ausgleicht, indem er die Kalorien langsamer verbrennt. Tatsächlich ist das die natürliche Methode des Körpers, mit Knappheit und Notzeichen fertig zu werden. Wenn weniger Nahrung zur Verfügung steht, wird vom Gewebe weniger Energie verbraucht und verbrannt.

Um das zu umgehen, muß man aktiver werden, damit die Kalorienverbrennung wieder ansteigt. Die meisten Menschen können dies tun, indem sie einfach einmal am Tag einen Spaziergang machen. Wenn Sie es nicht ohnehin schon getan haben, wäre es jetzt an der Zeit, ein regelmäßiges Bewegungstraining zu beginnen, wie es in Kapitel 7, »Fitneß für ein langes Leben«, beschrieben wird.

In einer an der Stanford-Universität durchgeführten Untersuchung wurden vierzehn Männer in mittleren Jahren und mit sitzender Tätigkeit gebeten, zu laufen, soviel sie konnten, und zu essen, soviel sie wollten. Über einen Zeitraum von zwei Jahren liefen sie im Schnitt fast zwanzig Kilometer in der Woche. Das ist zufällig auch gerade das richtige Training für gesunde Herzkranzgefäße. Sie steigerten ihre Kalorienzufuhr um 15 Prozent. Im Verlauf der Untersuchung fiel jedoch der Anteil des Körperfettes von 21,6 auf 18 Prozent. Außerdem ging der Blutfettspiegel merklich zurück.

Achten Sie genau auf die Lebensmittel, die Sie essen. Suchen Sie beim Einkaufen nach Alternativen; denken Sie an die vielen Früchte und Gemüse, die in aller Welt angebaut werden und die Sie noch nie probiert haben. Wenn Sie einen luxuriösen Urlaub auf einer tropischen Insel verbrächten und zu einem kalten Büfett eingeladen wären, würden Sie den Tisch wohl nicht mit Süßigkeiten und Kuchen überladen finden. Sie würden Früchte aller Art in allen Formen und Farben finden und wären begeistert. Gehen Sie also zum Einkaufen, und tun Sie, als befänden Sie sich auf einer Insel in den Tropen!

Eine andere Speise, die bei denen, die abnehmen wollen, gut wirkt, ist Suppe. Zunächst einmal ist Suppe eine ausgezeichnete Möglichkeit, mehr Gemüse auf Ihren Speiseplan zu bringen und eine gute Alternative zu dem ewigen Salat. Aber halten Sie sich an Rezepte, die nicht in Sahne und Butter schwelgen. Suppe essen braucht seine Zeit – einen Löffel nach dem anderen. Sie werden auf diese Art weniger essen und sich auf ein langsameres Tempo für die anderen Speisen, die Sie bei dieser Mahlzeit essen, einstimmen.

Eine bei Suppenessern vorgenommene Untersuchung zeigte, daß sie im Durchschnitt 5 Prozent weniger Kalorien am Tag als eine Vergleichsgruppe aßen. Nun mögen sich 5 Prozent nicht nach viel anhören, aber im Laufe von ein paar Wochen wird doch eine

beachtliche Menge daraus. So, wie ein Extra-Hörnchen am Tag Gewicht ansetzt, kann Suppe dazu beitragen, es wegzunehmen.
Da wir gerade vom Eßtempo sprechen: Denken Sie daran, daß etwa zwanzig Minuten vergehen, bis ein Bissen vom Körper ins Blut aufgenommen und das sättigende Gefühl spürbar wird. Lassen Sie sich also Zeit, bevor Sie sich ein zweites Mal bedienen.
Wissen Sie noch, wie Ihre Mutter Ihnen immer sagte, Sie sollten nicht vor der Mahlzeit essen, weil es den Appetit verdirbt? Nun, diesmal ist es an der Zeit, Ihrer Mutter nicht zu gehorchen und gleichzeitig noch Ihre tägliche Ration Haferkleie zu bekommen. Essen Sie zwanzig Minuten vor jeder Mahlzeit ein Haferkleiemuffin. Sie werden feststellen, daß nur ein Muffin mit einem Glas Wasser oder Kaffee (vorzugsweise koffeinfreiem) Ihren Appetit wirkungsvoll zügelt und daß Sie bei der anschließenden Mahlzeit weniger essen.
Wenn Sie Ihre Muffins lieber zum Frühstück essen, versuchen Sie es mit einem Stück Brot oder einem kleinen Stück Obst vor den Mahlzeiten. Die Wirkung wird die gleiche sein.
Wenn es soweit ist, sich zu Tisch zu begeben, denken Sie an die Techniken zur Veränderung der Eßgewohnheiten, von denen Sie wahrscheinlich schon öfter einmal gehört haben. Fangen Sie diesmal tatsächlich an, diese Techniken anzuwenden. Sie funktionieren wirklich.
Als erstes benutzen Sie einen kleineren Teller, damit ihre Gerichte größer aussehen. Essen Sie jeden Tag zu den gleichen Zeiten. Wenn Sie essen, konzentrieren Sie sich auf die Speise, nicht auf den Fernseher oder eine Zeitschrift. Setzen Sie sich zum Essen immer hin; futtern Sie nie im Stehen vor sich hin. Im allgemeinen helfen Ihnen diese Techniken, sich darauf zu konzentrieren, wieviel Sie tatsächlich essen.
Sie werden feststellen, daß Sie Ihr Essen mehr genießen, wenn Sie sich Zeit nehmen, es zu schmecken, anstatt es hinunterzuschlingen. Nehmen Sie kleine Stücke. Legen Sie das Besteck zwischen den Bissen hin. Kauen Sie jeden Mundvoll gründlich vor dem nächsten Bissen.
Viele übergewichtige Menschen haben keine Ahnung, wieviel Kalorien sie täglich durch Knabbern und Naschen zu sich nehmen. Führen Sie Ihr Diättagebuch und sehen Sie selbst. Bringt der Mit-

ternachtshappen Sie zu Fall? Machen Sie alle guten Vorsätze abends mit Konfekt zunichte?
Hier sind ein paar Vorschläge, was das Naschen betrifft. Anstatt gewöhnliche Süßigkeiten zu naschen, verwöhnen Sie sich fürstlich: Gönnen Sie sich Erdbeeren, auf bunte Cocktailspieße gesteckt. Ordnen Sie Apfelsinenschnitze mit einer Maraschinokirche als Farbtupfer auf einer hübschen Platte an. Prassen Sie dann und wann mit etwas Besonderem wie Himbeeren oder Melonen außerhalb der Saison. Sie sparen Geld, weil sie keine fetten Lebensmittel kaufen, also haben Sie Extrageld für den Obsthändler.
Die Fachleute bezeichnen den nächsten Schritt bei der Änderung unseres Verhaltens und unserer Einstellung als »kognitive Umstrukturierung«. Einfacher ausgedrückt heißt das, über unsere Ernährung – und alles andere im Leben – positiv anstatt negativ denken zu lernen.
Den meisten Menschen passiert es irgendwann einmal, daß sie die Dinge auf eine düstere, negative Weise sehen. Indem wir uns das nur bewußtmachen, können wir die Art, wie wir denken, bereits ändern. Wie läßt sich dies auf unsere Eßgewohnheiten und das Halten des Idealgewichts anwenden?
Sehen wir uns einige Beispiele an:

Negativ: Es dauert ewig, bis ich abnehme.
Positiv: Ich bin dabei abzunehmen, und ich *werde* schlank sein.
Negativ: Ich habe alles mögliche versucht und stets erfolglos.
Positiv: Das ist *die* Antwort, nach der ich gesucht habe.
Negativ: Ich will einfach nicht aufs Naschen verzichten.
Positiv: Ich mag diese wunderschönen Erdbeeren.
Negativ: Ich denke immerzu an Schokolade und Käse.
Positiv: Ich denke immerzu daran, daß ich abnehme.
Negativ: Das ist so schwer für mich zu ändern.
Positiv: Ich bin so froh, daß ich weiß, so's langgeht.

Falls eine unter diesen negativen Erklärungen so ähnlich klingt wie etwas, das Sie gedacht haben, ist es höchste Zeit, mit etwas »kognitiver Umstrukturierung« zu beginnen. Denken Sie positiv! Während Sie in positiven Bahnen denken, probieren Sie einfach geistige Übung aus. Verbringen Sie jeden Tag eine Weile, vielleicht fünf bis zehn Minuten, ganz allein an einem verdunkelten stillen Platz. Schließen Sie die Augen. Entspannen Sie sich. Lassen Sie Ihren Körper ganz locker. Konzentrieren Sie sich auf langsames, regelmäßiges, tiefes Atmen. Dann stellen Sie sich vor, wie Sie aussehen werden, wenn Sie 20, 25 oder 30 Pfund oder wieviel auch immer abgenommen haben. Malen Sie sich aus, wie Ihre Freunde und Bekannten reagieren werden.

An jedem einzelnen Tag stellen Sie sich vor, wie Sie dünner aussehen. Was werden Sie tun? Werden Sie neue Sachen zum Anziehen kaufen? Welche Belohnung werden Sie sich statt Essen gönnen?

Denken Sie nun auch an Ihren Cholesterinspiegel. Schließen Sie die Augen, und malen Sie sich aus, wie das Blut tatsächlich »gesäubert« und von den gefährlichen Lipiden befreit wird.

Menschen, die im Leben Erfolg hatten, haben meist eine sehr positive Einstellung. Sie sehen sich als erfolgreich an und zweifeln nie daran, erfolgreich zu bleiben. Unsere Forschung hat zweifelsfrei bewiesen, daß Cholesterinspiegel auf völlig normale Werte gesenkt werden *können*. Und Tausende von Menschen haben erfolgreich abgenommen und ihr Gewicht gehalten. Sie können es auch!

Sie brauchen gewiß keine der modischen Mittel, für die soviel geworben wird, um abzunehmen. Die meisten Methoden, von denen Sie hören, wirken nicht und bringen nur denen Geld, die die Bücher und Pillen verkaufen. Was steckt wirklich hinter den Versprechungen? Fangen wir bei den sehr bekannt gewordenen Diätplänen an, die zum Teil mit großem Werbeaufwand in Amerika und bei uns verbreitet worden sind.

Dr. Atkins' Diät-Revolution ist eine der bekannten fettreichen, eiweißreichen, kohlenhydratarmen Diäten. Sie können alles Fette essen, was Sie wollen, Fleisch, Käse und Eis ... verzichten Sie nur auf Brot und Brötchen. Eine »Revolution«? Durchaus nicht. Dieser Gedanke kam erstmals im 19. Jahrhundert auf und wurde Banting-Kur genannt. Dann war es die Trinkerdiät, die Air-Force-Diät, die Mayo-Klinik-Diät und die Kalorien-zählen-nicht-Diät. Funktioniert sie? Nun ja, eine Weile. Sie scheiden viel Wasser aus. Bleibt das Gewicht unten? Nein, es ist gleich wieder da, wenn Sie zu normalen Eßgewohnheiten zurückkehren. Ist sie ungefährlich? Weil sie mit einer übermäßig hohen Fett- und Eiweißaufnahme verbunden ist, kann sie zu höheren Blutcholesterinwerten führen, es kann aber auch kurzfristig zur Ketose kommen, einem Zustand, der dem Insulinschock ähnlich ist. Die American Medical Association hat sie rundheraus als wirklich gefährliche Diät verurteilt, die zu bleibenden Schäden für Körper und Herz führen kann.

Dr. Stillman's schnelle Abmagerungsdiät und andere eiweißarme, kohlenhydratreiche Diäten sind Neuauflagen einer seit 1948 bestehenden Abmagerungskur, die Reisdiät genannt wird. Auch damit *können* Sie durch Wasserverlust zeitweise abnehmen. Aber Sie setzen alles wieder an, wenn Sie zu den früheren Eßgewohnheiten zurückkehren, und gefährden sich währenddessen, weil Sie einem Diätplan der Mangelernährung folgen.

Die *Scarsdale-Diät* ist ohne ärztliche Aufsicht gefährlich. Selbst der Autor empfiehlt, sie nur über zwei Wochen anzuwenden. Sie gehört zu den sogenannten »ketogenen« Diätplänen, die angeblich Fett direkt in den Urin befördern. Auch hier haben Sie viel Wasserverlust, Sie verlieren Eiweißgewebe, und Sie setzen sich zum Teil den gleichen Gefahren aus wie Diabetiker, deren Körper einen gestörten Stoffwechsel hat. Wie wollen Sie Ihr Gewicht für den Rest Ihres Lebens mit einer auf 14 Tage zugeschnittenen Diät kontrollieren?

Die *Letzte-Chance-Diät* wurde buchstäblich zur letzten Diät für fast sechzig Frauen, die sich mit dem empfohlenen flüssigen Eiweiß ernährten. Sie starben daran. Es erübrigt sich zu erwähnen, daß die Behörden die Öffentlichkeit vor dieser Methode gewarnt haben.

Fasten als Lebensart kann auch das *Ende* Ihres Lebens bedeuten, wenn Sie sich gläubig daran halten. Ein Fastentag ist vielleicht ungefährlich, aber Fasten als Lebensstil kann zu ernsten Problemen führen, wenn es über längere Zeiträume betrieben wird. Allerdings werden Sie vermutlich nie so weit kommen, weil es wie die meisten dieser Diätvorschriften so ermüdend und schwierig ist, daß Sie bald wieder in Ihren alten Geleisen sind. Und das bedeutet, daß Sie das so mühsam abgeworfene Gewicht wieder ansetzen.

Die *Beverly-Hills-Diät* verspricht Ihnen, daß bestimmte Früchtekombinationen Fett »magisch wegschmelzen«. Quatsch. Jeder mit dem kleinsten bißchen Ahnung von Ernährung und Physiologie hat viel zu lachen, wenn er dieses Buch liest. Und der Gewichtsverlust beruht auf dem Durchfall, den Sie wahrscheinlich bekommen, wenn Sie diese Unmengen von Obst essen und andere Speisen weglassen. Das gleiche gilt für die *Fit-fürs-Leben-Diät.* Die *Dolly-Parton-Diät* beschränkt Sie auf bestimmte Speisen an bestimmten Tagen. Das ist für ein ganzes Leben schwer, wenn nicht unmöglich zu befolgen und kann zu ernsten medizinischen Problemen führen. Am Tag vier der Diät ißt man nichts als Bananen und Magermilch. Hätten Sie da Appetit drauf?

Die *Makrobiotische Diät* war vor einigen Jahren populär und macht dann und wann wieder von sich reden. Man schränkt die gesamte Ernährung schrittweise auf Körner ein. Sonst nichts. Ein paar fanatische Anhänger des Begründers dieser Diät sind daran gestorben. Darauf kann man als Methode einer dauerhaften Gewichtskontrolle also auch nicht bauen.

Das *Pritikin-Programm* ist eine streng eingeschränkte Diät. Während sie sowohl zur Gewichtskontrolle als auch zur Senkung des Cholesterinspiegels wirksam sein kann, gelingt es den meisten Menschen nicht, das Programm über längere Zeit einzuhalten. Strengere Anhänger der Diät bekommen eine bläßliche Haut und glanzloses Haar. Der HDL-Spiegel wird bei übertrieben fettarmer Ernährung ebenfalls in Mitleidenschaft gezogen.

Soviel zu den Büchern und Diätplänen. Wie sieht es bei den Diäthilfen aus, für die so massiv geworben wird?

Choriongonadotropin, nach der englischen Bezeichnung kurz HCG genannt, wurde erstmals 1954 von einem Dr. Simeons vorgeschlagen. Es gibt immer wieder noch Kliniken, die regelmäßige teuere Injektionen von solchen aus dem Urin schwangerer Frauen gewonnenen Hormonen anpreisen. Zusätzlich müssen Sie eine 500-Kalorien-Diät einhalten: Die Diät funktioniert, aber die Forschung hat keinen Unterschied zwischen der Diät allein und der Diät in Verbindung mit Spritzen nachgewiesen. Der Grund für die Wirksamkeit kann also nur sein, daß die Leute motiviert werden, bei der Diät zu bleiben, wenn sie soviel Geld für die Injektion ausgegeben haben.

Kräuterpackungen geben einem ein verwöhntes, entspanntes Gefühl. Manche werden für »Punkt«-Abnahme, andere für den ganzen Körper angewandt. Gewichtsverlust? Klar, genauso wie nach dem Saunabesuch. Sie verlieren Flüssigkeit. Sie verlieren Gewicht. Sie trinken Wasser. Sie haben Ihr Gewicht wieder.

Stärkeblocker werden wie ein Nahrungsmittel verkauft, aber wirken wie ein Medikament. Die amerikanische Lebensmittelaufsicht möchte gern allen Befürwortern das Geschäft verbieten. Anwender des Produkts haben über Übelkeit, Erbrechen, Durchfall und Magenschmerzen geklagt. Angeblich verhindern diese Stärkeblocker die Produktion von Enzymen, und die Speisen passieren den Körper unverdaut. Ein sehr ungesunder Plan, selbst wenn er funktionierte. Unser Ziel sollte sein, die Verdauung der Nahrung zu *verbessern*!

Glucomannan ist von der amerikanischen Werbung als das Geheimnis aus dem Osten stark herausgestellt worden. Es ist in Japan eine Speise, die die Ostasiaten schlank hält, wie die Werbeleute behaupten. Die amerikanische Lebensmittelaufsicht hat versucht, das Unternehmen zu schließen und erklärt, das Produkt sei, so wie es verkauft wird, eine aus der Konjakuwurzel gewonnene Droge und kein Nahrungsmittel. Aber wirkt es? Vorläufige Untersuchungen scheinen zu beweisen, daß man beim Genuß von Glucomannan weniger andere Speisen ißt. Aber dahinter stehen noch viele Fragezeichen.

Amphetamine sind rezeptpflichtige Medikamente, die seit Jahren unter anderem auch als Appetitzügler verwendet werden. Wie bei manchen rezeptfreien Imitationen, die auf dem Markt erscheinen, hält die Wirksamkeit dieser Medikamente nur Tage an – im Höchstfall zwei Wochen. Ja, Sie essen in dieser Zeit weniger. Aber wenn Sie Ihre Ernährungsgewohnheiten nicht ändern, rutschen Sie gleich wieder in Ihre alte Lebensweise zurück und nehmen wieder zu, sobald Sie die Pillen absetzen. Zu den Nebenwirkungen gehören starke Nervosität, Beschleunigung des Pulses, Schlaflosigkeit und bei Mißbrauch Tod. Die amerikanische Lebens- und Arzneimittelaufsicht hat öffentlich erklärt, sie möchte diese Produkte aus dem Markt nehmen und ist in dieser Richtung tätig.

Was ist zu den verschiedenen Dienstleistungen, für die geworben wird, zu sagen? Die Diätzentren und Fastensanatorien und Schönheitsfarmen? Lesen Sie die Anzeigen sorgfältig, und Sie werden schnell sehen, daß keine Wunder verkauft werden. Was häufig verkauft wird, sind abgepackte Lebensmittel. Sie kaufen einen Wochenvorrat auf einmal mit bereits festgelegten Portionen. Möglicherweise wird Ihnen die gebotene Auswahl hinsichtlich des Fett- und Cholesteringehalts nichts sagen. Dann hören

Sie vermutlich auf, Ihre sämtlichen Lebensmittel in dem Center zu kaufen, und das bedeutet, daß Sie wieder auf die alten Gewohnheiten zurückkommen, die überhaupt erst zu dem Problem geführt haben.

Andere Institutionen bieten »fachmännische« Anleitung, um Ihnen zu helfen, bei einer sehr kalorienarmen Diät zu bleiben. Keine schlechte Idee, wenn Sie meinen, Sie brauchen die Hilfe wirklich und haben selbst nicht die Willensstärke. Aber machen Sie sich auf saftige Kosten gefaßt.

Andererseits gibt es einige Selbsthilfegruppen, die lohnende, echte Unterstützung bieten. Die *Weight Watchers* zum Beispiel haben ein wirksames Programm, das den Gedanken der Veränderung lebenslanger Gewohnheiten in den Vordergrund stellt. Das gleiche gilt für das TOPS-Programm. Sie sind auch gut, was die Fett- und Cholesterinbegrenzung betrifft. Sie haben seit vielen Jahren Tausenden von Männern und Frauen geholfen.

Entscheidend bei jeder Methode zum Abnehmen und zur Gewichtskontrolle ist die maßvolle Aufnahme von Kalorien entsprechend dem Kalorienverbrauch bei Ihrer Lebensweise. Maßhalten kann köstlich sein, wenn man an all die wunderbaren Speisen, die wir haben können, denkt. Hier gilt wirklich, daß weniger mehr sein kann.

Tabelle 12: Gewichtsrichtlinien für Erwachsene

Größe (cm)*		Idealgewicht** (kg)	
	zierlicher Körperbau	mittlerer Körperbau	kräftiger Körperbau
Männer			
154	50,5–54,0	53,0–58,0	57,0–63,5
156	52,0–55,5	54,5–60,0	58,0–65,0
159	53,0–57,0	56,0–61,5	59,5–67,0
161	54,5–58,0	57,5–62,5	61,0–68,5
164	56,0–60,0	58,5–64,5	62,5–70,5
166	57,5–62,0	60,5–66,5	64,0–72,5
169	59,5–63,5	62,5–68,5	66,5–75,0
172	61,5–65,5	64,0–70,5	68,0–77,0
174	63,0–67,5	66,0–72,5	70,0–78,5
177	65,0–69,5	67,5–74,5	72,0–81,0
179	67,0–71,5	69,5–77,0	74,0–83,0
182	68,5–73,0	71,5–79,0	76,0–85,5
184	70,5–75,5	73,0–81,5	78,0–87,5
187	72,5–77,5	75,5–83,5	80,5–90,0
189	74,0–79,0	77,5–86,0	82,5–92,5
Frauen			
141	41,5–44,5	43,5–48,5	47,0–53,5
144	43,0–46,0	44,5–49,5	48,0–55,0
146	44,0–47,0	46,0–51,0	49,0–56,5
149	45,0–48,0	47,0–52,5	50,5–57,5
151	46,5–49,5	48,5–53,5	52,0–59,0
154	47,5–51,0	49,5–55,0	53,0–60,5
156	48,5–52,5	51,0–57,0	54,5–62,5
159	50,0–53,5	52,5–58,5	56,5–64,0
161	51,5–55,5	54,0–61,0	58,0–66,0
164	53,0–57,5	56,0–63,0	60,0–67,5
166	55,0–59,0	57,5–64,5	62,0–69,5
169	57,0–61,0	59,5–66,5	63,5–71,5
172	58,5–63,0	61,5–68,0	65,5–73,5
174	60,5–65,0	63,0–70,0	67,5–76,0
177	62,5–67,0	65,0–72,0	69,0–78,0

* mit Schuhen
** in leichter Bekleidung

Fitneß für ein langes Leben

Trainieren oder nicht trainieren: Für eine immer größer werdende Zahl von Menschen jeden Alters ist das keine Frage mehr. Eine Erhebung des Gallup-Instituts ergab, daß 66 Prozent in der Altersgruppe von 18 bis 29 sich regelmäßig sportlich betätigen. 54 Prozent der Gesamtbevölkerung treiben heute irgendeine Art Sport oder Fitneßtraining.

Diese schwitzenden Massen scheinen auf dem richtigen Weg zu sein. Dr. Ralph Paffenbarger berichtete von seinen Untersuchungen, die im *New England Journal of Medicine* vom 1. März 1986 veröffentlicht wurden, daß die Personen, die ihr Leben lang regelmäßig sportlich trainieren, ein bis zwei Jahre länger leben. Das sind Durchschnittszahlen, und sie bedeuten, daß manche Menschen auch mit zehn oder sogar zwanzig zusätzlichen Lebensjahren rechnen dürfen. Anders ausgedrückt: Jede mit Übungen verbrachte Stunde wird mit längerem Leben belohnt, mit einer Extrastunde als Dividende. Eine bessere Investition kann man sich nicht vorstellen.

Drei unabhängige Untersuchungen haben nun den eindeutigen Beweis erbracht, daß regelmäßige Fitneßübungen die Gesundheit des Herzens verbessern. Die Forschungsarbeiten wurden an Tieren statt an Menschen durchgeführt, aus dem einfachen Grund, weil Tiere geopfert werden konnten, um die Herzen zu untersuchen.

In einer Untersuchung an der Universität von Kalifornien wurden Schweine, deren Herz und Kreislauf dem unseren am ähnlichsten sind, als Versuchstiere verwendet. Bei achtzehn Tieren wurde eine Koronararterie künstlich blockiert. Neun wurden fünf Monate lang auf einer Tretmühle trainiert; die anderen neun wurden nicht trainiert. Bei der Autopsie zeigten die Herzen der trainierten

Schweine eine doppelt so gut ausgeprägte Entwicklung von herznahen Kollateral- oder Umgehungsgefäßen. Das ist wichtig, denn wenn eine Arterie blockiert ist, kann kein Blut durchfließen. Herznahe Umgehungsgefäße können eine Art von natürlichem Bypass um die Blockierung bilden und die notwendige Blutzirkulation gewährleisten. Ein guter Kollateralkreislauf kann helfen, einen Herzinfarkt zu verhindern und im Fall eines Herzinfarktes die Wahrscheinlichkeit des Todes zu verringern.

Viele Jahre hatten die Befürworter regelmäßiger sportlicher Betätigung die Entwicklung eines Kollateralkreislaufs als einen Hauptvorteil angeführt. Jetzt haben wir den Beweis.

In einer zweiten Untersuchung wurde gezeigt, daß körperliche Betätigung vor dem Sekundenherztod schützt. Diese Arbeit wurde von der Universität von Oklahoma mit Hunden durchgeführt, die zuvor einen Herzinfarkt gehabt hatten. Einige wurden einem Konditionstraining unterzogen, andere nicht. Nach nur sechs Wochen Training wurden die Hunde auf der Tretmühle getestet. Keiner der trainierten Hunde zeigte Herzrhythmusstörungen oder Kammerflimmern, Zeichen eines geschwächten oder schlecht funktionierenden Herzens, während bei sieben der acht nicht trainierten Hunde diese Anzeichen auftraten.

Eine dritte Untersuchung zeigte die Vorteile körperlicher Betätigung bei hohem Blutdruck. Am Montefiori-Hospital in New York wurden zehn Ratten mit einem regelmäßigen Schwimmprogramm trainiert, während zehn andere Ratten ruhiggestellt wurden. Alle hatten hohen Blutdruck. Bei allen Schwimmern normalisierte sich die Herzfunktion.

Für alle, die sich wegen des Risikofaktors Cholesterin Sorgen machen, gibt es weitere herzerfrischende Neuigkeiten. Offenbar kann kräftiges Training auf regelmäßiger Basis den schützenden HDL-Spiegel anheben. Eine im *Journal of the American Medical Association* beschriebene Untersuchung weist nach, daß dies auch für ältere Männer und Frauen gilt. Teilnehmer an dieser Untersuchung zeigten eine HDL-Zunahme von 52 ± 5 auf 58 ± 6, was ausreicht, um sich kräftig auf das Verhältnis von Gesamtcholesterin zu HDL auszuwirken, das den Schutz vor koronarer Herzkrankheit sichert.

Immer mehr Nachweise für die Bedeutung der körperlichen Betätigung werden erbracht. Ein neuer Bericht stammt aus den *Centers for Disease Control,* deren Forscher eine umfassende Zweijahresanalyse aller auf Englisch veröffentlichen Studien erstellten, die sich mit körperlicher Betätigung und Herzkrankheit befaßten. Sie kamen zu dem Schluß, daß die am wenigsten aktiven Personen mit fast zweifacher Wahrscheinlichkeit Herzkrankheiten bekommen als die aktivsten.

Es stimmt, daß Rauchen wahrscheinlich ein noch größerer Risikofaktor ist. Aber der Prozentsatz der Raucher unter der Gesamtbevölkerung wird immer geringer (in Amerika rauchen gegenwärtig nur noch 18 Prozent Zigaretten). Auch Hypertonie ist wahrscheinlich ein wichtiger Risikofaktor. Aber nur etwa 10 Prozent der Erwachsenen haben einen systolischen Blutdruck von über 150. Unter dem Strich kommt heraus, daß 80 bis 90 Prozent unserer Bevölkerung immer noch nicht genügend kardiovaskulär wirkende Übungen betreiben.

Eine interessante Nebenwirkung des Fitneßtrainings ist, daß viele, die zum Beispiel aktiv schwimmen oder Jogging betreiben, aufhören zu rauchen. Das gilt auch für diejenigen, die jahrelang geraucht haben und schon früher versuchten, es aufzugeben.

Dann kommt natürlich das Abnehmen dazu. Sportliche Betätigung sollte ein Teil jedes Schlankheitsprogramms sein. Offenbar beschleunigt Bewegung den Stoffwechsel derart, daß die Kalorien noch Stunden später rascher verbrannt werden. Das Ergebnis ist, daß man Pfunde verliert, auch wenn man die gleiche Menge ißt.

Ein letzter Vorteil hat mit dem Cholesterin zu tun, wenn auch indirekt. Streß erhöht den Cholesterinspiegel und wird als wichtiger Risikofaktor der Herzkrankheit angesehen. Weitere Einzelheiten darüber finden Sie im folgenden Kapitel, »Entschärfung der Streßbombe«. Sportliche Betätigung kann Streß, wie sich zeigt, erheblich mindern und daher das Cholesterin reduzieren.

Welche Art von Training ist die beste? Grundsätzlich jede Art von regelmäßigen körperlichen Übungen ist gut – Jogging, strammes Gehen, Schwimmen oder beliebige andere Sportarten. Wichtig ist, daß die Übungen einem Spaß machen und daß man sich fest vornimmt, regelmäßig zu trainieren, an drei bis fünf Tagen mindestens in jeder Woche.

Wenn Sie schon recht lange keine körperliche Betätigung mehr hatten, sollten Sie auf jeden Fall langsam beginnen und Ihre Leistungsfähigkeit allmählich steigern. Besonders, wenn es in der

Familie Fälle von Herzkrankheit gegeben hat oder wenn Sie älter als 35 sind, sprechen Sie am besten mit Ihrem Arzt, bevor Sie mit einem Trainingsprogramm beginnen.

Die übereinstimmende Ansicht ist, daß regelmäßiges Fitneßtraining sowohl langfristige als auch kurzfristige Vorteile für alle hat. Trainieren Sie also für ein langes und gesundes Leben.

8. Entschärfung der Streßbombe

Obwohl man dem Streß erst seit ein paar Jahren soviel Aufmerksamkeit schenkt, handelt es sich keineswegs um eine Erscheinung moderner Zeit. Lange vor dem Beginn der Geschichte erlebten unsere Vorfahren, die Höhlenmenschen, Streßsituationen; auch sie hatten ihre Probleme: Nahrung zu finden, einen Säbelzahntiger abzuwehren, einer anstürmenden Mastodonherde aus dem Weg zu gehen. Aber wenn man den Streß mißt, hatte es der Höhlenmensch viel leichter als wir heute. Nach dem Kampf mit dem Tiger konnte er sich bequem hinsetzen und eine Weile ausruhen. Wenn die Herde vorbeigezogen war, konnte er seinen Weg friedlich fortsetzen. Streß war eine periodische Sache, die kam und ging.

Heute dagegen läßt bei vielen Menschen der Streß nie nach, zumindest geben sie ihm keine Möglichkeit nachzulassen. Eine Krise folgt der nächsten auf dem Fuß, vom Verkehrsstau über gereizte Kunden zum Familienkrach – alles zusätzlich zu unseren ständigen Ängsten um Geld, Berufsaussichten und jede Menge anderer Dinge.

Es genügt, um einem Kopfschmerzen zu bereiten. Noch schlimmer, es genügt, um zur Herzkrankheit beizutragen. Deshalb muß auch in einem Buch über Cholesterin vom Streß geredet werden. Fangen wir also vorn an und betrachten, was Streß ist, wie er unsere Gesundheit beeinträchtigt und was wir dagegen tun können.

Streß kann als jede unangenehme Gefühlsregung definiert werden, sei es Angst, Sorge, Ärger, Feindseligkeit oder Belastungen vielerlei Art. Es gibt keine Möglichkeit, allen Streß aus unserem Leben herauszuhalten. Außerdem möchten wir das eigentlich auch nicht. Ein bißchen Streß steigert nachweislich die Leistung, sei es auf dem Sportplatz oder während eines Examens. Selbst das aufgeregte Warten darauf, ob man im Lotto gewonnen hat, kann einen Reiz haben. Aber es gibt einen Punkt, wo der konstruktive Streß in eine entschieden destruktive Form umschlägt.

Der erste Mann, der dies genau untersuchte, war der berühmte österreichisch-kanadische Arzt Hans Selye. Seine detaillierten Beobachtungen an Tieren wie an Menschen schlugen sich in Dutzenden von Artikeln und Büchern zu dem Thema nieder. Einer seiner klassischen Versuche betraf eine Population von Hausmäusen, die er anwachsen ließ, bis sich ein Zustand der Überbevölkerung einstellte. Während ihre Zahl wuchs und Interaktionen und Konfrontationen zunahmen, zeigten die Mäuse eine Reihe von körperlichen Reaktionen. Feindseligkeit und Aggressivität nahmen zu, die Nahrungsaufnahme war beeinträchtigt, sogar die Fortpflanzung ging zurück. Es ist traurig, daß dies Bedingungen sind, die man heute in unseren überbevölkerten hektischen Städten findet.

Viele Jahre lang schon haben medizinische Autoritäten vermutet, daß Streß sowohl lähmend als auch zerstörerisch sein kann. In dem Buch *Rette dein Herz* bezeichneten die Autoren Friedman und Rosenman den unter Zeitdruck stehenden getriebenen Menschen als Typ A, dessen Lebensweise sich deutlich von der seines eher gesetzten Gegenstückes (Typ B) unterscheidet. Ein Typ-A-Mensch ist immer in Eile, so sehr, daß er oft Ihre Sätze zu Ende spricht, bevor Sie selbst soweit sind. Er hat nie genügend Zeit, seine Angelegenheiten zu beenden, und erst recht keine Zeit, sich zu entspannen.

Typ A hält den Typ B ausnahmslos für rundheraus faul oder meint zumindest, er arbeite nicht so, wie er könnte. Das ist aber, wie Friedman und Rosenman darlegen,überhaupt nicht der Fall. Tatsächlich sind viele Personen vom Typ A ständig so unter Druck, daß sie unrationell arbeiten. Offensichtlich muß Erfolg gar nicht mit Streß verbunden sein. Typ B hat genauso große oder sogar größere Chancen, erfolgreich zu sein, und er wird mit viel größerer Wahrscheinlichkeit Freude an seinem Erfolg haben.

Streß verlangt seinen Tribut, indem er zu einer Reihe von körperlichen Leiden beiträgt, darunter Geschwüre, Kopfschmerzen, Magenbeschwerden, Dickdarmentzündung und hoher Blutdruck. Er kann Asthma und Arthritis verschlimmern. Streß kann sogar für sexuelle Funktionsstörungen verantwortlich gemacht werden.

Heute darf man wohl mit Sicherheit sagen, daß Streß tödlich sein kann.

Während viele Autoritäten das schon seit geraumer Zeit geglaubt haben, liegen uns heute die Beweise vor. Wir haben nun eine physiologische Erklärung für das, was sich abspielt, und wir können durch verschiedene moderne Diagnosetechniken die Wirkungen von Streß auf das Herz sichtbar machen.

Bei unserem Freund, dem Höhlenmenschen, änderte sich die Chemie seines Körpers, wenn jene Säbelzahntiger aus den Wäldern sprangen. Das Sympathikussystem produzierte chemische Wirkstoffe, die Katecholamine genannt werden. Am besten bekannt ist das Adrenalin, das sogenannte »Kampf-oder-Flucht«-Hormon. Es diente dem Höhlenmenschen gut bei seinen Zusammenstößen mit gefährlichen Tieren.

Der Neandertaler war nicht nur geistig bereit zu kämpfen, sondern sein Körper reagierte auch, um ihn vor Verletzungen zu schützen. Zum Schutz vor Wunden wurde Blut aus den Gliedmaßen abgezogen, und das Blut wurde mit Plättchen angereichert, die den Gerinnungsprozeß erleichtern.

Der Mensch behielt bei seiner Evolution diese schützenden Funktionen bei. Nur gibt es heute keine Säbelzahntiger mehr. Für viele unter uns gibt es auch keine Ruhepausen mehr zwischen den Kämpfen. Aber der Streß, den man erlebt, bewirkt immer noch, daß der Gerinnungsprozeß erleichtert wird. Das Problem liegt darin, daß solche Blutgerinnsel zu Ablagerungen in den Arterien führen und tatsächlich einen Herzinfarkt heraufbeschwören können.

Unglücklicherweise kommt noch mehr dazu. Die Herzkranzgefäße, die das Herz mit Blut versorgen, haben eine Muskelschicht, die von Nerven desselben Sympathikussystems aktiviert wird, das die Kampf-oder-Flucht-Hormone produziert. Streß, so hat sich herausgestellt, veranlaßt die Nerven, so zu reagieren, daß das Muskelgewebe der Arterien sich zusammenzieht. Ärzte bezeichnen dies als »Krampf«.

Bei einem Menschen ohne blockierende Arterien sind die möglichen Probleme bei solchen Krämpfen ohnehin schon groß. Aber wenn die Arterien durch einen Belag, der aus Cholesterinablagerungen gebildet wird, verstopft sind, kann der Krampf den Blutstrom zum Herzen vollkommen unterbinden. Das Ergebnis ist ein

Herzinfarkt. In wenigen schweren Fällen eines durch Streß verursachten Krampfes erlebt ein Mensch vielleicht den Brustschmerz, der als *Angina* bekannt ist und signalisiert, daß das Herz nicht ausreichend mit Blut versorgt wird. Der empfundene Schmerz ist wirklich dem sehr ähnlich, den man erlebt, wenn andere Muskeln sich verkrampfen, zum Beispiel nach anstrengender körperlicher Betätigung oder wenn man einen Muskelkater hat.

Interessant ist, daß manche Menschen einen Belastungstest im Sprechzimmer ihres Arztes machen lassen können, bei dem überhaupt keine Blockierung erkennbar wird; doch unter Streß fühlen sie Beschwerden in der Brust. Moderne Diagnosemethoden zeigen, warum.

So ein Test ist zum Beispiel das Holter-EKG. Der Patient bekommt dabei Elektroden an der Brust befestigt, die zu einer Art Tonbandgerät führen, das er an der Taille trägt. Das Gerät läuft volle 24 Stunden, und während dieser Zeit führt der Patient ein Tagebuch über alles, was sich ereignet hat und wie er sich gefühlt hat. Dann kann der Arzt die Aufzeichnungen mit dem Tagebuch vergleichen. Oft decken sich die Abschnitte, in denen sich der Patient nach seinen Notizen unwohl fühlte, mit Anzeigen des Gerätes, die eine unzureichende Blutversorgung des Herzens melden.

Unzureichende Blutversorgung führt zu Sauerstoffmangel, was als *Ischämie* (Blutleere) bezeichnet wird. Wenn die Person sich entspannt und der Blutstrom mit seiner Sauerstoffzufuhr wieder zunimmt, geht das Unwohlsein vorbei.

Wieviel Streß ist nötig, um solche Reaktionen zu verursachen? Natürlich hängt das vom einzelnen Menschen ab. Die britische Zeitschrift *The Lancet* beschreibt eine Untersuchung, bei der vierzehn sehr kranke Patienten, die an EKG-Geräte angeschlossen waren, relativ einfache Rechenaufgaben lösen sollten. Obwohl sie keine Schmerzen hatten, zeigten die EKGs die typischen Zeichen der Herzinsuffizienz. Während ein einfaches Rechenproblem vielleicht nicht ausreicht, um bei gesunden Menschen einen streßbedingten Sauerstoffmangel herbeizuführen, könnte das rasende Tempo der modernen Gesellschaft sehr wohl solche Schäden verursachen.

Der Fall der amerikanischen Buchhalter, deren Cholesterinspiegel unmittelbar vor dem 15. April, dem Stichtag für die Steuererklärung, und zwei Wochen danach geprüft wurde, wurde bereits erwähnt. Nach dem Stichtag gab es einen deutlichen Rückgang. Das gleiche geschah, als Medizinstudenten vor und nach Prüfungen untersucht wurden.

Hier haben wir die Verbindung von Streß und Cholesterin. Auch wenn wir noch so sehr versuchen, die Menge des Cholesterins in unserem Blut durch den Ernährungsteil dieses Programms unter Kontrolle zu bringen, kann Streß unsere guten Aussichten durchkreuzen. Die Antwort darauf ist, daß man etwas tun muß, um die Auswirkungen dieses Stresses zu verringern.

Auf drei Dinge sollte man im Umgang mit Streß achten: 1. die Anzahl der Streßereignisse verringern, 2. die Intensität dieser Vorfälle verringern und 3. eine Möglichkeit finden, dazwischen auszuruhen und sich zu entspannen. Es mag schwierig sein, diese drei Schritte zu gehen, aber es ist nicht unmöglich.

Als erstes müssen Sie sich Ihre persönlichen Streßfaktoren bewußt machen, die Dinge, die bei Ihnen Gefühle von Druck und Streß auslösen. Genauso wie es ein guter Einfall ist, ein Tagebuch über Essen und Trinken zu führen, wenn Sie Ihre Ernährungsweise ändern wollen, ist es sehr hilfreich, die täglichen Streßsituationen aufzuschreiben.

Sagen wir, Sie erleben Streß, während Sie zu einem Termin fahren und Angst haben, zu spät zu kommen. Vielleicht können Sie das vermeiden, wenn Sie beim nächstenmal 10 oder 15 Minuten eher losfahren. Vielleicht könnten Sie die Fahrt angenehmer machen, indem Sie ein erfrischendes Getränk mitnehmen und beruhigende Musik im Autoradio anstellen.

Ihre täglichen Aufzeichnungen ergeben vielleicht auch, daß Sie von einer Streßsituation in die nächste geraten, ohne sich dazwischen ausruhen und erholen zu können. Der Körper ist wirklich eine spannkräftige Maschine, aber ein derartiger Mißbrauch kann nicht lange ohne Schäden weitergehen. Wenn Sie ehrlich darüber nachdenken, muß es auch für Sie die Möglichkeit einer Verschnaufpause geben, wenn der eine Streß vorbei ist und bevor der nächste beginnt.

Der nächste Schritt ist für die große Mehrheit der modernen Menschen schwieriger. Lernen Sie, sich in den Atempausen zwischen Streßsituationen zu entspannen. Die meisten Menschen verbringen diese Zeit damit, sich über das aufzuregen, was sie überhaupt

erst ängstlich oder wütend gemacht hat, und damit wird alles noch schlimmer, da man in Gedanken den Streß noch vergrößert.
Es gibt kein ideales Rezept zum Entspannen. Manche glücklichen Menschen brauchen sich nur an das Entspannen zu erinnern, einfach stehenzubleiben und an den Rosen zu riechen, wie es in einem Lied heißt. Bei anderen hilft das alte Rezept, bis zehn zu zählen. Aber die meisten brauchen größere Anstrengungen.
Glücklicherweise bieten Fachleute eine Reihe von Methoden an, um zur Entschärfung der Streßbombe beizutragen. Praktisch jede Volkshochschule veranstaltet Kurse in Yoga, autogenem Training, Meditation und anderen Entspannungsmethoden. Auch manche Krankenhäuser, kirchliche Bildungswerke und sogar Reiseveranstalter bieten solche Kurse an. Eine Reihe von Selbsthilfebüchern, Tonbändern und Videocassetten ist ebenfalls erhältlich. Wer eine besondere Unterstützung in dieser Richtung braucht, findet bei Psychologen Hilfe durch Methoden wie Biofeedback-Training oder Gruppensitzungen zur Selbstanalyse.
Auch durch das regelmäßige sportliche Konditionstraining kann man Entspannung erlernen. Fragen Sie Leistungssportler, und sie werden Ihnen von dem Glücksgefühl berichten, daß sie nach einer starken Anstrengung erleben. Wissenschaftler erklären dieses Gefühl als Folge einer chemischen Substanz namens Beta-Endorphin, die während des Hochleistungstrainings freigesetzt wird.
Auch wenn Sie kein Marathonläufer werden, zahlt sich regelmäßige sportliche Betätigung mit mehrfacher Dividende aus. Der berühmte Kardiologe Paul Dudley White, der selbst ein hohes Alter erreichte, schrieb einen großen Teil seiner Tat- und Spannkraft der regelmäßigen körperlichen Betätigung zu, darunter Fahrradfahren. Für andere ist ein schöner ausgedehnter Spaziergang am Ende des Abends ein wahres Stärkungsmittel.
Wie bei der Art der Übungen, die Sie machen, ist das wichtigste, eine Entspannungsmethode zu finden, die für Sie richtig ist. Es muß etwas sein, das in Ihren Lebensstil paßt und Ihnen wirklich Spaß macht. Lassen Sie nicht Ihre Bemühungen um Entspannung zu einer neuen Quelle für Streß werden.
Ernährungsweise und Alkohol spielen im Zusammenhang mit Streß eine wichtige Rolle, weil viele Menschen Essen und Trinken als Mittel ansehen, um mit ihren Emotionen fertig zu werden. Eine schwere Mahlzeit oder auch nur ein reichlicher Imbiß, um

Mitternacht gegessen, um sich über einen miserablen Tag wegzutrösten, wird nur zu einer miserablen schlaflosen Nacht führen. Leider gilt das gleiche für Alkohol. Während alkoholische Getränke in Maßen ein angenehmer Bestandteil des Lebens sein können, sollen sie nicht als allgemeines Betäubungsmittel benutzt werden. Anstatt einem zu einer guten Nacht zu verhelfen, führt übermäßiger Alkoholgenuß zu schlechtem Schlaf und einem Kater am Morgen.

Kaffee mit Koffein ist, wie wenn man Benzin ins Feuer gießt. Das letzte, was man brauchen kann, sind flatternde »Kaffeenerven«. Probieren Sie koffeinfreie Kaffeesorten aus. Oder stellen Sie sich auf eine der schmackhaften Ersatzkaffeesorten um, zum Beispiel Gersten- oder Zichorienkaffee.

Eine ausgezeichnete Methode, den täglichen Streß zu verkraften, ist, sich selbst etwas Gutes zu tun – zum Beispiel einen langen Spaziergang zu machen. Wir behandeln uns oft aus einem unangebrachten Schuldgefühl heraus selbst nicht gut, da wir in einer Gesellschaft kleben, in der schwere Arbeit gepriesen und »Spielen« als kindisch angesehen wird. Um mir selbst etwas Gutes zu tun, gönne ich mir etwa alle zwei Wochen eine volle Stunde Massage. Der Masseur, zu dem ich gehe, hat einen Raum als »Refugium« eingerichtet – mit Grünpflanzen, rieselndem Wasser und Musik. Ich lege mich auf den Tisch und überlasse mich den Händen, die die täglichen Belastungen wegzaubern und Spannungen und Ängste lösen. Dennoch ertappe ich mich häufig dabei, so sehr ich diese Sitzungen genieße, daß ich nach Entschuldigungen suche, um einen Massagetermin zu streichen. Dann muß ich mich daran erinnern, daß das Entspannen zur Erhaltung der Gesundheit genauso wichtig ist wie sportliche Betätigung und sogar wie die Ernährung.

Denken Sie sich etwas aus, was Ihnen Freude macht und Sie entspannt. Vielleicht eine kosmetische Gesichtsbehandlung. Oder Maniküre. Oder Dampfbad oder Sauna. Vielleicht etwas so Einfaches wie eine Tasse koffeinfreier Kaffee in einem Café zur Morgenzeitung oder einem Kreuzworträtsel. Wenn Sie nicht gut zu sich selbst sind, wie können Sie dann erwarten, daß die Welt gut zu Ihnen ist?

Damit sind wir beim nächsten Schritt: den Umgang mit dem Streß zu lernen. Das Problem liegt natürlich in diesen 15 Zentimetern zwischen den Ohren. Die Dinge sind so, wie man über sie denkt. Man spricht auch davon, daß eine Prophezeiung sich selbst erfüllt – ein alter Spruch, aber dennoch wahr. Der eine Mann sieht ein Glas Wasser als halb voll an, während ein anderer es als halb leer ansieht. Das Ergebnis ist, daß er erste Mann glücklich und zufrieden ist, während der andere traurig und enttäuscht ist. Wenn Sie morgens aufwachen und denken, alles an diesem Tag wird schiefgehen, dann wird es wahrscheinlich so kommen. Versuchen Sie statt dessen, gut ausgeschlafen aufzustehen, und nehmen Sie sich fest vor, in allem, was Sie an diesem Tag erleben, etwas Gutes zu sehen. Oder machen Sie etwas Gutes daraus! Jemand kommt zu spät zu einer Verabredung mit Ihnen? Prima – eine gute Gelegenheit, um eine Zeitschrift zu lesen! Ihre bessere Hälfte ist am Abend in mieser Stimmung und kann sich nicht aufraffen, das Abendessen zu bereiten? Toll – eine wunderbare Gelegenheit, das neue japanische Restaurant ein paar Ecken weiter auszuprobieren. Kein Parkplatz in der Nähe Ihres Zieles frei? Fabelhaft – eine Gelegenheit zum Spaziergang und einem kleinen Schaufensterbummel. Spotten Sie nicht: Das geht, und Sie wissen es selbst. Wir alle kennen irgend jemanden, der praktisch nicht aus der Ruhe zu bringen ist. Versuchen Sie, ein bißchen mehr wie diese Person zu sein.

Dies führt zum nächsten Schritt des Antistreßprogramms. Friedman und Rosenman haben gezeigt, daß sich die Person vom Typ A schrittweise in eine Typ-B-Persönlichkeit umwandeln kann. Das kann ohne Abstriche am Ehrgeiz oder den Erfolgsaussichten geschehen. Werfen Sie noch einmal einen Blick in das tägliche Streßverzeichnis, das Sie geführt haben.

Vergleichen Sie Ihre Notizen über Ihre mit Streß verbundenen Erlebnisse mit denen einer Persönlichkeit vom Typ A. Sie gehören zum Typ A, wenn Sie bestimmte Worte bei Unterhaltungen übermäßig betonen, um etwas nachdrücklich klarzumachen, falls Ihr Zuhörer es nicht zu Ihrer Zufriedenheit mitbekommt. Sie erledigen alles schnell, sowohl Arbeit als auch Spiel, nehmen sich nie Zeit, den Augenblick zu genießen. Sie sind ungeduldig und möchten die Dinge vorantreiben. Es fällt Ihnen schwer, Freude an einem Gespräch zu haben, das nichts mit Ihren eigenen Interessen oder Ihrer augenblicklichen Situation im Leben zu tun hat. Sie haben gewisse Schuldgefühle beim Entspannen und denken an die Arbeit, die statt dessen erledigt werden könnte. Sie beurteilen Ihre Erfolge nach Zahlen und messen Ihr Vorankommen an der Uhr und am Kalender, und irgendwie haben Sie nie genug Zeit. Sie interessieren sich mehr für Dinge, die Sie haben möchten, als für angenehme Dinge, die Sie tun könnten. Sie erledigen immer die Arbeit anderer oder arbeiten sie noch einmal durch, weil Ihre Maßstäbe soviel höher liegen. Sie sind davon überzeugt, daß alles, was Sie jemals erreicht haben, Ihrem unablässigen Einsatz zu verdanken sei. Kurz, Sie sind eine Art Mensch, von der die Welt viel mehr gebrauchen könnte, um ein besserer Ort zu werden.

Falls Sie auch nur bei einigen dieser Charakterzüge bejahend mit dem Kopf nicken, ist es Zeit, langsam daran zu denken, wie Sie sich ändern können. Stellen Sie sich den harten, grausamen Tatsachen des Lebens: Wenn Sie heute sterben, wird die Welt ohne Sie weitergehen. Kein Mensch ist unentbehrlich. *Ja*, Sie haben Zeit, Urlaub zu machen. *Ja*, dieser Termin kann auf später verschoben werden. *Ja*, Ihre Kinder lieben Sie, auch wenn Sie weniger Geld nach Hause bringen. *Ja*, es macht eigentlich nichts, wenn die Besprechung zehn Minuten später beginnt.

Sie sind kein Pferd mit Scheuklappen, die Ihre Sicht behindern. Sie sind ein denkender Mensch, klug genug, um sich klarzumachen, daß der Streß, wenn Sie ihn nicht in den Griff bekommen, dagegen Sie in den Griff bekommt – und Ihr Herz.

9. Essen gehen: Auf Ihre Gesundheit!

Zum Wohle! Santé! Na sdorowje! Überall in der Welt hebt man beim Essen die Gläser und trinkt sich zu: »Auf Ihre Gesundheit!« Es könnte keinen besseren Wunsch geben, und es gibt keine bessere Zeit und keinen besseren Ort, um einem gesunden Ernährungsplan zu folgen, als in einem guten Restaurant. »Auf die Gesundheit!« »Auf langes Leben!«

Manche Autoren von Gesundheitsbüchern haben das Essen außer Haus zu Unrecht schlechtgemacht. Nathan Pritikin nennt Restaurants tatsächlich »das Lager des Feindes« und rät unbedingt davon ab, zum Essen auszugehen. Wenn man dazu gezwungen ist, empfiehlt er, soll man gedünstetes Gemüse und Reis bestellen. Das ist eine ziemlich düstere Aussicht für die vielen Menschen, die es wirklich genießen, im Restaurant zu essen.

Wenn Sie dieses Buch bis hier gelesen haben, muß es Ihnen nun völlig klar sein, daß ich nicht die fetten und cholesterinreichen Speisen empfehle, die man auf der Karte finden mag. Schnellgaststätten zum Beispiel haben dem, der gesund essen will, wenig zu bieten. Sie brauchen nur einen Blick auf den Kalorien-, Fett-, Cholesterin- und Natriumgehalt von Hamburgern und dergleichen in Tabelle 10 am Ende von Kapitel 2 zu werfen, und Sie sehen, was ich meine.

Am anderen Ende des Spektrums kann die altmodische traditionelle Küche ebenso ungesund sein. Interessant ist jedoch, daß auch einige unter den berühmten französischen Küchenchefs unserer Zeit sich zu einer leichteren Version des Kochens entschlossen haben, die *Nouvelle cuisine* genannt wird. Sie lassen von den schweren Butter-Sahne-Soßen ab und betonen den frischen Geschmack von Fisch und Gemüse, die auf neuartige, köstliche Art zubereitet werden. Irgendwo zwischen den Hamburgerrestaurants und der traditionellen »guten Küche« gibt es jedoch eine breite Vielfalt von Eßerfahrungen, die nicht nur schmackhaft, sondern auch gesund sind, und sie sind überall auf der Welt zu finden. Man kann sich heute ein Lokal zum Essen aussuchen, indem man den Globus dreht, die Augen schließt und mit dem Finger zeigt. Die Küchen anderer Völker bieten eine Vielfalt an Geschmacksrichtungen und Zubereitungsarten ohne Ende, von den pikanten Soßen Thailands bis zur Ratatouille des Mittelmeers.

Sie brauchen keine weite Reise zu machen und können doch wie Marco Polo den Orient entdecken. Die Küchen Chinas wie auch Koreas, Japans, Thailands, Vietnams und Indonesiens können das Herz höher schlagen lassen, auch und gerade wenn man Diät lebt.

Einfach nur »chinesisch essen zu gehen« ist nicht genau genug. Es gibt kantonesische Restaurants, die neben den traditionellen Chop-Suey-Gerichten auch Chow Mein, Won-Ton-Suppe und Mu Shu servieren, oder wählen Sie die pikante Küche von Szechuan, wenn sie Ihnen mehr liegt, Da-Chien-Huhn mit scharfem Paprika, Yu-Shong-Muscheln, scharfen geschmorten Fisch oder Zungenbrecher mit schwarzen Pilzen, Ingwer und Austernsoße.

Wenn ich mit Freunden chinesisch esse, bestellen wir meist eine Reihe verschiedener Gerichte. Für vier Personen zum Beispiel nehmen wir ein Fischgericht, ein Huhngericht, ein Gemüsegericht und viel dampfenden Reis. Die Gemüsegerichte sind alles andere als langweilig. Probieren Sie Yu-Shong-Aubergine, mit scharfem Knoblauch, Ingwerwurzel und Frühlingszwiebeln gekocht. Oder ein Gericht, das »Kaiserliche Jade« heißt, aus gartenfrischen Erbsenschoten, mit knackigen, schmackhaften Wassernüssen sautiert. Oder eine bunte Mischung aus einheimischen und chinesischen Gemüsen, die in unnachahmlicher Art im Wok geschmort werden.

Geschmort? Ja. Ich habe wirklich geschmort gesagt. Aber beachten Sie einige wichtige Unterschiede. Erstens verwenden Orientalen keine Butter. Sie bevorzugen das sehr gesunde (einfach ungesättigte) Erdnußöl, das ein unerreichtes Aroma gibt. Zweitens ist die verwendete Ölmenge wirklich sehr gering. Drittens wird der Wok, eine große Pfanne mit gewölbtem Boden, so stark erhitzt, daß die Speisen gar sind, bevor sie viel Öl aufnehmen können. Um ganz vorsichtig zu sein, wenn ich in mir unbekannte Restaurants gehe, bitte ich den Küchenchef, sehr wenig Öl und kein

Glutamat zu verwenden. Einige China-Restaurants werben heute sogar damit, daß sie überhaupt kein Glutamat verwenden, da immer mehr Menschen sich wegen des Natriums Gedanken machen.

Können Sie überhaupt alles auf der chinesischen Speisekarte essen? Nein, natürlich nicht. Meiden Sie die typischen Vorspeisen wie Eierrollen und Frühlingsrollen. Sie sind in schwimmendem Fett gebraten und enthalten oft Ei. Zweitens müssen Sie Entengerichte streichen. Die Delikatesse Peking-Ente besteht hauptsächlich aus Haut, und eine 100-Gramm-Portion enthält fast 30 Gramm Fett. Ziehen Sie Huhn- oder Fischgerichte denen vor, die Lamm- oder Schweinefleisch enthalten, um Fett einzusparen. Das Schöne an chinesischen Restaurants ist, daß meist das gleiche Gericht mit jeder Art Fleisch bestellt werden kann, so daß man nicht auf ein bestimmtes Geschmackserlebnis verzichten muß, nur weil es auf der Speisekarte als Gericht mit Schweinefleisch geführt ist. Wenn Sie für eine Weile genug chinesisch gegessen haben, ist es Zeit, ein bißchen weiter zu gehen und eines von den thailändischen, vietnamesischen oder indonesischen Restaurants, die es heute in vielen Städten gibt, auszuprobieren. Die Gerichte sind in einer Art gewürzt, die Sie vielleicht noch nie probiert haben. Salate, ausgezeichnet als Entrée geeignet, werden mit Dressings aus Erdnußbutter und Cilantro (Koriandergrün) serviert. Ich habe einmal ein Gericht namens »Pla lard plick« gegessen, süßen weißen Fisch, eigens aus dem Chinesischen Meer eingeführt und mit einer leichten roten Currysoße mit Bambussprossen zubereitet. Oder wie wäre es mit »Goong nai som«, was sich als gekochte Garnelen in einer frischen Orangenschale mit Orangensoße entpuppt? Wenn etwas zu dem Gericht gehört, was Sie nicht wollen, gehackte Eidotter zum Beispiel, bitten Sie einfach darum, sie wegzulassen.

Vergessen Sie auch nicht die wunderbaren Mahlzeiten, die in japanischen Restaurants auf Sie warten. Viele Menschen im Westen mögen inzwischen den feinen, frischen Geschmack von Sashimi und Sushi, rohen Fischdelikatessen, die vor Ihren Augen von Küchenchefs mit rasierklingenscharfen Messern aufgeschnitten werden. Das ist nichts für Sie? Dann denken Sie einmal an Yosenabe, eine Bouillabaisse auf japanische Art mit verschiedenen Meeresfrüchten und Gemüsen. Oder an Teriyaki-Huhn, Sukiyaki und Tofu-Gerichte. Aber vergessen Sie nicht, der Bedienung zu sagen, daß Sie keine Eier in Ihren Gerichten wünschen. Beim Sukiyaki werden Sie Ihnen bestimmt nicht fehlen. Der einzige andere Rat ist, die Sojasoßenflasche auf dem Tisch nicht anzurühren. Während die Japaner dank der fett- und cholesterinarmen Speisen fast keine Herzkrankheiten haben, leiden auffallend viele wegen des hohen Natriumgehalts ihrer Ernährungsweise an hohem Blutdruck.

Wir gehen weiter nach Westen und kommen nach Indien. Fast jede größere Stadt bei uns hat heute ein indisches Restaurant. Die meisten bieten eine Delikatesse an, bekannt als Tanduri-Huhn, auf besondere Weise mariniert und in einem indischen Lehmofen gebacken. Es ist unmöglich, den Geschmack und den Duft genau zu beschreiben – sie sind unvergleichlich. Dazu gibt es eine ganze Reihe vegetarischer Beilagen. Bei der indischen Küche müssen Sie nur zwei Dinge vermeiden: die mit Butter bestrichenen kleinen runden Fladenbrote (Chapattis) und die fettreichen Lammgerichte. Verlangen Sie lieber andere bekannte Huhn-Delikatessen: zum Beispiel mit frischen Gewürzen abgeschmecktes und mit Tomaten, Zwiebeln, Paprikaschoten sautiertes Huhn (bitten Sie darum, die Butter beim Sautieren wegzulassen) oder mit Spinat und indischen Kräutern bereitetes Huhn. Dann gibt es natürlich die traditionellen Currys, so scharf, wie Sie wünschen, die mit viel Tee oder kaltem Bier »abgelöscht« werden.

Die Speisen anderer Länder bieten ebenfalls Gaumengenüsse. Denken Sie nur an den ganzen kulinarischen Reichtum der Mittelmeerländer und Lateinamerikas. Es stimmt zwar, daß viele dieser Gerichte eine ganze Menge Käse und Fett enthalten, aber meist können Sie bei der Bestellung darauf hinweisen, daß man Käse (zumindest die fett- und cholesterinreichen Sorten) und Fett weglassen soll.

Sehr empfehlenswert sind auch die modernen Restaurants, die mit einer Salatbar aufwarten: Wir reden hier nicht von ein paar welken Blättern und ein, zwei schlaffen Radieschenstücken. Erleben Sie statt dessen die Salatbar, die eine ganze Wand im Restaurant einnimmt und mit zwanzig oder dreißig oder noch mehr verschiedenen Salaten beladen ist, damit Sie ihre eigenen Kreationen zusammenstellen können.

Mit das Schönste an der Salatbar ist meiner Meinung nach die

Möglichkeit, immer wieder hinzugehen. Es ist ein ungetrübtes Vergnügen, weil sie es ohne schlechtes Gewissen tun können, solange Sie Eidotter meiden, bei Avocados vorsichtig sind und die Salatsoßen klug auswählen.

Die meisten Leute glauben, daß sie bei Salatsoßen in bezug auf Kalorien und Fett am besten fahren, wenn die Soße nur aus Öl und Essig zubereitet ist. Falsch: Tatsächlich gibt es sahnige Dressings, die weniger Fett und Kalorien enthalten. Fragen Sie die Bedienung oder den Geschäftsführer nach den verwendeten Zutaten. Und natürlich häufen Sie keinen allzu großen Schlag auf Ihr Grünzeug.

Fällt Ihnen auf, daß ich mehrfach empfohlen habe, die Bedienung nach den im Restaurant servierten Speisen zu fragen? Ich kann es kaum glauben, daß die Leute so schüchtern sind, wenn es darum geht, über die Speisen zu sprechen, die sie bestellen, essen und bezahlen werden. Wenn Sie Kunde in einem Restaurant sind, sind Sie der König!

Wenn ein Gericht als sautiert aufgeführt wird, bitten Sie einfach darum, daß es ohne Butter bereitet wird. Der Koch kann es entweder in etwas Brühe oder einem Spritzer Pflanzenöl sautieren. Wenn Sie bei einem Gericht im unklaren sind, fragen Sie, wie es zubereitet ist. Wenn Sie an einer Zutat Anstoß nehmen, bitten Sie darum, sie zu ersetzen oder wegzulassen. Falls sich die Bedienung oder der Koch gegen Ihre Bitten sträuben, sind Sie im falschen Restaurant.

Oft servieren Restaurants besonders große Portionen. Es gibt mehrere Möglichkeiten, das zu umgehen. Wenn Sie mit anderen Leuten zusammen essen, könnte es eine gute Idee sein, mehrere Vorspeisen zu bestellen und dann ein Hauptgericht zu teilen. Oder versuchen Sie, zwei Hauptgerichte für drei Personen zu bekommen, oder denken Sie sich beliebige andere Kombinationen aus. Das verringert nicht nur die Menge, die Sie essen, sondern ermöglicht Ihnen auch, mehr als ein Gericht zu kosten.

Wenn Ihr Essen kommt, schätzen Sie in Gedanken ein, was Sie wirklich brauchen und essen sollten. Dann essen Sie nur diese Menge. Wenn Sie Fleisch bestellt haben und ein zu großes Stück vorgesetzt bekommen, schneiden Sie es in der Mitte durch. Was machen Sie mit dem nicht verzehrten Stück? Fragen Sie nach einer Tüte »für den Hund«, um das übriggelassene Essen mit nach

Hause zu nehmen. Das ist Ihr gutes Recht und nichts, dessen man sich schämen muß. In Amerika tut das jeder, auch in den schicksten Restaurants.

Ein Wort der Erklärung ist angebracht. Die Restaurants müssen heute die Preise hoch halten, um die ständig steigenden Betriebskosten zu decken. Um diese Preise zu rechtfertigen, bieten sie größere Portionen an, als man möchte; es würde die Kosten nicht senken, wenn man kleinere Portionen servierte. Nehmen Sie also mit nach Hause, was zuviel ist. Es wird für einen ausgezeichneten Lunch oder eine Abendmahlzeit reichen.

Natürlich gibt es auch Leute, die nicht daran denken müssen, Fett und Cholesterin in ihrer Ernährung einzuschränken. Mein Bruder sieht, wie ich schon erwähnt habe, in einer gebackenen Kartoffel nur eine Unterlage für Butter und Sauerrahm, und sein Cholesterinspiegel bleibt bei 170. Aber wenn Sie nicht so glücklich sind wie er, werden Sie die gebackene Kartoffel lieber ohne Zutaten bestellen.

Das kann nun ganz schön fad und langweilig werden. Deshalb hier einige Vorschläge. Probieren Sie eine würzige Salsa. Oder fragen Sie die Bedienung, ob sie in der Küche Soßen hat, die angemessen fett- und cholesterinarm sind. Bei meinem nächsten Vorschlag wird Ihnen zunächst vielleicht nicht ganz wohl sei, aber wenn Sie es ein- oder zweimal gemacht haben, werden Sie zustimmen, daß es eine tolle Idee ist. Bringen Sie sich Ihr eigenes kochsalzfreies Lieblingsgewürz mit. Es gibt auch eine Reihe salzarmer Gewürzmischungen in guten Lebensmittelläden und Reformhäusern. Streuen Sie etwas davon über die dampfende gebackene Kartoffel. Köstlich!

Gute Vorbereitung ist die beste Verteidigung gegen fehlende Willenskraft. Es ist viel einfacher, diese gebackene Kartoffel mit Kräutergewürz als ohne alles zu essen. Andernfalls werden Sie schwach und nehmen sich doch einen Schlag saure Sahne. Das nächste ist dann etwas Butter auf dem Brötchen, und im Handumdrehen haben Sie alles über den Haufen geworfen.

Heißt das, daß Sie nie mehr saure Sahne essen dürfen? Oder Butter? Oder den Nachtisch? Natürlich nicht. Denken Sie an den Rat in Kapitel 2, »Sieg nach Punkten«. Wichtig ist die gesamte Menge an Fett und Cholesterin, die Sie während des ganzen Tages zu sich nehmen.

Wenn Sie also einen fettarmen gegrillten Fisch bestellen, ist es völlig in Ordnung, etwas saure Sahne auf die Kartoffel zu geben. Oder vielleicht ist Ihnen ein leckeres Dessert lieber. Denken Sie daran, daß Sie die Wahl haben; und was allein zählt, ist, daß Sie die Gesamtzahl der Gramm Fett und Milligramm Cholesterin unter Ihrer persönlichen Grenze halten.

Ich für meine Person habe die größten Schwierigkeiten nicht mit delikaten Soßen und verlockenden Nachspeisen, sondern mit Knabbersachen. Wenn ich also den Tag über mein Essen überwacht habe, erlaube ich mir zum Beispiel ein paar Chips, obwohl ich weiß, daß sie voller Fett stecken. Oder ich habe Verlangen nach Eis. Nach einem Tag mit Salat zum Lunch, Fisch zum Abendessen und natürlich meinen Haferkleiemuffins regt sich kein schlechtes Gewissen, wenn ich mir am Abend eine kleine Portion Eiscreme gönne.

Wichtig ist, sich klarzumachen, daß man nicht in ein Kloster gehen und alle Gaumengenüsse der Welt aufgeben muß, nur weil man beschlossen hat, seinen Cholesterinspiegel zu senken. In Wirklichkeit haben diejenigen, die solchen spartanischen Vorschriften folgen wollen, meist weniger Erfolg als die, die einem gemäßigten Kurs folgen.

Kommen wir noch einmal kurz auf die Restaurants zurück. Wenn Sie ein Leben lang daran gewöhnt waren, in italienischen Lokalen zu essen, ist es lächerlich zu glauben, Sie könnten einfach aufhören hinzugehen. Schließen Sie lieber ein paar Kompromisse. Bestellen Sie Ihr Kalbfleisch mit Tomaten und Basilikum anstatt mit Käsesoße. Nehmen Sie Spaghetti mit Muschelsoße anstatt *Fettuccine Alfredo*.

Das Schlimmste, was in einem Restaurant passieren kann, ist, daß man eine Speisekarte vorgelegt bekommt, die nichts bietet, was man gern ißt und was gleichzeitig den besonderen Anforderungen entspricht. Wenn Sie sich in einem Restaurant befinden, wo es nichts als gebratene Gerichte gibt, werden Sie viel Fett essen; da kommen Sie kaum drum herum. Gehen Sie also lieber in Restaurants, die Sie kennen. Im Zweifelsfall rufen Sie an und erkundigen sich nach dem Angebot. Vielleicht müssen Sie Ihren Essenspartnern einen anderen Vorschlag machen, wenn Sie feststellen, daß die Speisekarte nichts enthält, was Sie gern mögen und ohne schlechtes Gewissen bestellen können.

Eine Möglichkeit, Restaurants auszuwählen, ist, die einschlägigen Besprechungen in Zeitungen und Zeitschriften zu lesen. Die Autoren solcher Artikel beschreiben oft detailliert das Speisenangebot und sogar die Zutaten zu einer Reihe von Gerichten, so daß Sie von vornherein wissen, was Sie bekommen. Auch in einigen guten Restaurantführern sind solche Angaben zu finden. Wenn ich auf Reisen gehe, plane ich meine Mahlzeiten immer im voraus, damit es keine unerfreulichen Überraschungen gibt.

Aber kein Kapitel über das Essen außer Hauses wäre vollständig, ohne die Probleme (falls Sie es so sehen) zu behandeln, die sich im Haus von Freunden ergeben. Auch dies ist einfach eine Sache der gegenseitigen Verständigung. Denken Sie zunächst daran, daß es Ihre Freunde sind. Freunde sind sich nicht gleichgültig. Ein Käseomelette zu essen kann für Sie tatsächlich ein unerfreuliches Erlebnis sein, wenn Sie dabei bedenken, was es den Wänden Ihrer Arterien antut. Sprechen Sie also mit Ihren Freunden darüber.

Anfangen sollten Sie damit, *bevor* Sie zum Essen eingeladen werden. Erzählen Sie den anderen, wie froh Sie sind, daß Sie einen Weg gefunden haben, Ihr Cholesterin in den Griff zu bekommen und daß Sie das Risiko der Herzkrankheit verringert haben. Teilen Sie ihnen mit, daß es bestimmte Speisen gibt, die Sie lieber meiden oder zumindest einschränken möchten. Wenn es dann soweit ist, daß Sie sie zu Hause besuchen, brauchen Sie nur beiläufig daran zu erinnern, daß Sie immer noch keine Butter und Eidotter essen und wenig Käse zu sich nehmen. Dann gibt es keine unangenehmen Überraschungen.

Sie werden feststellen – wenigstens ist es mir so ergangen –, daß die meisten Menschen, die wissen, daß Sie auf Ihre Ernährung achten, nach den Speisen fragen, die Sie am liebsten mögen.

Heute sind sich mehr Menschen denn je darüber im klaren, welchen Einfluß die Nahrung auf ihre Gesundheit hat. In jeder Gruppe von Männern und Frauen reduziert einer die Kalorien, ist einer Vegetarier geworden, hat einer festgestellt, daß er auf bestimmte Speisen allergisch reagiert, und noch ein anderer hat über die Jahre eine Überempfindlichkeit zum Beispiel gegen Milchprodukte entwickelt. Und fast jeder kennt heute die Zusammenhänge zwischen Fett, Cholesterin und Herzkrankheit.

Deshalb bieten auch immer mehr Restaurants etwas für gesundheitsbewußte Menschen an. Manche weisen darauf hin, daß sie die Salzmenge in ihren Gerichten einschränken. Gelegentlich finden Sie sogar ganze Abschnitte auf Speisekarten, die besonders gesunde Gerichte verzeichnen.

Mit ein bißchen Geduld können Sie in Restaurants nicht nur die Art von Gerichten bekommen, die Sie brauchen, um Ihre Gesamtaufnahme an Fett und Cholesterin zu reduzieren, sondern auch Anregungen für Ihre eigene Küche finden. Fragen Sie nach bestimmten Rezepten, die Ihnen gefallen. Oder leisten Sie sich ein Kochbuch, in dem Sie die Gerichte wiederfinden, die Ihnen besonders gut geschmeckt haben.

Aber bringen Sie sich keinesfalls um die Freude, zum Essen auszugehen. Beim nächstenmal heben auch Sie Ihr Glas und stimmen ein in den weltweiten traditionellen Trinkspruch: Auf Ihre Gesundheit!

10. Ein müheloser Einstieg in richtige Ernährung

Das Problem der meisten Autoren, die einen Überblick über die Regeln der Ernährung geben wollen, ist, daß sie den Boden unter den Füßen verlieren. Man muß nicht Ernährungswissenschaftler werden, um für sich und seine Familie Lebensmittel mit Verstand auszuwählen. Was allerdings jeder braucht, ist ein Verständnis der Grundprinzipien, die unsere Lebensmittelauswahl beeinflussen sollten. Das gilt besonders dann, wenn wir eine größere Anstrengung unternehmen, unsere Ernährungsweise zu ändern, in diesem Fall, die Menge an Fett und Cholesterin zu reduzieren.

Letzten Endes läuft die ganze Wissenschaft der Ernährung auf eines hinaus: Ernährung ist der Prozeß, durch den Lebensmittel und alles andere, was wir verzehren, ein Teil unseres Körpers werden und unsere Gesundheit und unserer Wachstum bestimmen. Der Mensch ist, was er ißt. So einfach ist das.

Als nächstes muß man begreifen, daß Nahrung aus verschiedenen chemischen Verbindungen besteht, die mit den Verbindungen unseres Körpers in Wechselbeziehung stehen. Bestimmte Speisen haben bestimmte Nährstoffe, während andere Speisen andere Nährstoffe haben. Indem wir eine große Vielfalt von Speisen essen, sorgen wir dafür, daß wir das volle Spektrum dieser Nährstoffe bekommen.

Jeder braucht unabhängig von Alter, Geschlecht oder anderen körperlichen oder gesundheitlichen Eigenschaften die gleichen Nährstoffe. Manche brauchen mehr und manche weniger Nahrung. Aber während unseres ganzen Lebens brauchen wir immer die grundlegenden Nährstoffe, die uns die Speisen, die wir essen, bieten.

Das Essen spielt eine wichtige Rolle im Leben. Das Festmahl ist lange ein Bestandteil zeremonieller Feste gewesen, sei es auf einer tropischen Insel oder im luxuriösen Empfangsraum in Manhattan. Wenn Gäste in unser Haus kommen, bieten wir Essen an. Zu Versammlungen und Festlichkeiten jeder Art gehört häufig die Mahlzeit, oft mit großem Aufwand vorbereitet. Doch ganz gleich, was, wann, wie, wo und warum wir essen – Nahrung versorgt uns mit jenen grundlegenden Nährstoffen. Diese Nährstoffe liefern das Material, um die Körpergewebe zu bilden, zu reparieren und zu erhalten. Sie liefern die Chemikalien, die wir brauchen, um unsere Körperfunktionen zu regulieren. Sie liefern den Brennstoff, der uns mit Energie versorgt.

Nach einer allgemeinen Einteilung gibt es sechs Klassen von Nährstoffen: Eiweiß, Kohlenhydrate, Fett, Vitamine, Mineralstoffe und Wasser. (Ja, auch Wasser ist ein Nährstoff, ohne den wir einfach nicht leben können.) Jeder Nährstoff hat seine besondere Funktion, aber viele von ihnen wirken zusammen. Zum Beispiel wirken beim Aufbau der Knochen Vitamin D, Kalzium und Phosphor zusammen, und die Knochen können nicht wachsen und gesund bleiben, wenn einer dieser Nährstoffe unzulänglich ist oder fehlt. Innerhalb der groben Einteilung in sechs Nährstoffklassen gibt es ungefähr fünfzig spezifische Nährstoffe.

Bedeutet das, daß wir auf fünfzig verschiedene Nährstoffe in unserer täglichen Nahrung achten müssen? Das würde viel Mühe und Rechnerei erfordern. Statt dessen haben Ernährungswissenschaftler zehn bestimmt, die sie »Leitnährstoffe« nennen. Es handelt sich um Eiweiß, Kohlenhydrate, Fett, Vitamin A, Vitamin C, Thiamin, Ribovlavin, Niacin, Kalzium und Eisen. Die allgemein anerkannte Meinung ist, daß die Speisen, die diese Nährstoffe in ausreichender Menge enthalten, auch die restlichen vierzig liefern. Unter diesem Gesichtspunkt wollen wir uns die zehn Leitnährstoffe ansehen.

Eiweiß

Während unseres ganzen Lebens brauchen wir Eiweiß, um die Körpergewebe, die ständig ersetzt werden, zu bilden und zu erhalten; um Hämoglobin im Blut zu produzieren, das den Sauerstoff zu den Körperzellen transportiert; um Antikörper für den Prozeß der Immunisierung zu bilden, die unseren Körper vor Infektionen schützt; und um Enzyme und Hormone zu produzieren, die Körperfunktionen steuern. Überschüssiges Eiweiß kann zudem, wenn auch nicht sehr effektiv, als Energiequelle genutzt werden. Während wir manche Nährstoffe speichern können, kann Eiweiß nicht für spätere Verwendung gehortet werden. Deshalb müssen wir regelmäßig Eiweiß essen. Glücklicherweise kann man das leicht tun.

Tatsache ist, daß die meisten modernen Menschen weit mehr Eiweiß essen, als sie eigentlich brauchen. Dafür gibt es eine Reihe von Gründen. Erstens leben wir in einer Überflußgesellschaft. Zweitens findet sich Eiweiß in einer großen Auswahl von tierischen wie pflanzlichen Nahrungsmitteln. Drittens bringt uns unser Geschmack dazu, Nahrungsmittel mit hohem Eiweißgehalt zu wählen.

Was wir eigentlich brauchen, sind die 8 oder 9 unentbehrlichen oder essentiellen Aminosäuren, die die Bausteine des Eiweißes sind. Wenn wir diese 8 bekommen, kann der Körper vollständige Moleküle sämtlicher 22 Aminosäuren in unserem Körper konstruieren. Eiweiß aus tierischen Quellen enthält alle Aminosäuren, die wir brauchen, auf einmal. Eiweiße aus verschiedenen pflanzlichen Quellen können ebenfalls dieses komplette Aminosäurenangebot liefern. Zum Beispiel ergänzen sich Bohnen und Reis sehr schön und sind Bestandteil vieler lateinamerikanischer Gerichte. Wenn man kein strenger Vegetarier ist, spielt es allerdings keine so große Rolle, sich über die Ausgewogenheit dieser Aminosäuren Gedanken zu machen. Wie bereits gesagt, verzehren wir mehr, sogar viel mehr Eiweiß, als wir brauchen.

Wieviel ist genug? Wissenschaftler und Mediziner haben sich auf eine empfohlene tägliche Eiweißmenge von 45 Gramm geeinigt. ein Viertelliter Magermilch enthält 10 Gramm Eiweiß, ein Viertelpfund weißes Hühnerfleisch enthält etwa 40 Gramm. Sogar ein Kräcker hat fast 3 Gramm. Sie können also sehen, daß es kein Problem ist, genügend Eiweiß zu essen. Selbst wenn man sich streng vegetarisch ernährt, ist es nicht schwierig, soviel Eiweiß zu bekommen, wie man braucht.

Das muß man schon im Auge behalten, wenn man Fett und Cholesterin reduziert, das ja zum größten Teil von Fleisch und Eiern

herrührt. Man braucht sich also keine Sorgen zu machen, daß man unter Eiweißmangel leiden wird, wenn man die Mengen an Fleisch und Eiern reduziert. Wenn wir das Eiweiß vermindern, schonen wir in Wirklichkeit die Nieren, die die Stickstoffprodukte umwandeln, vor Verschleiß.
Wenn Sie wollen, können Sie sehr leicht bestimmen, wieviel Eiweiß Sie auf den Tag bezogen verzehren. Führen Sie über ein paar Tage Buch. Sehen Sie auf den Nährstoffangaben der verschiedenen abgepackten Lebensmittel nach, und zählen Sie die Gramm Eiweiß zusammen, die Sie pro Portion essen. Dann gehen Sie von durchschnittlich 30 Gramm pro Portion aus, um das Eiweiß zu berechnen, das Sie aus tierischen Nahrungsmitteln bekommen. Sie stellen wahrscheinlich fest, daß Sie auf weitaus mehr als die empfohlene tägliche Menge von 45 Gramm kommen.

Vitamine

Die meisten Ernährungswissenschaftler meinen, daß die Speisen, die wir normalerweise essen, genug von den 13 bekannten Vitaminen enthalten. Manche Menschen jedoch glauben, daß es eine zusätzliche Versicherung ist, wenn sie täglich eine Multivitamintablette schlucken. Ich habe noch nie jemanden sagen hören, daß dies schaden könne, und viele Fachleute sagen, besonders unter vier Augen, daß es vermutlich keine schlechte Idee ist.
Es gibt grundsätzlich zwei Typen von Vitaminen, die fettlöslichen und die wasserlöslichen Arten. Fettlösliche Vitamine werden im Körper gespeichert; dazu gehören die Vitamine A, D, E und K. Wasserlösliche Vitamine werden nicht im Körper gespeichert; dazu gehören das Vitamin C und die ganze Reihe der B-Gruppe. Wasserlösliche Vitamine werden mit dem Urin ausgeschieden, wenn dem Körper überschüssige Mengen zugeführt werden, sei es durch die Nahrung oder durch Vitamintabletten. Die fettlöslichen Vitamine allerdings werden gespeichert, und es kann zu Nebenwirkungen kommen, wenn übermäßige Mengen aufgenommen werden.
Nehmen wir uns etwas Zeit, um uns einen ganz knappen Überblick über die 13 bekannten Vitamine zu verschaffen. Die emp-

fohlenen Mengen sind in Tabelle 13 am Ende des Kapitels aufgeführt.

Vitamin A hilft beim Aufbau der Zellen im Körper, ist notwendig, um bei geringem Licht zu sehen und verhindert bestimmte Augenkrankheiten. Wir bekommen diese Substanz in Salaten und Gemüsen, vor allem in Möhren, Süßkartoffeln und grünen Blattgemüsen sowie in veredelten Produkten wie Margarine und Multivitaminsäften. Ist es schwierig, genügend davon zu bekommen? Nur eine halbe Tasse Spinat oder Möhren enthält schon mehr als die empfohlene Menge.

Vitamin D hilft, Kalzium aus dem Verdauungstrakt aufzunehmen und das Knochengewebe zu bilden. Wir bekommen alles, was wir brauchen, aus Fischölen, Hefe, Milch und anderen Molkereiprodukten und vor allem durch das Sonnenlicht. Vitamin-D-Mangelerscheinungen sind heutzutage praktisch unbekannt.

Vitamin E schützt das Vitamin A und ungesättigte Fettsäuren vor der Zerstörung durch Oxidation. Je mehr ungesättigte Fettsäuren in der Nahrung, desto höher der Vitamin-E-Bedarf. Behauptungen über die Rolle des Vitamin E bei der Verhütung der Herzkrankheit sind nicht erhärtet worden. Empfohlene Nahrungsmittel, die Vitamin E enthalten, sind Pflanzenöle (vor allem Weizenkeim- und Sonnenblumenöl), grüne Blattgemüse und Vollkorngetreide.

Vitamin K ist das letzte der fettlöslichen Vitamine, und es ist unentbehrlich für die Blutgerinnung. Ein Mangel ist praktisch unmöglich, weil zusätzlich zu dem in Gemüsen (vor allem im Sauerkraut) und anderswo enthaltenen Vitamin K der Körper seinen eigenen Vorrat im Darm erzeugt.

Vitamin C bildet die Substanzen, die buchstäblich die Zellen und den Körper zusammenhalten, beschleunigt die Heilung von Wunden und steigert die Widerstandskraft gegen Infektionen. Vitamin C kommt in vielen Früchten und Gemüsen vor und wird auch einer Reihe von Lebensmitteln und Getränken zugesetzt. Die Vorteile *sehr* hoher Dosen hat bis heute niemand nachweisen können.

Vitamin B_1 (Thiamin) trägt zur Funktion des Nervensystems bei, fördert einen normalen Appetit und hilft bei der Energieverwendung durch den Körper. Diese Substanz findet sich in Nüssen, Vollkornprodukten, Hefe und magerem Schweinefleisch.

Vitamin B_2 (Riboflavin) fördert gesunde Haut und Augen und hilft ebenfalls bei der Ausnutzung der Energie. Milch, Joghurt, Hüttenkäse, Hefe und Vollkorngetreide sind ausgezeichnete Quellen für dieses Vitamin.

Niacin ist ein B-Vitamin ohne Ziffer (manchmal auch als B_3 bezeichnet). Es fördert gesunde Haut, Nerven, Verdauung und Energieausnutzung. Unter den natürlichen Quellen des Niacins sind Fleisch, Fisch und Geflügel sowie Erdnüsse, Sojabohnen und Vollkornprodukte. In großen Dosen hat Niacin die Wirkung, die Spiegel von LDL-Cholesterin und Triglyzeriden zu senken, während es den Spiegel des HDL-Cholesterins anhebt. Der Niacinmetabolit Niacinamid verfügt nicht über diese Eigenschaft, erfüllt aber die andern oben genannten Funktionen.

Vitamin B_6 unterstützt die Regeneration der roten Blutkörperchen und hilft, die Aufnahme von Eiweiß, Fett und Kohlenhydraten zu regulieren. Es findet sich in verschiedenen Fleischsorten, Kartoffeln, Sojabohnen, Limabohnen und Vollkornprodukten.

Vitamin B_{12} unterstützt die Erhaltung des Nervengewebes und die normale Blutbildung. Nur tierische Nahrung liefert diese Substanz. Zu den Quellen gehören Fisch, Muscheln, Milch und andere Molkereiprodukte. Strenge Vegetarier müssen sich Vitamin B_{12} zuführen.

Folsäure unterstützt die Erhaltung des Nervengewebes und der Blutkörperchen. Sie kommt hauptsächlich in grünen Blattgemüsen, Nüssen und Hülsenfrüchten vor. Es gibt gewisse Hinweise, daß Frauen, die die Pille nehmen, mehr als die empfohlene Mindestmenge benötigen.

Biotin ist ein weiteres Vitamin der B-Gruppe, ist aber bei den empfohlenen Mengen nicht eigens aufgeführt. In den meisten frischen Gemüsen und in Milch und Fleisch vorhanden, hilft diese Substanz bei der Regulierung des Kohlenhydratstoffwechsels. Es gibt kein Problem mit Mangelerscheinungen.

Pantothensäure ist ein weiteres Vitamin, für das keine Mengenempfehlung angegeben ist. In Vollkorngetreide und Hülsenfrüchten vorkommend, hilft diese Substanz allgemein beim Stoffwechsel.

Mineralstoffe

Täglich empfohlene Mengen hat man für sechs Mineralstoffe festgelegt, nämlich Kalzium, Phosphor, Jod, Eisen, Magnesium und Zink. Zu diesen kommen noch neun weitere Mineralstoffe, die in geringeren Mengen gebraucht werden und von denen man annimmt, daß sie von denselben Nahrungsmitteln geliefert werden, die die sechs wichtigsten Mineralstoffe enthalten. Mineralstoffe werden im allgemeinen für den Aufbau des Körpers und für bestimmte Steuerfunktionen benötigt.

Kalzium wird während des ganzen Lebens benötigt; es ist für die Gesundheit der Knochen und für Steuerfunktionen im Blutserum unentbehrlich. Die Hauptquellen für Kalzium sind Milch und andere Molkereiprodukte. Es ist zwar möglich, Kalzium von Sardinen und Dosenlachs zu bekommen, indem man die Gräten mitißt, aber als tägliche Quelle kommt das für die meisten Menschen nicht in Frage. Gemüse ist ebenfalls keine praktische Quelle, weil man es nicht häufig genug ißt und zu wenig von der Substanz darin enthalten ist. Molkereiprodukte liefern auch das Vitamin D und Phosphor, die zur Bildung des Knochengewebes notwendig sind.

Ein knapper halber Liter Milch oder die entsprechende Menge anderer Molkereiprodukte liefert den größten Teil des Kalziums, das für einen Erwachsenen empfohlen wird. Glücklicherweise enthält Magermilch ebensoviel oder mehr Kalzium als Vollmilch. Um die in einem halben Liter Milch enthaltene Kalziummenge durch Käse zu bekommen, genügen 30 bis 40 Gramm. Hüttenkäse ist in bezug auf Kalzium keine gute Wahl. Beim Joghurt sollte man daran denken, die fettarmen oder fettfreien Sorten auszuwählen. Andere Nahrungsmittel, darunter Sardinen, Vollkornprodukte und verschiedene Gemüse, tragen zum Gesamttagesbedarf bei, können aber Molkereiprodukte nicht wirksam ersetzen.

Bei Frauen ist der Kalziumbedarf besonders groß. Schwangerschaft und Stillzeit verdoppeln den Bedarf an dieser Substanz. Während des Alterungsprozesses neigen Frauen dazu, Kalzium aus den Knochen zu verlieren. Das führt häufig zu der Osteoporose genannten Krankheit, bei der die Knochen schwach und spröde werden. Für Frauen, besonders nach der Menopause, ist es gut, tägliche Kalziumpräparate zu nehmen. Ärzte empfehlen eine tägliche Gesamteinnahme von 1000 Milligramm oder mehr. Am besten ergänzt man Kalzium in der Form von Kalziumkarbonat, da dies dem Körper den größten Prozentsatz von reinem Kalzium zuführt.

Eisen bildet in Verbindung mit Eiweiß Hämoglobin, die rote Substanz in den roten Blutkörperchen, die den Sauerstofftransport zu allen Teilen des Körpers übernimmt. Eisen wird ständig im Körper verbraucht, weshalb ein regelmäßiger Bedarf an diesem Element besteht. Das gilt besonders für Frauen während der Menstruation, die manchmal zusätzlich Eisen nehmen müssen, um ihren Bedarf zu decken. Eisen enthaltende Nahrungsmittel sind Rindfleisch und Getreide, vor allem Vollkornprodukte.

Phosphor bildet gemeinsam mit Kalzium Knochengewebe und unterstützt eine Reihe von Steuerfunktionen. Quellen sind Milch und andere Molkereiprodukte, Fleisch, Fisch, Geflügel, Eier, Vollkornprodukte und Hülsenfrüchte. Phosphor ist oft auch in alkoholfreien Getränken und verarbeiteten Nahrungsmitteln enthalten. Manche Fachleute haben die Meinung geäußert, daß wir zuviel Phosphor aufnehmen und damit ein Ungleichgewicht zwischen Kalzium und Phosphor verursachen. Sie empfehlen, Limonaden und verarbeitete Nahrungsmittel einzuschränken.

Jod trägt dazu bei, die Geschwindigkeit des Energieverbrauchs im Körper zu steuern und verhütet die Kropfbildung. Quellen sind alle Arten von Meeresfrüchten, Trinkwasser und jodiertes Salz, in geringerem Maße auch Milch und Molkereiprodukte. In Gebirgsgegenden treten oft Jodmangel und die daraus resultierende Kropfbildung auf. Zur Verhütung sind bestimmte Meeresfrüchte, Algen und Jodsalz zu empfehlen.

Magnesium hilft beim Stoffwechsel und trägt zur Funktion der Nerven- und Muskelfasern bei. Zu den Quellen gehören Hülsenfrüchte, Vollkornprodukte, Milch, Fleisch, Meeresfrüchte, Nüsse, Eier und frische Gemüse.

Zink ist Bestandteil von Enzymen und Insulin. Es findet sich in Fleisch, Eiern, Austern und anderen Meeresfrüchten sowie in Vollkornprodukten.

Kupfer ist an der Eisenspeicherung beteiligt und spielt eine Rolle bei der Bildung der roten Blutkörperchen. Dieses Element erscheint nicht bei den empfohlenen Mengen, findet sich aber in einer ganzen Reihe von Nahrungsmitteln, darunter Meeresfrüchte, Fleisch, Eier, Hülsenfrüchte, Vollkornprodukte, Nüsse und Rosinen.

Fett

Zwar trifft sicher zu, daß die meisten Menschen in den westlichen Industrieländern viel zuviel Fett verzehren; eine gewisse Menge ist jedoch für Leben und Gesundheit unentbehrlich. Fett liefert unverzichtbare Fettsäuren, nimmt die fettlöslichen Vitamine auf und ist ein integrales Element bei der Umsetzung der gesamten Nahrung. Im Körper ist es ein Bestandteil der Zellwände, bettet lebenswichtige Organe ein und sorgt für Wärmeschutz.

Fette finden sich in tierischen und pflanzlichen Nahrungsmitteln wie auch in allen Getreidearten. Nach der Molekularstruktur werden gesättigte, einfach ungesättigte und mehrfach ungesättigte Fettsäuren unterschieden.

Zu den gesättigten Fettsäuren gehören solche aus tierischen Quellen, aber auch Kokosöl, Palmöl und gehärtete Öle. Gesättigte Fettsäuren sind bei Zimmertemperatur fest oder halbfest. Olivenöl und Erdnußöl, Cashewnüsse und Avocados enthalten recht große Mengen einfach ungesättigter Fettsäuren. Mehrfach ungesättigte Fettsäuren finden sich vor allem in Maisöl, Distelöl und anderen Pflanzenölen. Kein Nahrungsmittel hat ausschließlich eine Fettart, sondern enthält überwiegend die eine oder andere Art.

Die meisten Experten empfehlen, unseren durchschnittlichen Fettverzehr von der typischen Höhe von 40 oder sogar 50 Prozent der Kalorien auf höchstens 30 Prozent der Kalorien zu reduzieren. das bedeutet eine Verringerung des gesamten Fettes – also von Fetten aller Arten. Empfohlen wird, 10 Prozent der Gesamtkalorien als gesättigte, 10 Prozent als einfach ungesättigte und 10 Prozent als mehrfach ungesättigte Fettsäuren zu sich zu nehmen. Bei einem normal aktiven Mann von 150 Pfund heißt das 70 bis 80 Gramm Fett pro Tag oder etwa 25 Gramm von jeder der drei Arten. Wer seine Ernährung noch weiter verändern und sich etwa auf 20 Prozent der gesamten Kalorien als Fett beschränken möchte, wür-

de dann nur 50 Gramm Fett verzehren, gleichmäßig auf die drei Arten verteilt.
Eine derartige Reduzierung mag auf Anhieb drastisch erscheinen, aber glücklicherweise genügt es schon, sich in einigen offensichtlichen Punkten einzuschränken. Gebratene Speisen, sei es zu Hause oder im Lokal, liefern eine große Menge des Fettes, das wir verzehren. Backwaren enthalten volle 50 Prozent der Kalorien als Fett. Fette, die zu Speisen gegeben werden, darunter Butter, Margarine, Öle und Mayonnaise, machen viel aus. Wenn solche Speisen eingeschränkt werden, braucht man sich nicht mehr soviel Gedanken über die versteckteren Formen von Fetten zu machen.
Cholesterin findet sich nur in tierischen Fetten. In Speisen pflanzlicher Herkunft gibt es überhaupt kein Cholesterin. Selbst wenn alles Cholesterin aus der Ernährung durch ein strenges vegetarisches Programm entfernt würde, könnte der Körper genügend produzieren, um seinen Bedarf zu decken. Bei vielen Menschen produziert der Körper sogar zuviel, und auch eine Einschränkung des Cholesterins in der Ernährung reicht nicht aus, um den Spiegel im Blut ganz zu normalisieren. Auch das Fett muß verringert werden, da der Körper Cholesterin aus Fettquellen herstellt. Bei bestimmten Personen müssen zusätzliche Maßnahmen erwogen werden, zum Beispiel die Einbeziehung von Haferkleie und Niacin in die tägliche Ernährung.

Kohlenhydrate

Zucker und Stärke sind die zwei Haupttypen der Kohlenhydrate in der Ernährung. Sie sind chemisch verwandt und werden in erster Linie nach ihrer Molekülstruktur eingeteilt. Daher der Begriff »hochmolekulare« oder »komplexe« Kohlenhydrate, was die bevorzugte Form der Kohlenhydrate in der Ernährung ist.
Es stimmt zwar, daß die meisten unter uns zu viele »niedermolekulare« Zucker verzehren, aber wir dürfen auch nicht vergessen, daß der Körper nicht zwischen dem als Sucrose zugeführten und dem zum Beispiel mit Fruchtsäften aufgenommenen Zucker unterscheidet. Alle Zucker liefern dieselbe Zahl von Kalorien und werden letzten Endes vom Körper zur Glucose umgewandelt, dem

Zucker, der sich im Blut findet. Komplexe Kohlenhydrate, die Stärken, werden vom Körper langsamer als einfacher Zucker umgewandelt und halten somit den Blutzuckerspiegel stabiler, konstanter. Die einfachen Zucker tragen auch eher dazu bei, den Triglyzeridspiegel anzuheben. Vor allem aber enthalten einfache Zucker keine Ballaststoffe.
Ballaststoffe sind eine Form der Kohlenhydrate, von der in letzter Zeit viel die Rede ist. Es gibt zwei Hauptarten von Ballaststoffen: lösliche und unlösliche. Die unlöslichen Arten wie Weizenfaser haben eine günstige Wirkung auf den Darm, indem sie den Prozeß der Stuhlentleerung beschleunigen. Viele Experten glauben, daß Ballaststoffe eine Schutzfunktion gegen Dickdarmkrebs erfüllen. Solche unlöslichen Ballaststoffe werden als nicht nährend bezeichnet, weil sie nicht vom Körper aufgenommen werden. Lösliche Ballaststoffe dagegen können etwas zur Ernährung beitragen.

Wasser

Wenn man aufgefordert wird, die für Gesundheit und Leben unentbehrlichen Nährstoffe zu nennen, zählen nur wenige Menschen Wasser dazu. Dennoch macht es die Hälfte bis drei Viertel des gesamten Körpergewichts aus. Wasser wird zur Produktion von Gewebe gebraucht, wirkt als Lösungsmittel und regelt die Körpertemperatur. Es bringt die Nährstoffe in die Zellen und führt die Abfälle im Urin fort. Wasser ist der Hauptbestandteil des Blutes. Es hilft bei der Verdauung und ist für eine Vielzahl von chemischen Reaktionen erforderlich.
Wir verlieren täglich auf verschiedenen Wegen Wasser. Natürlich wird viel gebraucht, um Urin zu produzieren, der die Körperabfälle wegspült. Wasserverlust gibt es auch durch Schweiß, deutlich sichtbar oder unmerklich. Der Stuhl enthält eine große Menge Wasser. All diese Flüssigkeit muß ersetzt werden.
Erinnern Sie sich an den alten Rat, zwei Liter Wasser am Tag zu trinken? Nun, dieser kluge Rat trifft auch heute noch zu. Das gilt besonders für Personen, die Haferkleie und andere ballaststoffrei-

che Nahrung zu sich nehmen; es wird mehr Wasser gebraucht, um den Stuhl zu bilden und Verstopfung zu verhindern.
Denken Sie daran, daß Haferkleie eine Menge Wasser absorbiert. Es ist sehr viel Flüssigkeit notwendig, um diese Faser in weichem Zustand zu halten, während sie den Verdauungstrakt passiert.
Wasser ist der ideale Durstlöscher, ohne Kalorien oder zugesetzte Chemikalien. Ob es direkt aus der Leitung oder als Tafelwasser aus einer importierten Flasche kommt, Wasser ist genau das richtige. Mineralwasser, koffeinfreier Kaffee oder Tee, Säfte und Milch tragen alle zur Gesamtmenge bei.

Ernährungszusätze

Traditionelle Ernährungswissenschaftler und Diätfachleute bestehen darauf, daß eine ausgewogene Kost alle Nährstoffe liefert, die wir brauchen und daß alle Zusatzstoffe nur teuren Urin zur Folge haben. Auf der anderen Seite wird argumentiert, daß Zusatz- und Ergänzungsstoffe wichtiger sind als die Speisen, die wir essen. Die Wahrheit liegt vermutlich irgendwo dazwischen.
Wie wir gesehen haben, können hohe Dosen des Vitamins Niacin sehr wirksam bei der Kontrolle der Fette im Blut sein. Die Beweise dafür sind überwältigend. Aber gibt es auch Beweise, die für andere Ergänzungsstoffe sprechen?
Kalziumzusätze können das knochenbildende Mineral liefern, das in so vielen Ernährungsformen fehlt. Die Menge von 1–1 1/2 Gramm zu erreichen, die von vielen Fachleuten empfohlen wird, um die Osteoporose zu verhüten, ist nur schwer oder gar nicht durch die Kost allein zu erreichen, obwohl die Ernährung die Stelle ist, wo man anfangen muß. Es ist auch nachgewiesen, daß Kalzium die Ausbreitung von Epithelzellen im Dickdarm verlangsamt und dadurch vor Krebs schützt.
Ein Gutachten nach dem andern zeigt, daß die Kost der meisten Frauen zu wenig Eisen enthält. Auch hier kann die Ernährung allein den Spiegel dieses Minerals nicht auf die Mengen bringen, die Frauen zwischen Pubertät und Menopause brauchen. Eine Ergänzung wäre gewiß hilfreich.
Dann haben Frauen, die orale Verhütungsmittel nehmen, sehr

wahrscheinlich einen Mangel an Folsäure. Das gleiche gilt für diejenigen, die Zigaretten rauchen. Auch hier wird die Ernährung allein wohl nicht genügend Folsäure liefern.

Die Kontroverse um das Vitamin C wird wahrscheinlich noch nicht so bald beendet werden. Ernährungsgutachten zeigen, daß die Kost vieler Männer und Frauen zu wenig von diesem Vitamin enthält. Viele Zahnärzte empfehlen Vitamin C für Patienten mit Zahnfleischentzündungen oder Parodontose (Zahnfleischschwund). Linus Pauling und andere vertreten die Meinung, daß hohe Dosen von Vitamin C die gewöhnliche Erkältung verhindern oder ihre Schwere verringern können. All das hat bewirkt, daß viele Menschen regelmäßig zusätzlich Vitamin C einnehmen.

Wie steht es mit Vitamin E? Einige Jahre lang glaubte man tatsächlich, daß eine zusätzliche Gabe dieses Vitamins die sexuelle Leistung verbessern kann. Aber das trifft wohl nur zu, wenn vorher ein wirklicher Mangel vorgelegen hat. Heute mag es andere Gründe geben, die es geraten erscheinen lassen, der Nahrung Vitamin E zuzusetzen. Vitamin E ist ein Antioxidans, und als solches kann es angeblich gegen Luftverschmutzung und vor Ranzigkeit von Fetten und Ölen in unseren Speisen schützen. Der absolute, eindeutige Beweis steht noch aus, aber die Behauptung erscheint zumindest einleuchtend.

Auch bei den Spurenelementen, die in nur winzigen Mengen in unseren Speisen vorkommen, könnte eine Ergänzung angebracht sein. Wissen Sie ganz genau, wieviel Kupfer, Zink und andere Minerale in der Nahrung sind, die Sie täglich essen? Wahrscheinlich nicht. Andererseits haben sich nie schädliche Wirkungen gezeigt, solange die Ergänzungen sich in den empfohlenen Grenzen halten.

Gewarnt werden muß hingegen vor großen Dosen des Vitamins A. Es gehört zu den fettlöslichen Vitaminen, die im Körpergewebe gespeichert und nicht mit dem Urin ausgeschieden werden. Es sind Dauerschädigungen verzeichnet worden bei Personen, die ihre Kost durch starke Überdosen ergänzt haben.

Besonders bei Personen, die den Anteil des roten Fleisches in ihrer Kost reduzieren, kann es zu einer Unterversorgung mit Vitamin B_{12} kommen. Für Vegetarier erscheint es also sinnvoll, der Kost eine geringe Menge an Vitamin B_{12} zuzusetzen.

In ähnlicher Weise können andere Vitamine der B-Gruppe in der Nahrung zu knapp sein, wenn jemand zum Beispiel unter geistigem oder körperlichem Streß steht. Außerdem kann es für Personen, die hohe Niacindosierungen nehmen, ratsam sein, auf die Ausgewogenheit der B-Vitamine zu achten.
Aufgrund dieser Erwägungen habe ich die persönliche Entscheidung getroffen, meine Kost durch einige Vitamine und Minerale zu ergänzen. Ich möchte zwar andern nicht unbedingt empfehlen, meiner eigenen Regel zu folgen, zögere aber nicht, Ihnen zu sagen, was ich nehme. Zusätzlich zum Niacin nehme ich ein Multivitamin-Mineral-Präparat, das alle Spurenelemente enthält. Außerdem nehme ich eine B-Komplex-Tablette, eine 500-mg-Tablette Vitamin C und auch eine 440-I.E.-Kapsel Vitamin E. Ich bin davon überzeugt, daß diese Zusatzgaben einen gewissen gesundheitlichen Schutz geben.
Als ich vor zwanzig Jahren über Gesundheit und Medizin zu schreiben begann, hielt man Vitamin- und Mineralzusätze für eine vorübergehende Mode. Gründliche wissenschaftliche Forschung hat die Vorteile solcher Zusätze gezeigt, und ich glaube, wir werden weitere Beweise für ihren Nutzen sehen, wenn die Forschung weiter fortschreitet.

Nahrungsauswahl

Es wäre sicher keine gute Idee, mit einer Liste der für den Tag benötigten Nährstoffe in ein Lebensmittelgeschäft oder ein Restaurant zu gehen. Die meisten unter uns denken nicht in Milligramm von diesem oder Gramm von jenem. Es muß also einen besseren Weg geben, um eine ausgewogene Ernährung sicherzustellen.
Es zeigt sich, daß eine der besten Möglichkeiten nicht neu ist. Wie bereits zu Anfang dieses Buches erwähnt, gibt es einen einfachen Ernährungsplan, der von den verschiedenen Nahrungsmittelgruppen ausgeht. Es handelt sich um ein System, mit dem Ernährungswissenschaftler die durchschnittliche Nährstoffzufuhr bestimmten, die man erreicht, wenn man eine Anzahl von Portionen verschiedener Nahrungsarten ißt, die oft als die »vier Nahrungsgruppen« bezeichnet werden.

Die Methode beruht einfach darauf, daß man festgelegte Portionen von Nahrungsmitteln aus den vier Nahrungsgruppen ißt, die die erforderlichen Nährstoffe liefern, um Mangelerscheinungen zu verhüten. Die vier Gruppen sind: die Fleischgruppe, die Milchgruppe, die Obst-Gemüse-Gruppe und die Getreidegruppe. Manche Ernährungswissenschaftler sprechen auch von einer fünften Gruppe (»Extras« oder »Sonstige«), zu der sie Nahrungsmittel zählen, die wenig an Nährstoffen bieten, aber Geschmack und Kalorien beisteuern. Gewürze, Öle, Butter, Zucker und Alkohol werden hierunter eingeordnet.

Sicher trifft zu, daß viele verschiedene Nahrungsmittel einen bestimmten Nährstoff bieten. Doch die vier Gruppen beruhen auf solchen Nahrungsmitteln, die besonders reich an diesen bestimmten Nährstoffen sind.

Die sogenannte »Fleisch«-Gruppe könnte auch »Eiweiß«-Gruppe heißen, da das der Nährstoff ist, von dem die Nahrungsmittel in dieser Kategorie am meisten enthalten. Außer Fleisch gehören zu dieser Gruppe Fisch, Geflügel, Eier, Nüsse und getrocknete Hülsenfrüchte wie Linsen oder gefleckte Feldbohnen.

Es liegt auf der Hand, daß die Nahrungsmittel in dieser Eiweißgruppe auch viel Fett enthalten und eingeschränkt werden sollten. Obwohl Nüsse zum Beispiel kein Cholesterin enthalten, sind sie sehr fettreich. Heißt das, man soll sie ganz streichen? Durchaus nicht. Begrenzen Sie nur die Gesamtmenge. Mäßigung ist das Schlüsselwort. Das trifft genauso auf Fleischsorten zu. Gewiß haben sie einen viel höheren Fettgehalt als Fisch, aber wenn sie richtig zubereitet und eher gegrillt als gebraten werden, haben auch Fleischgerichte einen Platz in einer fett- und cholesterinarmen Diät. Sogar Eier gehören dazu. Aber bei Leuten, die auf die Cholesterinzufuhr achten, kommen die Eidotter in den Ausguß oder in den Hundenapf. Der Rest des Eies ist eine ausgezeichnete Eiweißquelle, hat kein Cholesterin und ist sehr kalorienarm.

Die ideale Methode bei der Auswahl von Nahrungsmitteln aus der Eiweiß- oder Fleischgruppe ist, auf viel Abwechslung zu achten. An einem Tag nehmen Sie Fisch, an einem anderen Pute, am nächsten Tag ein vegetarisches Bohnen-Reis-Gericht, dann ein Kalbfleischgericht und so weiter. Wenn man auf solche Abwechslung achtet, ißt man vielleicht an einem Tag ein bißchen mehr Fett und Cholesterin, aber das macht man wieder gut, indem man am nächsten Tag weniger davon ißt. Auf diese Art bleibt die Fett- und Cholesterinaufnahme im ganzen gesehen beschränkt.

Wieviel ist genug? Diese Frage drückt das Hauptproblem bei unseren typischen Eßgewohnheiten aus. Für manche Männer ist erst ein Porterhousesteak von 700 Gramm eine »Portion« Fleisch. Bei einem Diätetiker oder Ernährungsfachmann ist jedoch eine Fleischportion ungefähr 100 Gramm schwer. Zwei tägliche Portionen von Fleisch, Fisch oder anderer Kost aus dieser Gruppe stillen den Eiweißbedarf und liefern zugleich eine Reihe weiterer Nährstoffe.

Wenn Sie auswählen, was Sie aus der großen Vielfalt von Nahrungsmitteln essen wollen, nehmen Sie sich etwas Zeit für Tabelle 10 am Ende von Kapitel 2, »Sieg nach Punkten«. Sie sehen, daß der Fettgehalt dieser Nahrungsmittel sehr unterschiedlich ist. Die Folge ist, daß in meinem Haushalt Pute an die Stelle von Rind als beherrschende Fleischsorte getreten ist. Wir essen immer noch gern Rind und Kalb, aber es ist ein gelegentlicher Genuß und nicht mehr eine fast tägliche Gewohnheit wie früher.

Wenn man versucht, die Kost so abwechslungsreich wie möglich zu gestalten, gibt es außerdem kaum Gelegenheit, eine Art von Nahrung zu häufig aufzutischen. Wenn es dann doch einmal Rindfleisch gibt, versuchen wir, es in kleineren Mengen als früher zu genießen. Ein ausgezeichnetes Beispiel sind Rindfleischspieße mit Gemüse (s. Rezept *Filet en Brochette,* S. 281). Wir verwenden dafür marinierte Stücke von Filet mignon (100–120 Gramm roh pro Person) mit Pilzen, Tomaten, grünen Paprika und Zwiebeln. Über Holzkohle gegrillt, ist das ein herrlicher Genuß, der genauso aussieht, wie er schmeckt. Dennoch hat das Gericht eine relativ geringe Menge an Fett und Cholesterin. Mit einer gebackenen Kartoffel oder Reis und einer guten Flasche Rotwein serviert, ist es ein fabelhaftes Beispiel, wie schmackhaft cholesterinarme Kost sein kann.

Zunächst mag es schwierig scheinen, die Portionsgrößen so genau zu beachten. Aber hier ist ein Tip, wie man das Problem ganz einfach löst: Wenn Sie ein Pfund Rindfleisch kaufen, teilen Sie es gleich in vier oder fünf gleich große Portionen auf. So haben Sie, wenn Sie dann kochen wollen, für jede Person die richtige Portion. Das gleiche gilt für Fisch, Geflügel oder jedes beliebige Fleisch.

Es ist genauso leicht, Ihren Bedarf aus der Milchgruppe zu bestimmen. Diese Gruppe steuert Kalzium als vorherrschenden Nährstoff bei. Dazu gehören Milch, Joghurt und Käse. Erwachsene brauchen zwei oder mehr Portionen aus dieser Gruppe pro Tag. Das bedeutet zwei Viertellitergläser Milch, zwei Becher Joghurt, zwei 40-Gramm-Portionen Käse oder eine beliebige Kombination dieser Milchprodukte. Selbstverständlich sind die fettarmen oder fettfreien Sorten die besten. Lesen Sie das Etikett, damit Sie sehen, wieviel Fett Sie mit jeder Portion zu sich nehmen. Und verzichten Sie ganz auf die Sorten, die »Sahne« im Namen tragen.

Bei der nächsten Gruppe gibt es kaum Probleme mit dem Cholesterin. Die Obst-Gemüse-Gruppe liefert uns die Vitamine A und C, dazu eine beachtliche Menge Ballaststoffe. Manche Fachleute meinen, man solle Obst und Gemüse trennen, anstatt sie in eine Gruppe zu stecken. Jeden Tag braucht ein Erwachsener zwei Portionen Obst und zwei Portionen Gemüse als Minimum. Hier können Sie Ihren Appetit ohne schlechtes Gewissen befriedigen. Stürzen Sie sich voll auf Mais, Kürbis, Spinat und Salat! Genießen Sie die Früchte der Saison, und prassen Sie auch mit importierten Delikatessen.

Das gleiche gilt für die Getreidegruppe. Dazu gehören alle Brotarten, Getreidekost und Körner, besonders die Vollkornprodukte. Hier ist die Quelle für jede Menge Ballaststoffe, Thiamin (B_1), Eisen, Niacin und wertvolle komplexe Kohlenhydrate. In vielen Ländern rund um die Welt kommen die Hauptnahrungsmittel aus dieser Gruppe: Reis im Osten, Pasta am Mittelmeer, herzhafte Brotsorten in Deutschland. Anstatt an »Fleischklößchen mit Spaghetti« zu denken, sagen Sie lieber »Spaghetti mit ein bißchen Fleisch«. Ein besonderer Vorteil hierbei ist, daß Sie mehr Essen mit weniger Kalorien genießen können. Erwachsene brauchen ein Minimum von vier Portionen täglich aus dieser Gruppe. Hier füllen Sie Ihren täglichen Kalorienbedarf auf. Essen Sie Körner, Brot und Pasta nach Lust und Laune, ohne zuzunehmen.

Im allgemeinen hat man uns beigebracht, daß stärkereiche Speisen dick machen und deshalb eingeschränkt werden sollten, wenn man auf sein Gewicht achtet. In Wirklichkeit bringen Butter und Soße die Kalorien. Brot, Pasta und viele Arten von Vollkornnahrung liefern eine Menge Nährwert pro Kalorie. Denken Sie auch daran, daß Sie Fettkalorien durch Kohlenhydratkalorien ersetzen. Jedes Gramm Fett enthält 9 Kilokalorien, während 1 Gramm Kohlenhydrate nur 4 Kilokalorien liefert. Sie werden feststellen, daß Sie ein enormes Sättigungsgefühl bekommen, wenn Sie mehr kohlenhydratreiche Nahrung essen. Sie werden wirklich staunen, wieviel Sie essen können und dabei Ihr Gewicht halten oder sogar abnehmen.

Die einzige Warnung, die hier ausgesprochen werden muß, bezieht sich auf Kuchen und ähnliche Backwaren. Viele oder die meisten der im Handel erhältlichen Backwaren haben einen hohen Gehalt an Fett und Cholesterin. Wählen Sie Sauerteig- und Vollkornbrot und Backwaren, die auf dem Zutatenetikett keine Eier und kein Backfett verzeichnen. Leider schließt das praktisch alle Plätzchen, Pasteten und Kuchen aus der Bäckerei aus. Baiserkuchen ist eine Ausnahme, da er nur mit Eiweiß hergestellt wird. Die sicherste Methode bei Backwaren ist, sie von Anfang an zu Hause herzustellen und nur fettarme Milch und Eiweiß zu verwenden.

Lesen Sie Kapitel 11, »Mit Verstand einkaufen«, wo Sie Tips und Winke bekommen, wie Sie die besten Nahrungsmittel für eine cholesterinbewußte Kost bekommen. Sie werden feststellen, daß Sie mit einem bißchen Nachdenken praktisch alle Ihre Lieblingsgerichte genießen können. Es gehörten einfach etwas Mäßigung hier und etwas Anpassung dort dazu.

In diesem Buch wird keine tageweise Menüfolge vorgeschlagen. Nach meiner Ansicht, die sich auf jahrelange Erfahrung stützt, beachtet kein Mensch solche Menüs oder nimmt sich die Zeit und macht sich die Mühe, die Vorschläge gewissenhaft zu befolgen. Ich möchte Ihnen dennoch einige Beispiele von typischen Tagesspeiseplänen zeigen, um Ihnen vorzuführen, wie man aus einem großen Angebot auswählen und dabei Fett und Cholesterin in vernünftigen Grenzen halten kann (s. S. 202–204).

Am besten können Sie bestehende Eßgewohnheiten ändern, wenn Sie dabei Ihre Lieblingsrezepte verwenden und in Ihre Lieblingsrestaurants gehen. Man kann nicht ernsthaft erwarten, daß jemand seine lebenslangen Eßgewohnheiten – wenn überhaupt – über Nacht ändert. Aber es ist durchaus möglich, daß man ein paar Korrekturen vornehmen kann. Falls ein Rezept fettreiche Sahne verlangt, nehmen Sie leichte Kondensmilch. Ersetzen Sie beim Backen Butter durch ungehärtete Margarine – und nehmen

Sie nur die halbe Menge. Verwenden Sie zwei Eiweiß statt eines ganzen Eis. Braten Sie mit ganz wenig Margarine oder ohne Fett in einer Spezialpfanne.

Solche Empfehlungen richten sich an die gesamte Bevölkerung und nicht nur an diejenigen, die unbedingt den Risikofaktor Cholesterin reduzieren müssen. Eine an Ballaststoffen und komplexen Kohlenhydraten reiche und an Fetten und Cholesterin arme Kost wird allgemein für das beste für alle gehalten, ob männlich oder weiblich, jung oder alt. Ganz ähnliche Grundsätze gelten auch für Personen, die Diabetes in den Griff bekommen wollen. Nach verbreiteter Ansicht bietet solche Kost Schutz vor einer Reihe von Krebserkrankungen, besonders vor Dickdarm- und Brustkrebs. Die fettarme Kost hat naturgemäß weniger Kalorien und nutzt deshalb den vielen Mitbürgern mit Übergewicht. Alle notwendigen Nährstoffe werden in reichlichen Mengen geliefert und garantieren auch bei Kindern ordentliches Wachstum und Gesundheit. Auf der anderen Seite spricht nicht das geringste dagegen, diese Art von Ernährung ein Leben lang einzuhalten. Der in diesem Buch beschriebene Ernährungsplan garantiert einem eine ausgewogene Kost, die ausreichend Eiweiß, Vitamine und Minerale erhält.

Darüber hinaus legt diese Methode der Ernährung großen Wert auf die reine Freude am Essen. Unser Nahrungsüberfluß sollte geschätzt und genossen werden. Die abwechslungsreiche Kost, für die sich die meisten Fachleute einsetzen, erlaubt uns, die vielen Geschmacksvariationen aus der Fülle der Speisen auszukosten.

Denken Sie daran, daß manche Fleischzubereitungen in Fastfood-Restaurants bis zur Hälfte aus zerkleinerter Haut und Knorpeln bestehen. Hot dogs enthalten Zutaten, die praktisch kein Mensch essen würde, wenn er sie vor sich sehen würde. Lesen Sie die Zutaten auf den Etiketten von manchen Snacks, und fragen Sie sich, ob Sie wirklich Wert darauf legen, an einer chemischen Fabrik zu knabbern. Erinnern Sie sich auch an die Magenbeschwerden und Verdauungsstörungen, die übermäßige Genüsse Ihnen eingetragen haben.

An Stelle dieser »Genüsse« stürzen Sie sich in den Reichtum des natürlichen köstlichen Geschmacks von Speisen, wie sie eigentlich sein sollten. Freuen Sie sich daran! Das ist die ganze Ernährungswissenschaft, die Sie für eine gesunde Kost kennen müssen!

Tabelle 13: Empfohlene tägliche Aufnahme an Energie, Protein sowie wichtigen Vitaminen und Mineralen

Gewicht		Größe				fettlösliche Vitamine			
	Alter			Energie	Protein	Vitamin A (bei Aktivität)		Vitamin D	Vitamin E (bei Aktivität)
	(Jahre)	(kg)	(cm)	(kcal)	(g)	(µg)	(I.E.)	(I.e.)	(mg)
Kleinkinder	0,0–0,5	6	60	kg x 117	kg x 2,2	420	1.400	400	4
	0,5–1,0	9	71	kg x 108	kg x 2,0	400	2.000	400	5
	1–3	13	86	1.300	23	400	2.000	400	7
	4–6	20	110	1.800	30	500	2.500	400	9
	7–10	30	135	2.400	36	700	3.300	400	10
Männer	11–14	44	158	2.800	44	1.000	5.000	400	12
	15–18	61	172	3.000	54	1.000	5.000	400	15
	19–22	67	172	3.000	54	1.000	5.000	400	15
	23–50	70	172	2.700	56	1.000	5.000		15
	51+	70	172	2.400	56	1.000	5.000		15
Frauen	11–14	44	155	2.400	44	800	4.000	400	12
	15–18	54	162	2.100	48	800	4.000	400	12
	19–22	58	162	2.100	46	800	4.000	400	12
	23–50	58	162	2.000	46	800	4.000		12
	51+	58	162	1.800	46	800	4.000		12
Schwangere				+ 300	+ 30	1.000	5.000	400	15
Stillende				+ 500	+ 20	1.200	6.000	400	15

Quelle: Food and Nutrition Board, National Academy of Sciences/National Research Council

wasserlösliche Vitamine							Minerale					
Ascorbinsäure Vitamin C (mg)	Folsäure (µg)	Niacin (mg)	Riboflavin (B_2) (mg)	Thiamin (B_1) (mg)	Vitamin B_6 (mg)	Vitamin B_{12} (µg)	Kalzium (mg)	Phosphor (mg)	Jod (µg)	Eisen (mg)	Magnesium (mg)	Zink (mg)
35	50	5	0,4	0,3	0,3	0,3	360	240	35	10	60	3
35	50	8	0,6	0,5	0,4	0,3	540	400	45	15	70	5
40	100	9	0,8	0,7	0,6	1,0	800	800	60	15	150	10
40	200	12	1,1	0,9	0,9	1,5	800	800	80	10	200	10
40	300	16	1,2	1,2	1,2	2,0	800	800	110	10	250	10
45	400	18	1,5	1,4	1,6	3,0	1200	1200	130	18	350	15
45	400	20	1,8	1,5	2,0	3,0	1200	1200	150	18	400	15
45	400	20	1,8	1,5	2,0	3,0	800	800	140	10	350	15
45	400	18	1,6	1,4	2,0	3,0	800	800	130	10	350	15
45	400	16	1,5	1,2	2,0	3,0	800	800	110	10	350	15
45	400	16	1,3	1,2	1,6	3,0	1200	1200	115	18	300	15
45	400	14	1,4	1,1	2,0	3,0	1200	1200	115	18	300	15
45	400	14	1,4	1,1	2,0	3,0	800	800	100	18	300	15
45	400	13	1,2	1,0	2,0	3,0	800	800	100	18	300	15
45	400	12	1,1	1,0	2,0	3,0	800	800	80	10	300	15
60	800	+ 2	+0,3	+0,3	2,5	4,0	1200	1200	125	18+	450	20
80	600	+ 4	+0,5	+0,3	2,5	4,0	1200	1200	150	18	450	25

11. Mit Verstand einkaufen

Der Ort, wo Sie anfangen, Ihre Eßgewohnheiten und die der ganzen Familie zu verbessern, ist Ihr Lebensmittelgeschäft oder der Supermarkt. Ein bißchen Planen kann die Art, wie Sie essen, enorm verändern und sehr dazu beitragen, Ihren Cholesterinspiegel zu verändern. Sie werden dabei Zeit und Geld sparen und schließlich ein ganz neues Vergnügen am Essen finden.

Seit Jahren haben Haushaltsberater kostenbewußten Hausfrauen empfohlen, einen Einkaufszettel zu benutzen. Das mag sich nicht gerade nach einer weltbewegenden Idee anhören, aber es ist eine Tatsache, daß viele oder sogar die meisten Käufer ohne rechte Vorstellung, was sie einkaufen wollen, in den Laden gehen. Die Einkäufe entspringen einem Impuls, und die Rechnung an der Kasse ist oft höher als erwartet. Eine Liste zu machen und sich daran zu halten hilft, Geld zu sparen.

Gleichzeitig werden kalorienbewußte Käufer davor gewarnt, sich hungrig in die Gänge eines Supermarktes zu wagen. Wir haben es alle schon getan, und das Erlebnis ist immer das gleiche: Wir kaufen mehr Lebensmittel, als wir eigentlich möchten oder brauchen – und die falsche Art von Lebensmitteln. Wieder werden die Lebensmittel nur aufgrund impulsiver Entscheidungen gekauft und nicht aufgrund nüchterner Überlegungen.

Sie haben das alles vermutlich schon öfter gehört. Aber jetzt ist es an der Zeit, diese Vorschläge in die Tat umzusetzen, um Lebensmittel im Hinblick auf gesünderes Essen nach vernünftigen Gesichtspunkten einzukaufen. Lassen Sie mich noch einen weiteren Vorschlag machen, besonders für Ihre ersten cholesterinbewußten Einkäufe: Gehen Sie ins Geschäft, wenn sie viel Zeit haben. Hetzen Sie sich nicht. Machen Sie das Einkaufen zu einem Lernerlebnis.

Kommen wir nun zu ein paar Einzelheiten. Zuerst lernen wir eine neue Methode, den Einkaufszettel zusammenzustellen. Erinnern Sie sich, daß man ausgewogene Kost am besten auf der Grundlage der vier Nahrungsgruppen auswählt. Jeden Tag wollen wir Speisen aus der Fleisch-, Milch-, Obst/Gemüse- und Getreidegruppe essen. Auf diese Art bekommen wir, wie wir im vorigen Kapitel erfahren haben, alle notwendigen Nährstoffe ohne eine Menge Kalorien und ohne eine Menge Fett und Cholesterin.

Der Einkaufszettel für die Fleischgruppe

Die Kategorie der Fleischgruppe schließt eine große Vielfalt eiweißreicher Lebensmittel ein. Manche sind besser für unsere Ernährung geeignet als andere. Zu oft sehen wir vor unserem geistigen Auge eine blutige Scheibe Rindfleisch, wenn wir an Fleisch denken. Aber das Wort »Fleisch« schließt Kalbfleisch, Fisch, Huhn, Pute und, im Sinne eines Eiweißspenders, Eier und getrocknete Bohnen ein.

Fangen wir beim Rindfleisch an. Es gibt keinen Grund, rotes Fleisch völlig vom Speiseplan zu streichen, besonders, wenn Sie es wirklich gern essen. Wählen Sie solche Stücke aus, die den geringsten Fettgehalt haben, wie die Tabellen in Kapitel 2, »Sieg nach Punkten«, zeigen. Beachten Sie auch, daß diese Zahlen sich auf eine gekochte Portion von etwa 100 Gramm beziehen, von der das sichtbare Fett gründlich weggeschnitten ist. Beim Einkaufen rechnen Sie also ruhig 25 Gramm mehr pro Person.

Aber wenn Sie es nicht schon längst getan haben, erweitern Sie nun Ihre Fleischauswahl. Kalbfleisch zum Beispiel ist eine köstliche Alternative, die erheblich weniger Fettgehalt hat. Gehacktes vom Kalb enthält etwa 10 Prozent Fett, während das magerste Rindsgehackte etwa 15 Prozent hat. Am wenigsten Fett hat natürlich Schabefleisch (Tatar). Probieren Sie Kalbsgehacktes oder Schabefleisch für Hamburger, Chili und jedes andere Rezept, das Rindsgehacktes verlangt.

Am wenigsten Fett bekommen Sie, wenn Sie Geflügel kaufen. Putenbrust zum Beispiel hat weniger als 5 Prozent Fett. Achten Sie darauf, daß ich von Puten*brust* rede, nicht von Haut oder dunk-

lem Fleisch. Haut enthält über 39 Prozent Fett. Dunkles Fleisch hat mehr als 6 Prozent. Diese Zahlen geben den Durchschnitt an, wobei junge Vögel weniger Fett und ältere Vögel mehr haben.
Für ein besonders mageres Geflügelgehacktes bitten Sie den Metzger, Haut und Knochen von einer Putenbrust zu lösen und die Brust wie Rinderhack durch den Wolf zu drehen. Fragen Sie bei der Gelegenheit auch gleich nach Putenschnitzeln, die Sie in passenden Mengen abgepackt im Gefrierschrank aufheben können.
Huhn ist eine weitere ausgezeichnete Eiweißquelle ohne viel Fett und Cholesterin. Denken Sie aber auch hier daran, daß dunkles Fleisch mehr Fett enthält. Hähnchenbrüste sind am besten, und es gibt Hunderte von Möglichkeiten, sie zuzubereiten.
Anderes Geflügel ist nicht so gut für Sie. Sowohl Ente als auch Gans enthalten viel Fett und sollten besonderen Anlässen vorbehalten bleiben, wenn Sie nicht ganz auf dieses Geflügel verzichten wollen.
Als nächstes sollte auf Ihrem Einkaufszettel viel Fisch stehen. Falls Sie nicht bereits ein begeisterter Fischesser sind, sind hier ein paar Möglichkeiten, wie Sie diese Alternative zu Fleisch schätzen und genießen lernen können. Die meisten Fischhasser essen dennoch gern Thunfisch in Salaten oder Sandwichs. Verwenden Sie einmal Dosenlachs bei manchen Rezepten, für die eigentlich Thunfisch verlangt wird.
Liebhaber von Schalentieren haben bereits in Kapitel 5 erfahren, daß frühere Zahlen für den Cholesteringehalt wegen fehlerhafter Untersuchungsmethoden stark übertrieben waren. Garnelen und Hummer enthalten eine gewisse Menge Cholesterin. Aber alle Schalentiere weisen nur Spuren von Fett auf. Außerdem neigen wir im großen und ganzen dazu, von Schalentieren kleinere Mengen auf einmal zu essen als von Fleisch, so daß ein paar Garnelen wirklich nicht weh tun. Der 1. Preis im Wettbewerb um wenig Fett und Cholesterin bei Meeresfrüchten geht allerdings an die beliebte und vielseitige Kammuschel.
Auch wenn Sie Fisch in der bequemen tiefgekühlten und panierten Form vorziehen, können Sie ihn weiterhin genießen, aber gewöhnen Sie sich an, die Etiketten genau zu lesen. Manche Panaden sind mit Eidottern und sehr viel Fett gemacht.
Wenn Sie frischen Fisch wählen, lassen Sie sich von Ihrem Gau-

men leiten. Da mehr und mehr Leute gelernt haben, Fisch zu genießen, ist die Vielfalt und Auswahl des Angebots mächtig gewachsen. Sie müssen nicht nahe dem Meer leben, um die frischsten Filets zu bekommen.

Als nächstes kommen wir in die Wurstabteilung – die Fallgrube für viele von uns. Das dumme an diesen Produkten ist, daß sie fast immer eine ungesunde Menge Fett enthalten. Eine einzige Scheibe Salami hat 9 bis 12 Gramm Fett, und ich habe noch keinen gekannt, der nur *eine* Scheibe gegessen hat. Eine gleichgroße Scheibe magerer Speck hat dagegen nur 3 Gramm. Ein anderer guter Tip sind aufgeschnittene Putenbrust und Schinken. Sie staunen, daß Schinken auf der Liste steht? Schauen Sie in der Liste nach, und Sie werden sehen, daß Schinken nicht mehr als 3 Prozent Fett enthält.

Die meisten Wurstsorten haben einfach viel zuviel Fett und enthalten außerdem eine gehörige Portion Natrium. Eine gute Alternative ist magere Geflügelwurst (Putenwurst) mit weniger als 5 Prozent Fett, auch deutsches Corned Beef gehört zu den fettärmeren Fleischprodukten. Bei den Rezepten am Ende dieses Buches finden Sie einen Vorschlag, wie Sie Wurst nach Hausmacherart mit gehackter Putenbrust selbst zubereiten können. Und noch ein Tip: Im Reformhaus erhalten Sie Sojawürste und Frühstückspasteten, die keinerlei tierische Fette enthalten.

Eier – eine ausgezeichnete Eiweißquelle – leisten einen der höchsten Beiträge an Cholesterin. Ein einziger Eidotter enthält ja schon 250 Milligramm Cholesterin. Die einzige Alternative ist, nur die Eiweiße zu essen und die Eidotter ganz wegzulassen. Die Eiweiße sind eine ausgezeichnete Proteinquelle ohne jedes Cholesterin.

Weil in der Fleischgruppe die Nahrungsmittel zusammengefaßt sind, die besonders viel Eiweiß liefern, zählt man auch getrocknete Hülsenfrüchte und Erdnußbutter dazu. Zu den getrockneten Hülsenfrüchten gehören Linsen, weiße Bohnen, gefleckte Feldbohnen, Kichererbsen, Kidneybohnen und andere. Sie können sie auch als Konserven kaufen, wenn Sie das Kochen sparen wollen. Getrocknete Hülsenfrüchte haben, wie gezeigt worden ist, die Cholesterinwerte erheblich senken können. Probieren Sie sie in Salaten, Suppen und anderen Gerichten, zum Beispiel Dips.

Erdnußbutter ist etwas problematisch. Sie ist zwar cholesterin-

frei, enthält aber eine ganze Menge Fett. Ein Eßlöffel enthält mehr als 7 Gramm. Das gleiche gilt für alle Nüsse. Ein Eßlöffel gehackte Walnüsse enthält 4,8 Gramm Fett. 100 Gramm Mandeln liefern 55 Gramm Fett, und bei Haselnüssen sind es sogar 61 Gramm.
Eine gute Alternative für alle, die den festen Biß an Nüssen schätzen, sind Eßkastanien. Sie schmecken herrlich, wenn sie in der Schale geröstet sind. Kerben Sie sie einfach ein und lassen sie eine Stunde bei 175° C im Backofen rösten. Schälen Sie sie, wenn sie abgekühlt sind, und lassen sie sich schmecken. Zwei große Kastanien enthalten nur 0,2 Gramm Fett. Essen Sie also ruhig eine Handvoll! Sie müssen sich jedoch darüber im klaren sein, daß sie nicht kalorienfrei sind. Der Kohlenhydratgehalt ergibt 29 Kilokalorien bei diesen zwei Kastanien. Aber im Gesamtbild Ihrer Kost an einem ganzen Tag ist das eigentlich nicht viel.

Der Einkaufszettel für die Milchgruppe

Milchprodukte liefern, wie wir schon in der Schule gelernt haben, die Mehrheit des Kalziums in der Ernährung. Nun ist es sicher wahr, daß wir unser Leben lang einen Kalziumbedarf haben, aber wir wollen ja Fett und Cholesterin vermeiden. Also muß die Auswahl aus dieser Gruppe entsprechend getroffen werden.
Wählen Sie fettfreie oder fettarme Milch anstatt Vollmilch. Die Unterschiede sind enorm. Vollmilch enthält 9 Gramm Fett pro Viertelliterglas. Fettarme Milch hat 4 Gramm, und in fettfreier Milch ist nur noch eine Spur übrig. Das Cholesterin verschwindet gleichzeitig mit dem Fett. Nach einer Weile werden Sie den leichteren, frischeren Geschmack tatsächlich vorziehen. Fangen Sie an, sich die Vollmilch abzugewöhnen. Steigen Sie erst auf die fettarmen und danach auf die fettfreien Sorten um.
Das gleiche trifft auf Käse zu. Fangen Sie an, sich die entsprechenden Werte aus der Liste einzuprägen und auf die Angaben auf der Packung zu achten. 100 Gramm amerikanischer Cheddar haben saftige 30 Gramm Fett, Harzer Käse dagegen nur 0,7 Gramm. Vollfetter Camenbert (60 Prozent Fett i.Tr.) enthält 34 Gramm, bei der etwas weniger festen Sorte (45 Prozent Fett i.Tr.) sind es nur noch

22 Gramm, und bei der 30prozentigen kommen Sie auf 13 Gramm. Ebenso ist es auch bei vielen anderen Käsesorten.

Eine gute Möglichkeit, den Käsegeschmack ohne das ganze Fett in die Speisen zu bekommen, ist geriebener Parmesankäse. Ein Eßlöffel hat nur 1,5 Gramm Fett. Aber 100 Gramm des harten Parmesankäses haben immerhin 25 Gramm.

Behalten Sie immer im Kopf, daß die Cholesterinmenge parallel mit dem Fettgehalt fällt. Also ist natürlich in den fettarmen Sorten viel weniger Cholesterin als in den normalen Sorten.

Lesen Sie die Etiketten auch, wenn Sie in die Joghurtabteilung kommen. Sie stoßen bei den verschiedenen Sorten auf große Unterschiede. Die am häufigsten verzehrte Joghurtart ist aus Vollmilch und hat etwa 3,5 Gramm Fett pro 100 Gramm. Fettarme Sorten haben nur 1,5 Gramm. Magersorten dagegen haben praktisch überhaupt kein Fett. Auch der Kaloriengehalt schwankt stark zwischen den verschiedenen Joghurtarten und -zubereitungen, je nachdem, wieviel Fett und Zucker sie enthalten. Lesen Sie den Aufdruck.

Wie steht es mit den anderen Milchprodukten? Sauerrahm kann leicht durch fettfreien Joghurt ersetzt werden, um eine Menge Fett und Cholesterin einzusparen. Sahne enthält viel Fett und Cholesterin. Synthetische Produkte wie Kaffeeweißer sind nicht unbedingt jedermanns Geschmack. Eine gute Alternative ist fettarme oder »leichte« Kondensmilch. Verwenden Sie sie immer, wenn für ein Gericht Sahne, Schlagsahne oder Vollmilch angegeben sind. Sie hat viel »Körper« dank des Zusatzes von festen Bestandteilen fettfreier Milch. Sie kann sogar geschlagen werden. Probieren Sie es mit einem bißchen Eiweiß, einer Prise Zucker und einer Spur Vanilleextrakt. Am besten gelingt es, wenn Sie die Mischung und den Schneebesen vorher kühlen. Milch- und Käseprodukte mit reduziertem Fettgehalt werden bei uns oft mit dem Zusatz »leicht« oder unter dem Markennamen »Du darfst« angeboten.

Der Einkaufszettel für Obst und Gemüse

Lassen Sie sich Zeit für die Obst- und Gemüseabteilung Ihres Geschäfts. Gehen Sie auch auf den Markt oder in spezielle Obst- und Gemüseläden. Bleiben Sie an den Ständen auf der Straße stehen. Probieren Sie die verschiedenen Früchte und Gemüse aus dem ganzen Land und aus aller Welt aus. Sprechen Sie mit Fachverkäufern und lassen sich sagen, wie man manche exotischeren Arten anrichtet und kocht.

Da Sie nun Geld sparen, weil Sie weniger Fleisch und Käse essen, können Sie etwas davon für Früchte und Gemüse ausgeben, auf die Sie vielleicht bisher verzichtet haben.

Es gibt nur eine Frucht, mit der Sie sparsam umgehen sollten: Avocados haben 16,4 Gramm einfach ungesättigte Fettsäuren pro 100-Gramm-Portion. Cholesterin gibt es natürlich nicht, da es nur in tierischen Nahrungsmitteln vorkommt. Obwohl einfach ungesättigte Fettsäuren schon viel besser als gesättigte sind, verzehren Sie damit dennoch eine ganze Menge Fett. Wenn Sie den besonderen Geschmack und das zarte Fleisch von Avocados gern essen, halten Sie die Portionen klein.

Mit dieser einen Ausnahme können Sie alle Früchte und Gemüse, die auf dem Markt sind, genießen. Konservierte und tiefgekühlte Gemüse enthalten fast alle Nährstoffe der frischen Sorten, meist bei niedrigeren Preisen. Aber wenn Sie Sorten in Dosen kaufen, prüfen Sie auf dem Etikett den Natriumgehalt oder wählen Sie salzlose Marken. Tischfertige Tiefkühlgemüse können Rahm enthalten. Wählen Sie solche, die ohne Fett oder nur mit Pflanzenfett zubereitet sind.

Obstkonserven können auch als leckere Desserts oder als Snack verwendet werden. Am besten wählt man die Sorten, die in klarem Wasser oder im eigenen Saft konserviert sind – anstelle der Sorten in dickem Sirup, der eine Menge Kalorien enthält.

Der Einkaufszettel für Getreideprodukte

Zu dieser Gruppe gehören sämtliche Nahrungsmittel, die aus dem Getreidekorn hergestellt werden. Sie sind ein wichtiger Teil der Ernährung, weil sie Ballaststoffe, Kohlenhydrate und viele Vitamine aus der B-Gruppe liefern. Aber auch hier gilt es, die Etiketten zu lesen, damit Sie genau wissen, was Sie essen.

Backwaren aus dem Handel sind oft mit Eigelb, Fett oder beidem hergestellt. Aber wenn Sie ein wenig suchen, können Sie immer Sorten finden, die wenig oder gar nichts davon enthalten. Achten Sie darauf, daß sie zumindest nur ungehärtete, pflanzliche Fette enthalten.

Die meisten Kekse, Kräcker und ähnlichen Kleingebäckarten werden mit Butter oder anderen tierischen Fetten zubereitet, manchmal mit beachtlichen Mengen. Ich kaufe lieber die Produkte, die mit wenig Pflanzenöl hergestellt sind. Natürlich sollten Sie auch auf Speckbrötchen und ähnliches verzichten.

Wie sieht es bei Pasta und Nudeln aus? Die meisten Spaghetti und andere Pastaarten sind nur aus Mehl und Wasser gemacht. Aber Eiernudeln enthalten natürlich Eier; das macht 50 Milligramm Cholesterin pro gekochte Tasse Nudeln. Aber Sie können leicht ohne Ei hergestellte Nudeln finden.

Verstecktes Cholesterin enthalten auch alle fertigen Backmischungen für Kuchen und Pfannkuchen, die mit Eigelb hergestellt sind. Am besten ist es, wenn Sie Ihre Teigmischungen für Pfannkuchen und Kuchen selbst machen. Verwenden Sie die Rezepte am Ende des Buches dazu.

Bei den Frühstücksgetreiden und Müslimischungen sind Fett und Cholesterin kein Problem, dafür aber Zucker. Die altmodischen Sorten ohne Zuckerzusatz sind immer noch die besten. Natürlich werden Sie jetzt dem Frühstücksgetreide oder Müsli auch Haferkleie beimischen und außerdem Haferkleie zum Backen und in Form von Brot, Brötchen, Muffins und dergleichen verwenden. Rezepte dafür finden Sie in Kapitel 13, »Wundermuffins und köstliche Kleiebrote«.

Eine letzte Bemerkung noch zu den Nahrungsmitteln in der Brot-Getreide-Gruppe. Die Werbetexter haben das Käuferpublikum davon überzeugt, daß Müsli-Riegel und dergleichen ein gesunder, nahrhafter »natürlicher« Snack seien. Ein Blick auf die Zutatenliste zeigt, daß sie oft jede Menge Zucker und Fett enthalten. Ein besserer Snack sind die vielen Arten von Trockenfrüchten (Rosinen, Pflaumen, Aprikosen, Bananen, Äpfel, Birnen), die Sie in jedem Lebensmittelgeschäft erhalten oder sich leicht selber herstellen können. Achten Sie beim Einkauf nur darauf, daß sie ohne Fett, Öl, Zucker oder Honig hergestellt sind. Füllen Sie die Trockenfrüchte, hübsch gemischt, in Schalen oder Gläser, damit sie zur Hand sind, wenn Sie einen Drang zum Naschen verspüren. Und gönnen Sie sich selbst ab und zu ein paar ganz besondere Leckerbissen aus dem reichhaltigen Angebot.

Einkaufszettel für »Sonstige«

Außer den Grundnahrungsmitteln, die wir besprochen haben, steht auf den meisten Einkaufszetteln eine lange Liste von Lebensmitteln, die am besten unter »Sonstige« geführt werden. In diese Kategorie kann man die Öle und Fette, Zucker, Gewürze und Kräuter sowie viele geschmackliche Zutaten einordnen. Sie bieten eher Freude am Essen als wertvolle Nährstoffe, und die Auswahl sollte sorgfältig getroffen werden.

In der Gruppe Fette und Öle gibt es ein paar Artikel, die man am besten einfach ganz wegläßt. Das sind Butter, Schweineschmalz, Margarine mit gehärteten oder teilweise gehärteten Ölen und alle Lebensmittel, die laut Aufdruck eines oder mehrere dieser Fette und Öle in nennenswerter Menge enthalten. Dazu kommen Palm- und Kokosöl, die einen hohen Anteil gesättigter Fettsäuren enthalten. Palmöl und Kokosöl werden oft in handelsüblichen gebratenen oder gebackenen Waren verwendet. Versuchen Sie wenigstens, in Ihrem Einkaufswagen diese Produkte einzuschränken.

In der Diskussion darüber, welches von den Pflanzenölen denn nun das beste sei, ist noch keine Entscheidung gefallen, aber die Tatsachen machen die Entscheidung einfach. Ungeachtet dessen, was die Werbeleute über ihre jeweiligen Produkte sagen, ist es eine Tatsache, daß *kein* Pflanzenöl Cholesterin enthält.

Natürlich gibt es Unterschiede im Gehalt an mehrfach ungesättigten Fettsäuren. Ja, Distelöl hat mehr als Maisöl. Aber der Unterschied wird durch die einfach ungesättigten Fettsäuren, die ebenso wünschenswert sind, wettgemacht. Tatsächlich sind einfach ungesättigte Fettsäuren besser in der Lage, den schützenden HDL-Spiegel zu erhalten als die mehrfach ungesättigten.

Bei Allzweckspeiseöl haben Sie also freie Wahl und entscheiden nach persönlicher Vorliebe und Preis. Hinsichtlich der Gesundheit ist eines so gut wie das andere.

Aber vielleicht möchten Sie zwei Öle zusätzlich zu Ihrem gewohnten Pflanzenöl kaufen. Wie in Kapitel 5 besprochen, bestehen Olivenöl und Erdnußöl hauptsächlich aus einfach ungesättigten Fettsäuren, und in bestimmten Ländern, in denen sie vorwiegend verwendet werden, haben sie zu einer Senkung der Cholesterinspiegel ohne Reduzierung der schützenden HDL-Spiegel beigetragen. Beide sind auch von ihrem Eigenaroma her eine Bereicherung für jede Küche.

Unabhängig von der Ölsorte ist es allerdings das beste, den Gesamtverbrauch zu begrenzen. Eine sehr schöne Möglichkeit dazu bietet das Kochen mit Spezialpfannen, bei denen man nur wenig oder gar kein Öl braucht (beschichtete Pfannen oder Grillpfannen mit geriffeltem Wabenboden).

Wir lassen die Speiseöle hinter uns und kommen zu den Salatsoßen. Auch hier lesen Sie am besten zunächst die Etiketten. Achten Sie darauf, wieviel Gramm Fett in jeweils 100 Gramm enthalten sind. Das heißt noch nicht, daß man unbedingt nur die kaufen soll, die die geringste Menge haben, unabhängig vom persönlichen Geschmack. Man könnte genausogut daran denken, ein bißchen weniger von einer bestimmten Lieblingsorte zu verwenden oder sich eine fettarme Salatsoße selbst herzustellen.

Sie werden wahrscheinlich überrascht sein, wie unterschiedlich die Fettanteile in den marktgängigen Soßen und Dressings sind. Machen Sie aus Ihrem Einkaufsbummel eine Lernerfahrung, indem Sie am Regal stehenbleiben und die Etiketten lesen, bevor Sie die Lebensmittel kaufen. Auch Produkte völlig ohne Öl sind erhältlich. Mit der Zeit wissen Sie, welche Marken und Sorten Sie auswählen.

Viele Leute ziehen es vor, sich ihre Salatsoßen selbst herzustellen. Wenn Sie dabei nicht ganz auf Mayonnaise verzichten wollen, schlage ich vor, fettarme Mayonnaise zu verwenden. Noch besser wäre es, die Mayonnaise durch fettfreien Joghurt zu ersetzen. Wenn für ein Soßenrezept Öl gebraucht wird, nehmen Sie einfach die Hälfte der angegebenen Menge und dafür mehr von anderen Flüssigkeiten.

Der nächste große Kalorienspender im Supermarkt und in unserer Kost ist Zucker. Molasse, Rohzucker, Farinzucker, Kristallzucker, Kandiszucker – sie sind alle gleich hinsichtlich der Kalorien und der Art, wie Ihr Körper sie verdaut. Sucrose ist Sucrose, gleich, woher sie stammt. *Alle* Zucker, einschließlich Honig und Fructose, werden schließlich vom Körper in Blutzucker oder Glucose umgewandelt.

Die Wahl der Sorte und Menge des Zuckers, die Sie in Ihrer Kost wünschen, hängt also allein vom persönlichen Geschmack und dem Taillenumfang ab. Während Zucker den Cholesterinspiegel nicht direkt anhebt, kann er zu Übergewicht und erhöhtem Triglyzeridspiegel führen.

Das bringt uns zur nächsten Kategorie in der Gruppe der »Sonstigen«. Desserts stellen ein gewisses Problem für diejenigen unter uns dar, die Fett und Cholesterin begrenzen wollen. Das gleiche trifft bei Snacks zu. Eis, Torten, Kuchen, Plätzchen und andere Leckereien strotzen vor Fett und Cholesterin. Je mächtiger und schmackhafter sie sind, desto höher sind die Anteile dieser unerwünschten Stoffe. In vielen Fällen kann man nur raten, diese »Sonstigen« ganz wegzulassen.

Anstelle von Sahneeis wählen Sie Fruchteis. Probieren Sie die verschiedenen Arten von Sorbets. Lesen Sie die Etiketten, und Sie werden sehen, daß manche fast nur aus Fruchtsaft oder Fruchtfleisch bestehen. Solche Sorbets sind wirklich köstlich und in vielen anderen Ländern schon lange ein besonderer Genuß.

Eine andere Alternative können die vielen Joghurt-, Dickmilch- und Sauermilch-Delikatessen sein. Aber achten Sie darauf, solche Sorten auszuwählen, die möglichst fett- und zuckerarm sind.

Bei den Kuchen und Plätzchen gibt es wenige akzeptable Sorten außer dem amerikanischen Baiser- oder Biskuitkuchen (Angel cake), der nur mit Eiweißen, keinen Dottern, hergestellt wird. Wenn Sie ein echter Kuchen- und Plätzchenfreund sind, lohnt sich vielleicht die Mühe, von vornherein auf die selbstgemachten Backwaren zurückzukommen. Dann können Sie sich nämlich gleich auf Eiweiß und Pflanzenöle beschränken.

Endlich kommen wir zu der Kategorie der Getränke. Hier gibt es wenige Einschränkungen. Viele sind bei uns auf den Geschmack gekommen, in Flaschen abgefülltes Wasser zu trinken, sei es sprudelndes oder stilles, importiertes oder einheimisches. Man kann sogar natriumarme Wasser finden. Außerdem gibt es eine ganze Reihe von kalorienfreien alkoholfreien Getränken, die mit Süßstoff gesüßt sind, der keinen bitteren Nachgeschmack hinterläßt. Ich persönlich halte es mit Vorliebe so: Ich suche mir alkoholfreie Getränke ohne Zucker aus und verwende den Zucker dafür beim Kochen und Backen. Auch das ein guter Kompromiß. Ich merke bei den Getränken keinen großen Unterschied, aber ich schätze die Süße auf der Zunge bei meinen Haferkleiemuffins und selbstgebackenen Plätzchen.

Der Zweck Ihres Einkaufszettels ist also, Lebensmittel auszuwählen, die der Gesamtmenge an Fett, Cholesterin und Zucker entsprechen, mit der Sie täglich auskommen wollen. Natürlich können Sie anhand der Angaben auf den Lebensmitteln und der Listen in diesem Buch gleichzeitig auch kontrollieren, wieviel Natrium Sie zu sich nehmen.

Falls Sie wie ich das Fett auf 50 Gramm am Tag begrenzen wollen, ist es ziemlich einfach im Auge zu behalten, wann dieses Quantum erreicht ist. Die drei Muffins, die ich morgens esse, liefern insgesamt 10,5 Gramm Fett. Verwendet man das ölfreie Rezept, fällt sogar dieses Fett fast völlig weg. Milch, Kaffee, Saft oder andere Getränke haben wenig oder kein Fett. Zum Lunch esse ich vielleicht ein Sandwich mit Thunfischsalat. Der Thunfisch, den ich verwende, ist in Wasser eingelegt und hat nur 0,8 Gramm Fett pro 100-Gramm-Portion. Ich nehme auch einen Eßlöffel fettreduzierte Mayonnaise dazu, das sind 4 Gramm Fett. Durch meine Getränke kommt kein Fett dazu, auch nicht durch das Obst, das ich nachmittags esse.

Bis jetzt bin ich bei einer Gesamtmenge von 15 Gramm Fett und habe noch 35 Gramm vor mir. Als Abendessen kann ich mir Kalbsschnitzel genehmigen (durchwachsen 10,6 Gramm pro 100 Gramm), gemischten grünen Salat mit einer Soße aus Blauschimmelkäse (7 Gramm pro Eßlöffel), Spaghetti mit einer fertigen Soße (1 Gramm bei drei Eßlöffeln),einen Eßlöffel geriebenen Parmesankäse (1,5 Gramm) und einen Tapiokapudding zum Nachtisch (3,1 Gramm pro 100-Gramm-Portion). Das macht zusammen ungefähr 23 Gramm zum Abendessen, immer noch unter meiner zugeteilten Gesamtmenge. Ich behalte das im Kopf, und am nächsten Tag bin ich vielleicht in einem Restaurant, wo ich kein schlechtes Gewissen zu haben brauche, wenn ich Pommes frites bestelle.

Probieren Sie es selbst aus. Denken Sie über die Kost eines Tages nach. Stellen Sie einige Menüs für sich zusammen, und fangen Sie an, die Gramm Fett, die in jeder Speise enthalten sind, zusammenzurechnen. Sie werden sicher staunen, wieviel Essen und wieviel verschiedene Arten von Speisen Sie Tag für Tag essen und genießen können.

Sie bekommen immer nur dann Probleme, wenn Sie Speisen essen möchten, von denen Sie schon im voraus wissen, daß sie gemieden werden sollten, wie fettige Imbißstubenmahlzeiten oder Sauce hollandaise. Oder einen Eisbecher mit einem Berg Schlagsahne und gehackten Nüssen.

Nach einer Weile werden Sie fast instinktiv wissen, ob Sie noch innerhalb Ihrer selbstgesetzten Grenze für die Fettzufuhr sind. Sie müssen dann nicht mehr bei jedem Essen eigens die Liste konsultieren und den Fettgehalt ausrechnen, denn Sie wählen von vornherein nur Lebensmittel aus, bei denen Sie wissen, daß sie im zulässigen Bereich liegen.

Aber machen Sie sich auf eine Enttäuschung beim Einkaufen gefaßt. Nicht jede Ware hat eine hübsch ausgedruckte Nährwertanalyse, aus der der Gehalt an Nährstoffen hervorgeht; Cholesterin und Natrium werden überhaupt nur selten aufgeführt. Die Gesetze sind in dieser Richtung noch sehr lückenhaft, aber mit der Zeit werden immer mehr Waren ausgezeichnet werden. In der Zwischenzeit unternimmt die Nahrungsmittelindustrie jede Anstrengung, solche Informationen von den Lebensmittelpackungen fernzuhalten. Man möchte nicht, daß Sie wissen, wieviel Fett in einem Stück Käse, einer Handvoll Erdnüsse, einem halben Dutzend Kräcker oder eine Reihe anderer Lebensmittel ist.

Wenn Sie meinen, daß Hersteller die Mengen an Fett, Cholesterin und Natrium angeben sollten, damit Sie es leichter haben, Ihre gesunde Ernährung einzuhalten, schreiben Sie an den zuständigen Minister und teilen Sie es mit. Sie werden staunen, wieviel Aufmerksamkeit man solchen Briefen widmet. Wähler zählen letzten Endes mehr als Lobbyisten, wenn sie sich in großer Zahl

zu Wort melden, um ihre Interessen bekanntzugeben. Aber bis alle Lebensmittel ausgezeichnet sind, verlassen Sie sich auf die Tabellen dieses Buches und andere gute Nährwerttabellen.
Während Sie die Einkaufsliste zusammenstellen, denken Sie auch gleichzeitig an die Mahlzeiten, die Sie in den nächsten Tagen bereiten wollen. Als sehr praktisch hat es sich erwiesen, den Speiseplan für die ganze Woche im voraus zu planen. Dann wissen Sie, was Sie aus jeder Gruppe kaufen müssen, und Sie sehen auf einen Blick, ob Sie eine möglichst abwechslungsreiche Auswahl treffen.
Um beim Kochen den besten Geschmack herauszuholen, werden Sie mit allen möglichen Kräutern und Gewürzen experimentieren wollen. Jede Küche sollte mit einem großen Sortiment an getrockneten Kräutern und Gewürzen ausgerüstet sein. Wenn Sie die Rezepte lesen, fallen Ihnen vielleicht einige ein, die Sie auf Ihre Einkaufsliste setzen wollen. Und wenn Sie gerade beim Einkaufen sind, probieren Sie auch die frischen Kräuter, die es auf dem Markt oder in der Gemüseabteilung gibt. Es geht zum Beispiel nichts über frisches Basilikum, um einer Tomatensoße Pfiff zu geben. Oder über frischen Knoblauch.
Sie werden auch feststellen, daß Sie weniger Salz brauchen, wenn Sie Kräuter und Gewürze verwenden. Ein Spritzer von diesem oder eine Prise von jenem kann das Natrium sehr gut ersetzen.

Die Geräte, die Sie brauchen

Lebenslange Freude am Essen verdient eine kleine finanzielle Investition. Einige Geräte, die fett- und cholesterinarmes Kochen erleichtern, kosten eine Kleinigkeit. Aber sie sind es auf die Dauer wert. Kaufen Sie für Ihre Küche dazu, was Sie sich leisten können.
Ein Satz guter scharfer Messer macht die Küchenarbeit zur Freude. Nichts frustriert einen mehr, als wenn man versucht, Lebensmittel mit einer unpassenden oder stumpfen Klinge zu hacken oder zu schneiden. Ein Satz Messer ist eine Investition fürs Leben. Nehmen Sie ein kräftiges Hackbrett dazu, und es kann losgehen.
Zwei sehr nützliche Hilfsmittel sind Mixer und Küchenmaschine. Beide sind mit den Jahren im Preis erheblich zurückgegangen, und häufig gibt es Sonderangebote. Der Besitz einer Küchenma-

schine erleichtert das Kochen so sehr, daß Sie Speisen und Gerichte genießen können, an denen Sie sonst vorbeigehen würden.
Während Sie die Lebensmittel in Scheiben oder Würfel schneiden oder sonstwie zubereiten, werden Sie genau wissen wollen, wieviel Sie auf den Tisch bringen. Deshalb ist eine Haushaltswaage ein unentbehrliches Gerät. Durch den Gebrauch der Waage beginnen Sie, einen Blick für Maße und Mengen zu entwickeln.
Nun geht es ans Kochen dieser Lebensmittel. Als erstes brauchen Sie eine beschichtete Spezialpfanne zum Sautieren und Braten. Damit verringern Sie die notwendige Ölmenge beträchtlich. Ein gutes Dämpfgerät, die Art, die man in einen Topf mit Deckel stellt, läßt Sie knackige, köstliche Gemüse zubereiten. Ein Wok gibt Ihnen Zugang zur ganzen Welt der fernöstlichen Küche.
Ob ein Rezept einfach oder kompliziert ist, es braucht immer seine Zubereitungszeit. Warum verdoppeln Sie die Rezeptmengen nicht einfach? Heben Sie die Extraportionen in der Tiefkühltruhe für den Tag auf, an dem Sie keine Zeit zum Kochen haben.
Es ist oft die eilige Mahlzeit, vielleicht im Vorübergehen irgendwo eingekauft, die mit dem meisten Fett und Cholesterin vollgepackt ist. Denken Sie einmal darüber nach. Es ist ein langer Arbeitstag gewesen, Sie sind müde, es ist spät am Abend, und Sie haben keine Lust zum Kochen. Also nehmen Sie auf dem Heimweg einen doppelten Cheeseburger und der Vollständigkeit halber Pommes frites und einen Milkshake mit. Werfen Sie einen Blick auf die Zahlen für so eine Mahlzeit in der Tabelle, und Sie sehen, wieviel Fett und Cholesterin Sie essen, nur weil Sie keine Zeit oder Energie zum Kochen haben.
Bedenken Sie, wie schön es wäre, wenn man sich statt dessen auf die vorbereiteten Gerichte in der Kühltruhe freuen könnte: Chili mit gehackter Putenbrust. Einige chinesische Entrées. Vielleicht eines der neuen leichten Hauptgerichte mit einem Salat.
Während Sie den Einkaufszettel zusammenstellen, planen Sie mit ein, daß Sie ein paar Gerichte »für den Notfall« in der Kühltruhe haben. Planen Sie die Snacks ein, die Sie essen, wenn der Mitternachtshunger zuschlägt. Seien Sie jederzeit vorbereitet, damit Sie nicht etwas Schädliches essen müssen, nur weil Sie nichts Gesundes im Haus haben.
Mit jedem Einkauf fällt Ihnen die Umstellung leichter. Versuchen Sie, immer wieder neue Delikatessen in der Obst- und Gemüseab-

teilung zu finden. Bald werden Ihre neuen Eßgewohnheiten zur zweiten Natur, und Sie werden sich fragen, warum Sie nicht schon vor Jahren damit angefangen haben.

Der Speiseplan

Jeder hat einen anderen Geschmack und andere Vorlieben, und der Versuch, eine bestimmte, tageweise festgelegte Diät zu befolgen, wird fast zwangsläufig scheitern, weil diese persönlichen Vorlieben darin nicht berücksichtigt werden können. Nur um ein Beispiel vor Augen zu haben, wollen wir uns einen typischen Dreitage-Speiseplan aus den Lebensmitteln, die wir eingekauft haben, ansehen. Alle Rezepte stehen in diesem Buch, und bei den Angaben zu Fett und Cholesterin für jedes Gericht gehe ich von der Voraussetzung aus, daß Sie mit Eiweißen anstatt Eidottern kochen und den anderen Empfehlungen zur Reduzierung des Fettes und Cholesterins in Ihren Speisen folgen.

Ich habe den Speiseplan nach meinen eigenen Bedürfnissen zusammengestellt, also für einen Mann von 135 Pfund, der seine Fettaufnahme auf 50 Gramm und seine Cholesterinaufnahme auf unter 250 Milligramm beschränken will. Warum versuchen Sie nicht, auf ähnliche Weise ein paar Tagesmenüs aus Ihren Lieblingsessen zusammenzustellen? Wenn Sie sich dem Ende des hypothetischen Tages nähern und Ihre Grenze bereits überschritten haben, denken Sie daran, am nächsten Tag zu bremsen. Falls Sie ein paar Gramm und Milligramm übrig haben, könnte das die Gelegenheit sein,für den folgenden Tag einen besonderen Leckerbissen einzuplanen.

Gewiß wird niemand immer wieder Tag für Tag die genauen Mengen an Fett und Cholesterin ausrechnen. Das wäre einfach zuviel verlangt, auch von der eifrigsten Person. Aber nach einer Weile, oft schon nach ein paar Tagen, fangen Sie automatisch an, auf einen durchschnittlichen Gesamtwert zu achten, und dann sind Sie auf dem richtigen Weg.

1. Tag

	Fett Gramm	Cholesterin Milligramm
Frühstück		
3 Haferkleiepfannkuchen mit Ahornsirup	4,5	0
1 Stück Geflügelwurst (85 g)	4,2	45
1 kl. Glas Orangensaft	–	–
koffeinfreier Kaffee oder Tee	–	–
Lunch		
1 Thunfisch-Sandwich aus 100 g Thunfisch und 1 EL fettarmer Mayonnaise auf Sauerteigbrot	4,8	63
1 Haferkleiemuffin mit Bananen und Datteln	4,5	–
1 Glas Magermilch (1/4 l)	0,3	–
Snack		
1 mittelgroßer Apfel	–	–
Abendessen		
Gemischter grüner Salat mit 2 EL Sauerrahmsoße	4,0	10
150 g gebratenes weißes Fleisch von Huhn oder Pute, ohne Haut	7,0	115
Kartoffelbrei mit Magermilch, dazu fettlos geröstete Zwiebelringe	–	–
Gemüse mit 1 TL Margarine	4,0	–
Tafelbrötchen (Vollkorn) mit 1 Tl Margarine	4,0	–
1/2 Becher Fruchteis	4,0	–
Summe:	41,3	233

Anmerkung: Verändern Sie je nach persönlichem Bedarf die Gesamtkalorienzahl, indem Sie die Mengen von fettlosen Speisen wie Kartoffeln variieren.

2. Tag

	Fett Gramm	Cholesterin Milligramm
Frühstück		
2/3 Tasse geröstete Haferkleie mit Rosinen	4,0	–
1/2 Tasse Magermilch (zur Haferkleie)	0,1	–
1/2 Tasse Tomatensaft	–	–
koffeinfreier Kaffee oder Tee	–	–
Lunch		
Schinkensandwich aus 100 g Schinken auf Sauerteig- oder Vollkornbrot mit Kopfsalat und Tomaten	2,9	53
1 Mandarine	–	–
1 Glas Magermilch (1/4 l)	0,3	–
Abendessen		
Grüner Salat mit Sauerrahmsoße	4,0	10
200 g gegrillter Lachs mit ausgepreßter Zitrone	15,0	94
Reis mit 1 TL Margarine	4,0	–
Gemüse mit 1 TL Margarine	4,0	–
Tafelbrötchen mit 1 TL Margarine	4,0	–
1/2 Tasse Vanillecreme		3
	0,3	
Abendsnack		
Getrocknete Datteln und Feigen	–	–
Summe:	38,6	160

Anmerkung: Wenn Sie beim Abendessen ohne Margarine auskommen, möchten Sie die gesparten Gramm Fett vielleicht für ein Eis zum Abendsnack »ausgeben«.

3. Tag

	Fett Gramm	Cholesterin Milligramm
Frühstück		
3 Haferkleiemuffins mit Heidelbeeren	10,5	–
1/2 Tasse Grapefruitsaft	–	–
1 Glas Magermilch (1/4 l)	0,3	–
koffeinfreier Kaffee oder Tee	–	–
Lunch		
1 Erdnußbuttersandwich aus 2 EL Erdnußbutter und Marmelade oder Gelee auf Sauerteig- oder Vollkornbrot	15,0	–
1 Glas Magermilch (1/4 l)	0,3	–
Weintrauben	–	–
Abendessen		
Gemischter grüner Salat mit Sauerrahmsoße	5,0	–
120 g mageres Filet mignon, gegrillt	12,5	102
Kartoffel in Folie mit Kräutergewürz	–	–
Gemüse	–	–
100 g Tapioka-Pudding	3,1	53
Snack		
Rosinen und getrocknete Apfelringe	–	–
Summe:	46,7	155

Anmerkung: Hier ist ein Beispiel, daß zwei ziemlich fettreiche Menübestandteile, nämlich Erdnußbutter und Rindfleisch, am selben Tag möglich sind, wenn man sich bei den anderen Speisen entsprechend einschränkt.

12. Die Probe aufs Exempel

Ich werde niemals den Tag vergessen, an dem ich meine ersten positiven Ergebnisse durch das Diät-Haferkleie-Niacin-Programm erfuhr. Ich war gerade beim Konditionstraining im Herzrehabilitationszentrum am Santa Monica Medical Center. Genauer gesagt, schwitzte ich am Rudergerät, als meine Bluttestergebnisse kamen. Als die Schwester mir diese beglückenden Zahlen vorlas, stiegen mir tatsächlich die Tränen in die Augen.

Bedenken Sie, daß ich noch ein paar Monate vorher einen Gesamtcholesterinspiegel von 284 mg/dl hatte. Eine sehr strikte Diät ohne jedes rote Fleisch, ohne Eier und mit fettfreier Milch hatte ihn nur auf 271 gebracht.

Dann, nachdem ich nur acht Wochen lang meine Haferkleiemuffins gegessen und die Niacintabletten eingenommen hatte, erhielt ich die gute Nachricht. Mein Gesamtcholesterinspiegel war auf 169 gesunken. Und mein Quotient aus Gesamtcholesterin und HDL lag bei einem gesunden Wert von 3,4 – weit unter der Risikogrenze.

Ein Jahr lang ergaben die nachfolgenden Blutuntersuchungen immer wieder die gleichen oder ähnlichen Zahlen. Für mich stand fest, daß ich die Antwort gefunden hatte, und als Autor wollte ich die Neuigkeit mit andern teilen.

An sich hatte ich schon genug Stoff für eine Geschichte, so daß ich das Buch einfach auf der Grundlage meiner persönlichen aufsehenerregenden Ergebnisse hätte herausbringen können. Aber ich habe auch eine wissenschaftliche Ausbildung und eine angeborene wissenschaftliche Neugier. Würde die Methode bei andern ebensogut wirken?

Außerdem habe ich mich als medizinischer Fachautor oft kritisch zu Büchern geäußert, die Behauptungen aufstellen, ohne sie gründlich zu belegen. Ich entschied, daß ich nicht nur jede Behauptung in den wissenschaftlichen Kapiteln mit Hinweisen auf die zuverlässigste wissenschaftliche Literatur untermauern würde, sondern auch berichten wollte, wie das Programm bei vielen anderen wirken kann und gewirkt hat.

Die Ergebnisse liegen jetzt vor, und für viele sind sie einfach sensationell. Die Gesamtcholesterinwerte fallen um 100 Punkte oder mehr. Die Rückgänge belaufen sich auf 30, 40, sogar 50 Prozent. Die schützenden HDL-Spiegel verdoppeln sich oft. Triglyzeride werden halbiert. Und all diese Fälle sind dokumentiert.

Ich nahm zuerst Verbindung mit Dr. Albert Kattus auf, Kardiologe und Direktor des Herzrehabilitationszentrums in Santa Monica. Wir hatten in der Zeit einer vor- und nachoperativen Behandlung ein gutes persönliches Verhältnis entwickelt. Ich hatte gewaltigen Respekt vor seinen Ansichten. Dr. Kattus teilte meine Begeisterung und leitete eine Konferenz mit dem medizinischen Forschungsausschuß des Krankenhauses in die Wege. Nachdem wir unser Studienprojekt erklärt und auf seine Erfolgsaussichten bei kaum zu erwartenden Nebenwirkungen hingewiesen hatten, erhielten wir grünes Licht.

Es war kein Problem, eine Reihe von Personen mit erhöhten Cholesterinspiegeln für unser Programm zu gewinnen. Potentielle Versuchspersonen wurden durch ein Merkblatt über das Programm ins Bild gesetzt und unterschrieben das übliche medizinische Zustimmungsformular. Das Programm lief über acht Wochen mit wöchentlichen Sitzungen am Montagabend. In diesen Sitzungen hatten die Teilnehmer Gelegenheit, über alle Aspekte des Cholesterins, wie sie jetzt in diesem Buch behandelt sind, zu sprechen, Fragen zu stellen und Erfahrungen auszutauschen.

Nach einer Reihe von Vorträgen mit Informationsmaterial für jeden und persönlichen Besprechungen wurde eine Gruppe von 20 Männern und Frauen gebeten, eine mäßig eingeschränkte Ernährung zu befolgen, wie sie in Kapitel 2, »Sieg nach Punkten«, beschrieben ist, außerdem 50 Gramm Haferkleie täglich entweder als Frühstücksgetreide oder in Form von Muffins zu essen und schrittweise auf 3 Gramm Niacin zu kommen, wie in Kapitel 4, »Die erstaunliche Geschichte des Niacins«, beschrieben.

Außerdem kamen 3 Personen, die wegen Gegenanzeigen, darunter Diabetes und Gicht, kein Niacin nehmen konnten, zu den Sitzungen, befolgten den Ernährungsplan und nahmen Haferkleie. Damit hatten wir eine Gesamtzahl von 23 Personen, die zu unseren Montagstreffen kamen. 2 Personen machten das Programm auch außerhalb des Krankenhausrahmens mit.

Von den 20 Personen, die das volle Programm am Krankenhaus aufnahmen, konnten 5 die geänderte Ernährung nicht einhalten, aßen nicht die vorgeschlagene Menge Haferkleie und/oder vergaßen, das Niacin einzunehmen. Bei ihnen waren die Ergebnisse, wie vorherzusehen, mager. Aber die Resultate der 15, die sich gewissenhaft an das Programm hielten, waren mehr als bloß ermutigend.

Der durchschnittliche Rückgang des Gesamtcholesterins betrug 22 Prozent. Erinnern Sie sich, daß Fachleute fest überzeugt sind, daß mit jedem Prozent weniger Cholesterin das Risiko der koronaren Herzkrankheit um 2 Prozent zurückgeht. Das bedeutet, daß die Versuchspersonen in unserer Studie das Risiko der Herzkrankheit nahezu halbierten.

Außerdem waren die 2 Personen, die das Programm außerhalb des klinischen Rahmens mitmachten, besonders motiviert. Die Frau drückte ihr Gesamtcholesterin in acht Wochen von 260 auf 168. Der Mann senkte seinen Spiegel drastisch von 251 auf 145. In nur acht Wochen!

Aber das ist erst der Anfang. Bei den Teilnehmern im Krankenhaus *stiegen* die Spiegel des schützenden HDL (Lipoprotein hoher Dichte) im Durchschnitt um mehr als 22 Prozent. In einigen Fällen verdoppelten oder verdreifachten sich sogar die Werte. Das bedeutete, daß der Quotient aus Gesamtcholesterin und HDL, ein sehr wichtiger Anzeiger für das Risiko der Herzkrankheit, bei jeder einzelnen Person, die mitmachte, den Normalwert erreichte! Man darf schlicht festhalten, daß man solche Ergebnisse in der medizinischen Wissenschaft ohne Anwendung starker verschreibungspflichtiger Medikamente noch nicht gesehen hatte. Jede einzelne Person, die diesem Programm folgte, schaltete das Risiko der Herzkrankheit durch Cholesterin weitgehend aus. Es besteht kein Grund anzunehmen, daß andere, die das Programm einhalten, nicht ebenso Erfolg haben sollten.

Zwei Männer, die das Programm während unserer Studie mitmachten, waren selbst Ärzte. Beide blieben bei dem Programm, nachdem das offizielle Projekt abgeschlossen war, und beide haben inzwischen noch größere Fortschritte gemacht. Es erübrigt sich zu sagen, daß sie das Programm jetzt selbst auch ihren Patienten verschreiben. Jeder, der einen erhöhten Cholesterinspiegel hat, soll von den wundertätigen Muffins und vom Niacin erfahren.

Die Ergebnisse jedes einzelnen Teilnehmers an der Studie am Santa Monica Hospital Medical Center sind in den Tabellen ab S. 222 zusammengestellt. Ich habe auch angemerkt, ob sie alle Vorschriften einhielten. Die 3 Personen am Ende der Tabelle zum Beispiel nahmen nur die Haferkleie, aber kein Niacin.

Haferkleie in Verbindung mit einer geänderten Ernährung, wie in Kapitel 3, »Alles über Haferkleie«, besprochen, kann das LDL-Cholesterin senken, ohne daß der HDL-Spiegel beeinträchtigt wird. Bei den drei Personen, die Haferkleie ohne Niacin nahmen, fielen die Cholesterinspiegel um 15, 10 und 5 Prozent. Unterschiede in der Einhaltung der geänderten Ernährung bestimmten wahrscheinlich den Erfolgsgrad.

Wie konnten wir die Einhaltung beurteilen? Beim Niacin war sie am leichtesten zu überprüfen. Die Versuchspersonen, die Niacin nahmen, wiesen einen erheblichen Rückgang der Triglyzeridwerte auf, oft um 50 Prozent oder mehr. Der durchschnittliche Rückgang lag bei 44 Prozent. Es ist charakteristisch, daß die Triglyzeride zurückgehen, wenn man Niacin nimmt, ob man andere Aspekte des Programms befolgt oder nicht.

Die Einhaltung bei der Haferkleie war durch Befragung der Teilnehmer einfach festzustellen. Praktisch jedem machte dieser Teil Spaß, und die Einhaltung war gut.

Die Einhaltung der Diät war schwieriger und auch schwerer zu überprüfen. Wir baten alle Teilnehmer, zwei Wochen lang während des Programms ein Ernährungstagebuch zu führen. Sie trugen alle Speisen und Getränke ein, die sie im Lauf des Tages zu sich nahmen. Dies diente zwei Zwecken. Zum einen hatten wir dadurch eine bessere Vorstellung, was die Leute wirklich aßen. Zum andern hatte die Übung eine starke erzieherische Wirkung. Oft merken wir nicht, was wir essen, wenn wir nicht tatsächlich alle Speisen aufschreiben und dann mit einem gewissen Abstand einen Blick darauf werfen. Danach erkannten viele, daß sie Fette und Cholesterin verzehrten, die sie leicht einschränken oder ersetzen konnten.

Manche Personen waren allerdings nicht fähig oder nicht willens, ihre Ernährungsweise auch nur in Maßen zu ändern. Das hier beschriebene Programm ist zwar die praktischste und wirksamste Methode zur Reduzierung des Cholesterins und zur Verbesserung der Verhältniszahlen, die überhaupt je beschrieben wurde, aber es funktioniert nicht, wenn man katastrophale Eßgewohnheiten beibehält. Die meisten Personen in unserer Untersuchung fanden, daß die vorgeschlagenen Änderungen in der Ernährung die Einschränkung der Fett- und Cholesterinaufnahme relativ leicht machten.

Leicht, aber doch nicht ganz mühelos. So sagte ein Mann als Reaktion auf die Klage eines andern, der die fetten Steaks und Käsebrote vermißte: »Sie müssen in den sauren Apfel beißen.« Es ist so ähnlich, wie wenn man mit dem Rauchen aufhört. Die ersten Wochen sind besonders schwer, aber es wird leichter, je mehr Zeit vergeht. Nach einer Weile ist das Verlangen völlig verschwunden. Es ist nicht mühelos, aber es ist mehr als lohnend.

Während jeder der gewissenhaften Teilnehmer bei Abschluß des Versuchs vollkommen normalisierte Cholesterinquotienten hatte, erging es manchen besser als anderen im Hinblick auf den Gesamtcholesterinspiegel. Manche, die sich damit zufrieden gaben, nur sehr wenige Änderungen an ihrer Ernährung vorzunehmen, erreichten Rückgänge von 10, 12, 15 Prozent. Andere, die sich mehr anstrengten, brachten ihre Werte um 30, 35 und sogar 55 Prozent herunter.

Ich selbst begrenze meine tägliche Aufnahme von Fleisch jeder Art auf 200 Gramm. Ich sehe mir die Angaben auf den Lebensmitteln sehr genau an und vermeide die gesättigten Fette ganz oder begrenze zumindest deren Menge. Ich genieße nur selten Käse. Butter und Eier sind vollkommen vom Tisch. Aber das heißt, daß ich immer noch einen Hamburger, ein gelegentliches Steak, Nachspeisen und eine Fülle anderer Delikatessen genießen kann. Ein Jahr ist vergangen, und ich halte mich immer noch daran und habe kaum einmal, wenn überhaupt, Heißhunger auf etwas. Das Resultat? Mein Cholesterinspiegel bleibt in den 160ern, sooft ich ihn testen lasse. Von meinem ursprünglichen Spiegel von 284 mg/dl bedeutet das einen Rückgang um 40 Prozent. Dennoch merken die meisten Menschen, mit denen ich geschäftlich oder aus Vergnügen essen gehe, überhaupt nichts davon, daß ich meine Ernährung geändert habe.

Es scheint auch, daß die drei Teile des Programms zusammenkommen müssen. Ein Mann, dessen Spiegel unter die 200er-Marke gefallen war, setzte das Niacin ab. Sein Cholesterinspiegel stieg schnell wieder an.

Leider ist es auch wahr, daß nicht alle Menschen die herkömmlichen Formen des Niacins vertragen. Die meisten sind bereit, sich mit dem Hitzegefühl abzufinden, das zu Beginn der Therapie auftritt, aber abnimmt, sobald die endgültige Dosierung erreicht ist. Eine gewisse Anzahl von Personen bekommt jedoch einen Ausschlag, der sie zwingt, die Tabletten abzusetzen. Einer unserer Teilnehmer bekam solch einen Ausschlag. (Endur-Acin war ja zum Zeitpunkt des Versuchs noch nicht auf dem Markt.)

Vergessen Sie nicht, daß *jede* Substanz, auch Lebensmittel, bei manchen Menschen Reaktionen auslösen. Viele sind gegen Erdbeeren allergisch. Andere vertragen keine Milchprodukte. Eine große Zahl erlebt Magenbeschwerden durch das gute alte Aspirin. Manche bekommen von einer einzigen Multivitamin-Mineral-Gabe eine Magenverstimmung. Es gibt keine Möglichkeit vorauszusagen, bei wem es vielleicht zu einer Gegenreaktion kommen wird. Aber selbst wenn es dazu kommt, ändern sich der Zustand nach Einstellen des Vitamins innerhalb weniger Tage wieder. Es gibt keine Dauerfolgen.

Wie früher angedeutet, scheint Niacin auch bei Langzeitgebrauch ungefährlich zu sein. Die überwiegende Mehrheit wird keinerlei Schwierigkeiten damit haben. Bei unserer Untersuchung schlossen wir Personen mit Diabetes, Gicht oder einer bereits vorhandenen Leberfunktionsstörung vom Niacin aus. Auch bei Magengeschwüren sollte man den Arzt fragen, bevor man mit Niacin beginnt.

Aus persönlicher wie beruflicher Neugier beschloß ich, eine vollständige Serie von Blutuntersuchungen bei mir vornehmen zu lassen, nachdem ich ein Jahr lang Niacin genommen hatte. Jeder gemessene Wert war nach diesem Jahr vollkommen normal.

Nach Abschluß der Studie führte ich eine Befragung aller Teilnehmer durch. Die meisten stimmten zu, daß das Programm leicht einzuhalten sei und daß sie die Absicht hätten, dabeizubleiben.

Lernen Sie die Teilnehmer kennen

B. R. war die erste Teilnehmerin, die ich kennenlernte. Sie kam etwas zu früh zum ersten wöchentlichen Treffen, und wir unterhielten uns, während ich meine Dias und das Informationsmaterial bereitlegte. Wie B. R. sagte, glaubte sie eigentlich nicht daran, daß das Programm funktionieren werde, da sie schon viele Male in der Vergangenheit versucht hatte, ihren Cholesterinspiegel zu senken. Aber sie dachte sich, sie würde es versuchen. Sie gab sich größte Mühe, befolgte die Ernährungsvorschriften, aß die Haferkleie regelmäßig und nahm das Niacin ohne Probleme. Zum Ende unseres Versuchs blieb sie skeptisch und war um so glücklicher zu erfahren, daß nach nur acht Wochen ihr Cholesterinspiegel um 27 Prozent gesunken und ihr Quotient von 12,3 auf 3,1 gefallen war. Eine echte Erfolgsstory, wie B. R. jetzt jedem berichtet.
C. O. hatte verzweifelt versucht, ihren gefährlich hohen Spiegel zu senken. Sogar Medikamente hatten nicht gewirkt. Aber mit diesem Programm fiel ihr Gesamtcholesterinspiegel um 159 Punkte, ein Rückgang von 35 Prozent, und sie erreichte einen Quotienten von 3,5.
B. H. ist im Ruhestand, und sie und ihr Mann sind viel auf Reisen. Auch auf eine Europareise nahm B. H. ein Paket Haferkleie und ihren Vorrat Niacintabletten mit. Sie wurde mit einem Rückgang des Cholesterins um 19 Prozent und einem sicheren Quotienten von nur 2,3 gebührend belohnt.
A. J. nahm begeistert an jedem Treffen teil. Er war entschlossen, das Programm um jeden Preis für sich zum Erfolg zu bringen. Seine Beharrlichkeit zahlte sich aus: Sein Cholesterin fiel in nur acht Wochen von 243 auf 163 bei gleichzeitiger Verdopplung des HDL-Spiegels, was einen sehr gesunden Quotienten von 2,6 ergab.
Ähnlich nahmen die zwei Ärzte R. G. und C. K. das Programm sehr ernst und befolgten es gewissenhaft. Beide erzielten Ergebnisse, von denen sie wußten, wie wichtig sie waren, aber sie hatten sie mit dem, was die Medizin früher zu bieten hatte, nicht erreichen können. R. G. kam von 289 auf 204, C. K. von 257 auf 186.
Auch diejenigen, die sich nicht streng an die Regeln hielten, erreichten bemerkenswerte Erfolge. L. S. hatte große Probleme mit dem Essen und gab zu, daß er es nicht so ernsthaft versuchte, wie

er es hätte tun sollen. Dennoch fiel sein Cholesterinspiegel um 14 Prozent, und sein Quotient verbesserte sich von 6,6 auf 5,2. J. C. konnte ebenfalls seine Kost nicht in den Griff bekommen, aber mit einem Anstieg des HDL um 45 Prozent fiel sein Quotient auf normale 4,1. Das gleiche traf auf E. P. zu, dessen schützender HDL-Spiegel um 20 Prozent stieg.

Es bleibt immer noch eine ganze Menge, was die medizinische Wissenschaft über das Cholesterin und den Umgang des Körpers damit herausbekommen muß. Heute schon können wir jedoch mit Sicherheit sagen, daß das Gesamtcholesterin unter 200 sein sollte. Der Quotient aus Gesamtcholesterin und HDL sollte nicht größer als 4,4 bei Frauen und 5,2 bei Männern sein. Wenn man diese Zahlen erreicht, ist dieser schwerwiegende Risikofaktor für koronare Herzkrankheit praktisch ausgeschaltet.

»Do-it-yourself«-Teilnehmer

Die Teilnehmer an unserem Krankenhausversuch hatten den eindeutigen Vorteil jener acht Montagabendtreffen. Sie lernten so ungefähr alles, was es über Cholesterin zu wissen gibt, wie Haferkleie und Niacin wirken und wie sie schmerzlos ihre Ernährung verbessern könnten. Und beim wöchentlichen Treffen hatten sie Gelegenheit, Fragen zu stellen, Unterstützung durch die Gruppe zu bekommen und vielleicht wieder auf den Wagen zu springen, falls sie einmal für eine Weile heruntergefallen waren. Ein Vorteil gewiß. Aber keine Notwendigkeit für den Erfolg.

Ein ärztlicher Kollege von Dr. Kattus schickte mir eine 28 Jahre alte Krankenschwester, die gerade erfahren hatte, daß ihr Cholesterin mit 260 beunruhigend hoch war. Aufgrund ihrer medizinischen Ausbildung wußte sie, daß sie sicher koronare Herzkrankheit entwickeln würde, falls die Werte nicht verbessert würden.

Als ich sie in Dr. Kattus' Büro traf, erzählte sie mir, sie sei sehr gesundheitsbewußt. Sie lief 30 bis 40 Kilometer wöchentlich, und die Kost ließ sich am besten mit »kalifornisch-gesund« beschreiben. S. B. aß Fleisch nur gelegentlich und zog Fisch und Geflügel vor. Ihre Ernährung bestand zu einem Großteil aus frischem Obst und Gemüse. Nur der Käse mußte in ihrer ansonsten perfekten Ernährungsweise verringert werden. (Natürlich auch die gehaltvollen Desserts, die sie wegen der Kalorien sowieso immer einzuschränken versucht hatte.)

S. B. hatte keine Probleme, auf die therapeutische Höhe von 3 Gramm Niacin zu kommen. Sie aß gern Haferkleie. In acht Wochen war ihre Blutchemie völlig neu eingestellt.

Von 260 fiel ihr Cholesterinspiegel auf 168. Ihr HDL stieg von 41 auf 98. Der schädliche LDL-Spiegel fiel von 205 auf 63. Das Ergebnis war eine Veränderung des Quotienten von 6,34 auf 1,7. Gleichzeitig gingen die Triglyzeride von 67 auf 33 zurück. Zu sagen, sie war glücklich, ist eine Untertreibung.

Das gleiche gilt für meinen Drucker. Eines Tages fragte er mich zufällig, ob ich über Cholesterin Bescheid wüßte. R. R. wußte damals noch überhaupt nichts von dem Buch oder von dem Forschungsprojekt, aber es war ihm bekannt, daß ich über Medizin schrieb.

Er ist ein Mann, der einen schwarzen Gürtel in Karate hat, an fünf Tagen in der Woche trainiert und häufig bei Langlaufwettbewerben mitmacht. Im allgemeinen achtet er sehr auf Fitneß und ernährt sich ebenfalls »kalifornisch-gesund«. Deshalb war er so überrascht - und entsetzt -, als sein Arzt ihm mitteilte, sein Cholesterinspiegel liege bei 251. Bei diesem 37jährigen Mann stand die koronare Herzkrankheit vor der Tür, falls er nichts gegen diese gefährliche Höhe unternommen hätte.

Er ist ein gutes Beispiel für jemanden, bei dem eine gesunde Ernährung nicht ausreichte. R. R.s Ernährung war bereits recht gut abgestimmt und ausgewogen. Er brauchte mehr.

Ich hatte das Gefühl, an R. R. könnte das Programm wirklich zeigen, was es taugte. Die einzigen Änderungen, die er in seiner Ernährung vornehmen mußte, waren eine Einschränkung bei Butter und Käse. Butter verwendete er in Maßen, aber Käse war häufig Teil seiner Kost. Er ißt ihn immer noch, aber lange nicht so oft.

R. R. läßt sich seitdem jeden Tag drei Haferkleiemuffins schmekken. Er findet, sie passen ausgezeichnet in sein geschäftiges Leben, und er nimmt sie zum Frühstück und für zwischendurch ins Geschäft mit.

Wenn ich anfangs ins Geschäft kam und fragte, wie es mit dem Programm lief, sagte R. R., es sei alles in Ordnung, aber die Hitzewallung durch das Niacin sei unangenehm. Auch später blieb die

Hitzewallung, und er konnte nicht über 2 Gramm am Tag hinausgehen.

Eines Nachmittags kam ich mit Druckaufträgen hin und bemerkte, daß R. R.s. Gesicht glühend rot war. Ich fragte ihn, ob er am Wochenende draußen in der Sonne gewesen sei. Ich war erstaunt, weil er kein typisch kalifornischer Sonnenanbeter war. R. R. sagte, es sei die übliche Rötung durch das Niacin.

Ich schlug vor, er solle auf ein Niacinpräparat mit Depotwirkung umsteigen, das das Niacin nur langsam in den Körper freigibt. Bei den meisten Leuten wird dadurch die Hitzewallung völlig ausgeschaltet. Es wirkte bei R. R. sehr gut, wie auch bei anderen während unseres Versuchs.

Am Ende von R. R.s achtwöchiger »Test«-Periode fragte ich ihn, was für einen Rückgang des Cholesterins er erwartete und mit welchen Zahlen er zufrieden wäre. Er wußte nicht, daß ich gerade mit seinen Testergebnissen aus dem Krankenhaus kam. R. R. sagte, er würde sich über alles unter 200, dem Gefahrenpunkt des Cholesterinspiegels, freuen. Er war außer sich vor Freude, als er erfuhr, daß er einen Rückgang auf 145 erreicht hatte!

R. R.s. vollständiges »Lipidprofil« ist hervorragend: ein Rückgang von mehr als 100 Milligramm beim Gesamtcholesterin von 251 auf 145. Sein Spiegel des schädlichen LDL war auf 77 gesunken. Sein schützendes HDL war auf 66 gestiegen. Die Triglyzeride fielen auf 42. Der entscheidende Quotient hatte sich auf sehr, sehr gesunde 2,2 verbessert – weniger als die Hälfte des normalen Risikogrades.

»Entschuldigungen werden nicht angenommen«

Trotz der Hitzewallungen nahm R. R. weiter Niacin ein. Glücklicherweise konnte das Depot-Präparat sein Problem voll lösen. Aber wichtig war, daß R. R. dabeiblieb. Er hätte frühzeitig das Handtuch werfen können, und wir hätten nie erfahren, was für einen guten Erfolg er hätte erreichen können.

Als S. B. das Programm begann, wußte sie, daß sie auf ihre Ernährung würde achten müssen, besonders, wenn sie zu einer Verabredung ging. Aber sie wußte, wie wichtig es war, den Cholesterinspiegel auf eine normale Höhe zu senken. Sie hielt daran fest und ist immer noch dabei.

B. H. kann sich die besten Delikatessen in teuren Restaurants in ganz Europa leisten, wenn sie mit ihrem Mann reist, und es ist schon ein Problem, auf ihren vielen längeren Reisen bei der Haferkleie zu bleiben. Doch sie hat entschieden, daß ihre Gesundheit wichtiger ist als eine extrafeine Sauce Béarnaise. Also wählt B. H. gegrilltes Hähnchen und Fisch, wann immer sie kann, und in ihrem Koffer ist immer ein Vorrat an Haferkleie.

Dagegen gab einer der Projektteilnehmer, der nicht nur ungenannt bleiben, sondern nicht einmal seine Initialen preisgeben will, leicht Ausflüchten nach. Als Junggeselle ließ er sich anfangs von seiner Freundin Muffins machen. Nach einem Streit hörte sie auf zu backen, und er hörte auf, die Haferkleie zu essen. Es war ihm zu schwierig, sie selbst zuzubereiten, also ließ er es einfach bleiben.

Kann man von einem Junggesellen oder sonst einer alleinlebenden Person erwarten, Muffins zu backen? Warum eigentlich nicht? Die Rezepte sind einfach und erfordern nur jede Woche ein wenig Zeit. Nach meiner Operation bereitete ich meine Muffins selbst, nachdem mir die Ärzte erst zwei Wochen vorher meine verstopften Arterien repariert hatten. Obwohl meine Energiereserven niedrig waren, war es für mich vorrangig, diese Muffins zu backen. Es gibt keine Ausreden, es nicht zu tun.

Manche haben gefragt, ob Muffins nicht mit der Zeit langweilig werden. Denken Sie an die Franzosen, die ihr Leben lang täglich ihre Croissants essen. Tatsächlich bekommt man Muffins weniger leicht über, da sie in einer fast unbegrenzten Vielfalt zubereitet werden können. Außerdem kann man an einem Tag Muffins essen und an einem anderen einen Teller mit warmer Haferkleie.

Es gibt auch keine Entschuldigung dafür, auch nur eine Dosis Niacin zu vergessen. Viele Menschen, zu denen auch ich gehöre, halten es für die sicherste Methode, immer und überall einen Vorrat dabeizuhaben. Ich habe eine Flasche im Bad für morgens und abends, eine in der Küche zum Lunch, eine andere im Handschuhfach des Autos für unterwegs, noch eine andere im Büro und eine letzte in meinem Reisenecessaire. So gibt es keine Ausrede, es auszulassen.

Für die meisten Menschen ist die Ernährung der härteste Teil, doch sie bleibt entscheidend für den absoluten Erfolg. Ja, Sie können erhebliche Fortschritte ohne große Änderungen in der Ernährungsweise machen, wenn Sie nur Haferkleie und Niacin nehmen. Doch um beste Ergebnisse zu erzielen, muß die Fett- und Cholesterinaufnahme gemäßigt werden. An der vorgeschriebenen Kost festzuhalten kann manchmal schwierig sein.

Das erinnert mich an eine geschäftliche Fahrt, die ich vor einiger Zeit machte. Ich einer unbekannten Gegend war das einzige Restaurant, das ich entdeckte, eine Pizzeria. Ich hatte großen Hunger und keine Zeit, weiter zu suchen. Ich ging also hinein, bestellte eine Pizza mit grünen Paprika, Pilzen, Zwiebeln, Tomatenscheiben und bat darum, den Käse wegzulassen. Sie schmeckte phantastisch! Und die Bedienung, die meine Bestellung entgegennahm, war nicht einmal überrascht – es stellte sich heraus, daß viele strenge Vegetarier mit der gleichen Bitte kommen. Nun kann ich mit der Familie oder Freunden in solche Pizzerias gehen, die Atmosphäre genießen und mir den knusprigen Teig und die frischen Zutaten ohne Sorge und schlechtes Gewissen schmecken lassen. Zu Hause machte ich häufig Pizzas aus fertigem Teig, Pizzasoße und frischen Gemüsen, bestreut mit cholesterin- und fettarmem Käse. Auch die Kinder finden sie prima.

Es gibt in Kapitel 9, »Essen gehen: Auf Ihre Gesundheit!«, viele andere Vorschläge, wie man Mahlzeiten im Restaurant genießen und dennoch die Cholesterinregeln einhalten kann. In mancher Hinsicht ist es sogar einfacher, die Vorschriften zu befolgen, wenn man ausgeht, als wenn man das Essen zu Hause zubereitet. Sogar manche Fluggesellschaften bieten ein fett- und cholesterinarmes Menü für Passagiere an. Man muß nur im voraus darum bitten.

Was für Ausreden gibt es noch? Was halten Sie von dieser: »Meine Familie soll nicht unter meiner besonderen Diät ›leiden‹.« Zunächst einmal paßt das Wort »leiden« hier nicht. Die Speisen, die für dieses Programm am besten sind, sind für jedermann gut. Zweitens kann mit wenigen einfachen Änderungen praktisch jedes Lieblingsrezept der Familie weiter genossen werden.

Es gibt einfach keine guten Ausreden, keine gültigen Entschuldigungen, dieses Programm nicht zu befolgen und das Cholesterin nicht auf gesunde Werte zu reduzieren. Genausowenig, wie es gute Entschuldigungen gibt, weiter zu rauchen. In beiden Fällen treffen Sie ganz allein die Entscheidung, und der Lohn stellt die

Mühe sehr in den Schatten, daß der Entschluß sofort und endgültig fallen sollte.
Das Programm ist klinisch getestet und als ungefährlich und wirksam nachgewiesen. Richtig befolgt, kann es den Cholesterinspiegel in nur acht Wochen drastisch auf gesunde Werte senken. Das Risiko der koronaren Herzkrankheit wird erheblich verringert. Die Chancen auf ein längeres, gesünderes Leben werden enorm verbessert.

Tabelle 14: Durchschnittsergebnisse beim klinischen Test der 8-Wochen-Cholesterinkur

	Rückgang des Gesamtcholesterins (%)	Triglyzeridabnahme (%)	LDL-Abnahme (%)	HDL-Zunahme (%)
Teilnehmer mit guter Einhaltung des Programms	31,67	42,08	47,45	60,58
Alle Teilnehmer	22,05	41,10	32,61	43,85

Persönliche Aussagen einiger Teilnehmer

Dr. med Charles E. Keenan, praktischer Arzt,
Santa Monica, Kalifornien
Ich bin dankbar, daß ich mich an der Untersuchung beteiligen konnte; sie war für mich sehr aufschlußreich. Ich war persönlich sehr interessiert, da mein Cholesterin die ganzen Jahre etwas erhöht war. Ich hatte alles mögliche versucht, aber vergeblich.
Ich muß gestehen, daß ich anfangs ein wenig skeptisch war und nicht glauben wollte, daß ein paar einfache Veränderungen in der Ernährung eine so große Wirkung haben sollten. Viele große Arzneimittelhersteller geben Millionen Dollar aus, um ein Medikament zu finden, das den Cholesterinspiegel senkt. Aus medizinischer Sicht ist es sehr frustrierend gewesen, Verordnungen zu ver-

schreiben und nur einen begrenzten Erfolg, gelegentlich mit beträchtlichen Nebenwirkungen, zu verzeichnen. Die Patienten müssen diese Medikamente ihr Leben lang nehmen. Da zögert man natürlich, Präparate zu verschreiben, die erhebliche Nebenwirkungen haben. Außerdem müssen manche Medikamente sehr häufig eingenommen werden, andere verursachen starken Durchfall, und fast alle sind sie ziemlich teuer.

Ich habe auch Joghurt, Knoblauch, sportliche Betätigung und einige andere Maßnahmen versucht und empfohlen, wiederum mit recht dürftigen Ergebnissen.

Ich beschloß, diese neue Methode auszuprobieren, um zu sehen, wie schwer es mir selbst fiele dabeizubleiben. Es schien zu schön, um wahr zu sein, nur eine leichte Änderung der Ernährung und dazu Vitaminpillen. Ich muß zugeben, daß ich Auftrieb bekam, als ich zu einem sehr frühen Zeitpunkt des Programms mein Cholesterin testen ließ. Ich war verblüfft, daß es schon um 33 Prozent gefallen war. Das verstärkte meine Motivation.

Zu den interessanten Nebenprodukten meiner Teilnahme gehörte, daß ich mein Talent als Koch entdeckte (indem ich lernte, Haferkleiemuffins zu backen), daß mir die wöchentlichen Vorträge Spaß machten und daß ich endlich eine Methode gefunden hatte, die ich an meine Hypercholesterin-Patienten, die mit anderen Diätvorschriften gescheitert waren, weitergeben konnte. Ich war so begeistert, daß ich in der Folge alle Patienten ermunterte, sich an die Empfehlungen dieses Programms zu halten.

Mein Erfolg bei dieser Kur war so aufregend und erfreulich, wie man sich nur wünschen kann. Mein ursprüngliches Cholesterin lag bei 246, und am Ende war der Spiegel bei 186. Das macht mich wirklich zu einem glühenden Verteidiger des Programms, und ich hoffe, ich kann helfen, diese einfache, billige und medikamentenfreie Methode für Gesundheit und langes Leben zu verbreiten. Sportliche Betätigung ist gewiß ein wertvolles Hilfsmittel, aber ich bezweifle, daß es auch nur annähernd an diese Wirkung herankommt. Ich staunte über die relativ geringen Veränderungen in meinem Lebensstil und über die deutlichen Resultate, die ich nur mit Haferkleie und Niacin erzielte.

Wenn sich meine Begeisterung weiterhin als berechtigt erweist, könnte dies der größte Fortschritt für eine Verlängerung des Lebens seit der Erfindung des Penicillins sein. Wie bei jeder anderen

Form der Therapie ist es vielleicht nicht für alle das Patentrezept, aber für viele wird es ein sehr bedeutsamer Faktor für ihre zukünftige Gesundheit sein.
Ich kann rückhaltlos allen empfehlen, damit anzufangen und vorher und nachher ihren Cholesterinspiegel testen zu lassen. Es könnte sehr gut ihr Paß für ein langes Leben sein.
Zum Schluß möchte ich mein Glas heben und auf die Haferkleie und alle, die sie verwenden, trinken.

Dr. R. G., Santa Monica, Kalifornien
Seit ich vor mehreren Jahren entdeckte, daß mein Serumcholesterin und meine Serumtriglyzeride an der Obergrenze des normalen Bereichs waren (289 mg/dl bzw. 211 mg/dl), interessiere ich mich für eine Methode, um diese Werte zu senken.
Vor etwa drei Jahren änderte ich meine Ernährung, ließ Eier ganz weg und aß bedeutend weniger rotes Fleisch, Käse und andere Milchprodukte. Diese Ernährungsweise änderte das Serumcholesterin und die Serumtriglyzeride nicht nennenswert.
Im Januar 1985 erfuhr ich von der Niacin-Haferkleie-Studie am Santa-Monica-Hospital und wurde ein Teilnehmer des Projekts. Leichte anfängliche Hitzesymptome durch das Niacin (die fast völlig mit einer Aspirintablette ausgeglichen werden konnten) besserten sich bald. Da ich meine Ernährung schon vor drei Jahren umgestellt hatte, war während der Versuchszeit keine Änderung nötig.
Ich war angenehm überrascht, daß in einem Zeitraum von drei Monaten mein Serumcholesterinspiegel um ungefähr 30 Prozent (unter 200) und meine Serumtriglyzeride um 50 Prozent abnahmen. Außerdem veränderte sich der Quotient aus Gesamtcholesterin und HDL von 6,15 auf 3,4 im selben Zeitraum.
Wegen dieses Erfolgs und der relativ geringen Nebenwirkungen habe ich die volle Absicht, dieses Programm auch in Zukunft beizubehalten.

Sigrid Broderson, staatlich geprüfte Krankenschwester, Los Angeles, Kalifornien
Schon als Kind bin ich körperlich immer sehr aktiv gewesen. Ich habe gern Sport getrieben und viel Zeit mit Skilaufen verbracht, sogar Skikurse gegeben. Ich betreibe auch Windsurfing, Tennis,

Schwimmen und viele andere Sportarten. Letztes Jahr begann ich mit Laufen und nahm an einigen 10-km-Läufen teil, und für 1986 habe ich vor, erstmals beim Marathon mitzumachen. Das Entscheidende dabei ist, daß ich eine gute Kondition habe, und ich bin daran interessiert, insgesamt eine gute Gesundheit zu erhalten.

Mein Interesse an der Gesundheit ist natürlich sowohl persönlich als auch beruflich. Als Krankenschwester habe ich seit 1979 mit Intensivpflege zu tun.

Meine eigene Gesundheit, dachte ich, ist immer gut gewesen. Pulszahl und Blutdruck haben immer im normalen Bereich gelegen. Ich habe sorgfältig auf meine Ernährung geachtet.

Im April beschloß ich, nachdem ich einen Unfall hatte, mein Cholesterin kontrollieren zu lassen. Ich hatte einen Patienten betreut, der ein Cholesterinproblem hatte, und ich hatte ihn hinsichtlich seiner Ernährung beraten und ihm bei der Diät geholfen. So wurde ich neugierig, wie mein eigener Cholesterinspiegel wäre. Zu meiner Überraschung war das Cholesterin stark erhöht. Ich konnte es kaum glauben. Tatsächlich ließ ich den Test eine Woche später wiederholen, diesmal ein komplettes Lipidprofil, um nicht nur mein Gesamtcholesterin, sondern auch die Spiegel des schützenden HDL und des schädlichen LDL zu sehen. Wieder waren die Resultate sehr enttäuschend: ein Gesamtcholesterin von 260, ein LDL von 205 und ein HDL von nur 41.

Immer noch konnte ich kaum glauben, daß ein Hauptfaktor der Gesundheit so bedroht sein sollte, da ich mich im Sinne von körperlicher Betätigung und Ernährung vorbildlich verhalten hatte. Es war für mich besonders alarmierend, da ich soviel Zeit mit Herzpatienten zugebracht hatte, mit solchen, die Herzinfarkte und Operationen am offenen Herzen hinter sich hatten. Ich war mir sehr wohl über die Risikofaktoren der Herzkrankheit im klaren, und ich wußte, daß ich gefährdet war. Ich hatte die Anlage von meiner Mutter geerbt, deren Cholesterinspiegel ebenfalls hoch war und die herzkrank war.

Ich wandte mich an meinen Kardiologen, der mich an Mr. Kowalski und sein Forschungsprojekt verwies. Nach unserer ersten Begegnung konnte ich es nicht mehr abwarten, mit dem neuen Programm zu beginnen. Das Niacin zu nehmen war für mich kein großes Problem. Ich erinnere mich nur an ein paar Tage, während ich die Dosis erhöhte, daß ich eine Hitzewallung erlebte. Sie war leicht, ging schnell vorbei und war eigentlich kein Problem. Wenn ich meine Niacindosis jetzt etwas verspätet einnehme, spüre ich gelegentlich ein leichtes Prickeln, aber das erinnert mich nur daran, daß ich mich auf dem Weg zu einer guten Gesundheit befinde.

Ein weiterer positiver Aspekt an der Einnahme von Niacin ist, daß es mir einen Zeitplan gibt, eine Routine, die mich daran erinnert, meine anderen Vitamine zu nehmen. Sie erinnert mich auch daran, auf meine Ernährung zu achten, da ich das Niacin immer zu den Essenszeiten einnehme.

Zuerst fing ich an, Haferkleie als warmes Frühstück zu essen, aber nach einem Monat wurde es mir langweilig, und ich schaltete um auf Muffins nach den Rezepten, die Mr. Kowalski entwickelt hat. Jetzt ertappe ich mich oft dabei, daß ich mehr als drei am Tag esse, weil ich meine, sie schmecken phantastisch. Ich muß mich tatsächlich zurückhalten, aber nur wegen der Kalorien insgesamt.

Änderungen der Eßgewohnheiten waren überhaupt nicht schwierig, da meine Ernährung von vornherein ganz gut war. Ich habe schon immer gern Obst und Gemüse gegessen und hatte nie viel Fett in meiner Ernährung. Ich verbannte allerdings Eidotter und esse etwas weniger rotes Fleisch. Aber ich gehe immer noch gern zum Essen aus, und ich halte es wirklich nicht für eine »eingeschränkte« Kost, da man so viele Speisen zur Auswahl hat.

Es war während der ersten zwei Monate alles so leicht, daß ich tatsächlich skeptisch war, als die Zeit kam, wieder Bluttests machen zu lassen. Die Ergebnisse konnten bei einem so schmerzlosen Programm ja gar nicht gut sein. Zum meiner Überraschung bekam ich äußerst gute Resultate. Das war eine prima Motivation, weiterzumachen. Mein Gesamtcholesterin fiel von 260 auf 168. Der schädliche LDL-Spiegel ging von 205 auf 63 zurück. Das schützende HDL stieg von 41 auf 98. Die wichtige Verhältniszahl aus Gesamtcholesterin und HDL fiel von 6,34 auf 1,7.

Jetzt weiß ich, daß ich alles tue, was mir möglich ist, um das Risiko der Herzkrankheit zu verringern. Meine Gesundheit liegt in meiner eigenen Verantwortung, und es ist ganz meine Sache, mein Leben zu schützen.

Auf der beruflichen Ebene hat dieses Programm mich zu einem neuen Engagement in der Gesundheitsberatung und Vorbeugung motiviert. Und ich bin stolz darauf, daß ich praktiziere, was ich predige.

Tabelle 15: Lipidprofile der Versuchspersonen zu Beginn der Untersuchung nach nach zwei Monaten

Person Nummer	Gesamtcholesterin	Verbesserung%	Triglyzeride	Verbesserung%	HDL	Verbesserung%	LDL	Verbesserung	Quotient	Geschlecht	Bemerkungen
1	251	43	81	50	40	65	177	60	6,6	M	gute Einhaltung des Programms; außerhalb der Klinik
	145		42		66		71		2,2		
2	260	36	67	50	41	114	205	70	6,3	W	gute Einhaltung des Programms; außerhalb der Klinik
	168		33		98		63		1,7		
3	257	27	–	–	74	0	–	–	–	M	gute Einhaltung des Programms
	186		95		65		102		1,9		
4	243	33	360	88	31	100	140	35	7,8	M	gute Einhaltung des Programms
	163		47		62		92		2,6		
5	289	29	211	40	47	0	200	33	6,2	M	gute Einhaltung des Programms
	204		115		47		134		4,3		
6	234	36	65	0	54	33	167	52	4,3	M	gute Einhaltung des Programms
	175		64		72		90		2,4		
7	321	27	232	76	26	200	249	40	12,3	W	gute Einhaltung des Programms
	244		81		78		150		3,1		
8	458	35	103	34	73	20	364	46	6,3	W	gute Einhaltung des Programms
	299		68		87		198		3,4		
9	269	19	194	69	53	81	177	39	5,1	W	gute Einhaltung des Programms
	217		62		96		109		2,3		
10	220	55	72	5	35	0	171	65	6,3	W	gute Einhaltung des Programms
	98		69		24		60		4,1		
11	303	30	228	40	42	24	215	39	7,2	W	gute Einhaltung des Programms
	212		136		52		133		4,1		

12	248 224	10	194 91	53	67 127	90	142 81	43	3,7 1,8	W	gute Einhaltung des Programms
13	326 289	15	102 72	30	90 123	36	216 152	30	3,6 2,3	W	leidliche Einhaltung des Programms
14	233 196	16	121 88	28	53 52	0	155 126	19	4,4 3,8	M	leidliche Einhaltung des Programms
15	289 250	14	165 115	30	44 48	9	212 179	16	6,6 5,2	M	schlechte Einhaltung der Ernährungsvorschriften
16	256 266	0	377 138	64	36 65	80	147 173	0	7,2 4,1	M	schlechte Einhaltung der Ernährungsvorschriften
17	265 275	0	147 112	24	57 71	25	179 182	0	4,6 3,9	M	schlechte Einhaltung der Ernährungsvorschriften
18	252 222	19	132 60	55	100 97	0	– 113	–	3,4 2,3	W	schlechte Einhaltung der Ernährungsvorschriften
19	249 234	6	215 155	30	42 40	0	164 163	0	5,9 5,9	M	schlechte Einhaltung der Ernährungsvorschriften
20	237 222	6	164 83	50	– 31	–	– 174	–	– 7,2	M	schlechte Einhaltung der Ernährungsvorschriften
21	225 209	7	270 144	47	37 28	0	134 152	0	6,1 7,5	M	völlige Nichtbeachtung des Programms
22	308 262	15	209 203	0	46 43	0	220 178	20	6,7 6,1	W	nur Haferkleie wegen Gegenanzeige bei Niacin
23	245 222	10	102 179	0	34 26	0	191 160	17	7,2 8,5	M	nur Haferkleie wegen Gegenanzeige bei Niacin
24	224 213	5	48 42	13	77 84	9	137 121	12	2,9 2,5	W	nur Haferkleie

– keine Daten

13. Wundermuffins und köstliche Kleiebrote

Seit ich die grundlegende Rolle entdeckt habe, die Haferkleie in einer gesunden Lebensführung spielen kann, habe ich an einer Reihe von Möglichkeiten gearbeitet, um Haferkleie in meine eigene Ernährung zu integrieren. Ich selbst mache mir nicht viel aus einem warmen Getreidefrühstück, was die häufigste Art ist, in der Haferkleide normalerweise serviert wird. Für mich ist die beste Art der Verwendung, Muffins mit Haferkleie zu backen.

Bevor Sie sich vorschnell sagen, daß Sie keine Zeit zum Backen haben, denken Sie über die Tatsache nach, daß Sie mit nur 10 Minuten Vorbereitungszeit und 17 Minuten Backzeit einen Wochenvorrat herstellen können. Und Sie werden mehr als diese Zeit einsparen, wenn es ans Essen geht. Muffins sind die ideale »Fast food«, das schnelle Essen für einen, der wie ich ständig in Eile ist. Zwei oder drei Muffins mit einem Glas Magermilch oder einem Frucht-Milkshake sind im Handumdrehen verzehrt, und ich bin danach für Stunden gesättigt.

Ich versuche, jeden Tag eine halbe Tasse Haferkleie in der einen oder anderen Form zu essen. Drei Muffins genügen dafür. Bei der Vielfalt von Muffins und anderen Backwaren, die ich hier vorgeschlagen habe und die Ihnen selbst noch einfallen mögen, werden Sie Ihnen nie langweilig werden – sowenig einem Brot langweilig wird.

Damit Sie anfangen können, brauchen Sie ein oder zwei Muffinbackbleche und einen Vorrat von Papiermanschetten, um die Vertiefungen auszukleiden. Alle Zutaten, die Sie brauchen, sind im Kapitel übers Einkaufen aufgeführt. Dazu können Sie zur Abwechslung nach Belieben jedes frische Obst nehmen.

Einige Worte zum Muffinbacken

Alle Muffinrezepte, die Sie gleich lesen werden, sind ausgiebig ausprobiert worden, dennoch sind einige Worte angebracht. Lassen Sie mich als erstes sagen, daß alle Vorschläge in meiner eigenen Küche entwickelt wurden, ausgehend vom Originalrezept auf dem hier lieferbaren Haferkleiepaket. Aber ich habe Veränderungen und Zusätze gefunden. Bezugsquellen für Haferkleie und Muffinbleche am Ende des Buches.

Zum Beispiel habe ich Salz ganz weggelassen. Ich finde, das macht keinen merklichen Unterschied im Geschmack aus, und ich möchte lieber kein Natrium in meinem Essen haben. Die zwei Eßlöffel Speiseöl bedeuten nur einen halben Teelöffel Öl je Muffin. Sie werden feststellen, daß für die meisten Muffin- und Brötchenrezepte mehr Öl gebraucht wird. Sie können auch Stärkesirup anstelle von Öl nehmen.

Als nächstes habe ich mit dem Zuckergehalt experimentiert. Ich versuchte, ganz auf Zucker zu verzichten und statt dessen Fruchtsüße zu verwenden. Sowohl Geschmack als auch Beschaffenheit des Produkts litten. Also nehme ich jetzt eine viertel Tasse bei einem Rezept für 12 Muffins. Denken Sie auch hier daran, daß das gerade vier Eßlöffel pro Rezept sind oder ein Teelöffel pro Muffin. Vergessen Sie nicht, daß diese Muffins ein Hauptbestandteil meiner täglichen Kost geworden sind, und hoffentlich werden sie das auch bei Ihnen. Wenn Sie dies im Kopf behalten, wird Ihnen die Öl- und Zuckermenge in den Muffins als Teil Ihrer gesamten Ernährung wirklich ziemlich klein vorkommen.

Wenn es Ihnen aber lieber ist, können Sie selbstverständlich selbst experimentieren und es mit weniger Zucker versuchen oder ihn zum Teil durch mehr Früchte ersetzen. Aber nur in Ihrem Interesse und zu Ihrer Information noch dies: Vergessen Sie nicht, daß der Körper alle Zuckerarten auf die gleiche Art abbaut. Ob es Sucrose in braunem Zucker, Glucose in Honig oder Fructose in Früchten und Säften ist: Die chemische Formel bleibt ähnlich und die Wirkung die gleiche. Das heißt nicht, daß Sie alle Zurückhaltung sein lassen und den Zuckergehalt des Rezeptes verdoppeln sollen. Denken Sie immer an das Wort »Mäßigung«.

Wie ich schon erwähnte, habe ich die ersten Muffins in der eigenen Küche hergestellt. Ich benutze einen normalen Elektroherd und empfehle ein Backofenthermometer, um die Temperatur genau zu regeln: 220°.

Damit die Muffins so gut wie möglich gelingen, ist die Zeit entscheidend. Verwenden Sie bei allen Rezepten einen Küchenwecker, und merken Sie sich, daß die Zeit *genau* auf 17 Minuten einzustellen ist. Wenn der Wecker läutet, prüfen Sie mit einem Zahnstocher, ob die Muffins gar sind. Der Zahnstocher muß sich ganz leicht klebrig anfühlen, nicht feucht, aber auch nicht trocken.

Wenn Sie die Backzeit nur um eine oder zwei Minuten überziehen, haben Sie trockene Muffins. Andere Rezepte sind nicht so kritisch, da sie mehr Zucker und Öl enthalten, um die Feuchtigkeit zu halten. Es ist besser, die Muffins noch einmal eine Minute in den Backofen zu schieben, als sich über die eine Minute zu ärgern, die sie bereits zu lange gebacken haben. Je nach Rezept oder der Früchtemenge, die Sie verwenden, braucht der Teig etwas mehr oder weniger Zeit zum Backen. Das Ananasmuffinrezept zum Beispiel ist ziemlich feucht und wird wahrscheinlich zwei Minuten länger brauchen.

Experimentieren Sie auf alle Fälle. Jedesmal, wenn Sie ein Rezept oder eine Variante ausprobieren, notieren Sie die Temperatur des Backofens und die genaue Zeit, die die Muffins zum Backen brauchten. Notieren Sie auch, wie die Muffins geworden sind und wie saftig das verwendete Obst war.

Eine Warnung noch, damit Sie nicht den gleichen Fehler machen wie ich am Anfang meiner Muffin-Erfahrung. Diese Muffins werden nicht sehr braun. Zuerst denken Sie vielleicht, sie seien nicht gar. Verwenden Sie den Zahnstocher. Wenn Sie sie so lange bakken, bis sie so braun wie ein typischer Kuchen auf Mehlgrundlage sind, werden die Muffins trocken.

Anders als für den Handel hergestellte Backwaren enthalten diese Muffins keine Konservierungsstoffe. Wenn Sie sie nicht innerhalb von zwei oder drei Tagen essen wollen, legen Sie die Muffins unbedingt in die Tiefkühltruhe oder den Kühlschrank. Ein großer Plastikbeutel ist am besten geeignet, die Feuchtigkeit zu halten. Wenn Sie einen Mikrowellenherd haben, legen Sie die kalten oder gefrorenen Muffins einen Moment hinein, um sie schön

aufzuwärmen. Normale Backöfen haben die Tendenz, die Muffins auszutrocknen, wenn Sie sie zu lange drinlassen.
Seien Sie nicht entmutigt, falls Ihnen das alles etwas mühsam erscheint. Das Backen mit Haferkleie ist einfach anders als das Bakken mit Weizenmehl und butter- und zuckerreichen Rezepten. Sie werden mit der Prozedur vertraut sein, wenn Sie zwei- oder dreimal gebacken haben, auch wenn Sie vorher noch nie Erfahrung mit dem Backen hatten. Und der Lohn, den Sie ernten werden, ist einfach sensationell!

Falls Sie eine Küchenmaschine besitzen ...

Nachdem Sie einige Muffinrezepte ausprobiert haben, werden Sie feststellen, daß sie ein wenig krümelig werden, ein bißchen wie Maisbrot. Manche Leute mögen diese Beschaffenheit wirklich. Ich gehöre auch zu ihnen. Aber ich habe eine Möglichkeit entdeckt, wie Sie den Muffins, Broten und Gebäck eine mehr kuchenähnliche Struktur geben können.
Nehmen Sie das ganze Paket Haferkleie, und leeren Sie es in einen elektrischen Mixer oder eine andere Küchenmaschine zum Zerkleinern. Lassen Sie die Maschine so lange laufen, bis Sie alle anderen Zutaten bereitgestellt und abgemessen haben. Wenn es Zeit ist, die Haferkleie dazuzugeben und den Teig zu verrühren, stellen Sie fest, daß Sie die Haferkleie zu einer mehlartigen, pulvrigen Beschaffenheit gemahlen haben. Es ist ein gewaltiger Unterschied, wie Ihre Muffins auf diese Art werden.

Grundrezept für Muffins

2 1/4 Tassen Haferkleie*
1/4 Tasse gehackte Nüsse (Walnüsse, Pekannüsse, auch Erdnüsse)
1/4 Tasse Rosinen (oder Datteln, Korinthen usw.)
*1 EL Backpulver***
1/4 Tasse brauner Zucker oder Honig oder Sirup
1 1/4 Tassen Magermilch oder leichte Kondensmilch
2 Eiweiß
2 EL Pflanzenöl

* 1 Tasse entspricht 235 ccm oder etwa einem knappen Viertelliter. Zum Tassenmaß vergleiche auch die Fußnote Seite 73

** Vielleicht stellen Sie fest, daß Sie hier und in den folgenden Rezepten auch mit etwas weniger als der angegebenen Menge Backpulver auskommen.

Dies ist das einfachste und meistverwendete Rezept. Ich habe die Milchmenge etwas höher gewählt, damit Sie bessere, leichtere Muffins bekommen. Fangen Sie mit diesem Rezept an. Später möchten Sie vielleicht die Menge der süßen Zutaten verringern. Das Muffinbackblech (mit zwölf Vertiefungen) erhalten Sie in guten Küchenbedarfsläden. Sie können auch zwölf Pastetenförmchen verwenden.

Backofen auf 220° vorheizen. In einer großen Schüssel Haferkleie, Nüsse, Rosinen und Backpulver mischen. Braunen Zucker oder flüssiges Süßmittel unterrühren. Die Milch mit den Eiweißen und dem Öl mischen und kurz mit der Haferkleiemischung verrühren. Das Muffinblech mit Papiermanschetten oder Backpapier auslegen und den Teig einfüllen. 15 bis 17 Minuten backen. Mit Zahnstocher Garprobe machen; er sollte beim Herausziehen trocken oder fast trocken, aber nicht naß sein. Ergibt 12 Muffins.

Im Plastikbeutel aufbewahren, damit sie frisch bleiben. Muffins im Kühlschrank lagern, falls sie nicht innerhalb von drei Tagen gegessen werden.

Merke: Beim Teigrühren für Muffins kommt es darauf an, die Zutaten nur kurz, aber gründlich zu vermischen. Rührt man zu lange, sind die fertigen Muffins häufig voller Luftlöcher. Zuwenig darf man aber auch nicht mischen, sonst finden sich trockene neben klitschigen Stellen im Gebäck.

Muffins ohne Öl

2 1/4 Tassen Haferkleie
1 EL Backpulver
1/4 Tasse brauner Zucker
1/2 Tasse Dörrobst (Rosinen, Datteln, Pflaumen)
1 1/4 Tassen Magermilch oder leichte Kondensmilch
2 Eiweiß
2 EL Stärkesirup

Man kann Muffins ganz ohne Öl herstellen, indem man es durch Stärkesirup ersetzt. Sie können diesen Austausch bei jedem hier beschriebenen Muffinrezept vornehmen. Probieren Sie es auch bei anderen Rezepten aus.

Backofen auf 220° vorheizen. Trockene Zutaten in großer Schüssel mischen. Milch, Eiweiß und Stärkesirup mischen und mit den trockenen Zutaten verrühren. Muffinblech mit Papiermanschetten auslegen und Teig gleichmäßig verteilt einfüllen. 13 bis 15 Minuten bakken. Mit Zahnstocher Garprobe machen. Ergibt 12 Muffins. Dieses ölfreie Rezept erfordert eine etwas kürzere Backzeit als das Grundrezept.

Apfel-Zimt-Muffins

2 1/4 Tassen Haferkleie
1/4 Tasse brauner Zucker
1 1/4 TL Zimt
1 EL Backpulver
1/4 Tasse gehackte Walnüsse
1/4 Tasse Rosinen
1/2 Tasse Magermilch oder leichte Kondensmilch
3/4 Tasse Apfeldicksaft
2 Eiweiß
2 EL Pflanzenöl
1 mittelgroßer Apfel, vom Kerngehäuse befreit und gehackt

Die trockenen Zutaten in großer Schüssel mischen. Milch, Apfeldicksaft, Eiweiß und Öl in Schüssel oder Mixer mischen. Die trockenen Zutaten dazugeben und mischen. Den gehackten Apfel dazugeben. Muffinblech mit Papiermanschetten auslegen und Teig einfüllen. 17 Minuten bei 220° backen. Ergibt 12 Muffins. Abkühlen lassen, zum Frischhalten in großen Plastikbeutel füllen.
Tip: Mit Apfelmus servieren oder mit Apfelkraut bestreichen.

Bananen-Nuß-Muffins

2 1/4 Tasse Haferkleie
1 EL Backpulver
1/4 Tasse brauner Zucker
1/4 Tasse gehackte Walnüsse oder Pekannüsse
1 1/4 Tassen Magermilch
2 sehr reife Bananen
2 Eiweiß
2 EL Pflanzenöl

Backofen auf 220° vorheizen. Die trockenen Zutaten in großer Schüssel mischen. Die Milch, Bananen, Eiweiß und Öl in Schüssel oder Mixer mischen. Die trockenen Zutaten dazugeben und mischen. Muffinblech mit Papiermanschetten auslegen und Teig einfüllen. 17 Minuten backen. Ergibt 12 Muffins.
Tip: Mit Bananen-Milkshake servieren.

Muffins mit Dosenfrüchten

2 1/4 Tassen Haferkleie
1 EL Backpulver
1/4 Tasse Rosinen
2 EL Pflanzenöl
1 Tasse leichte Kondensmilch
2 Eiweiß
1 Dose (450 ml) Birnen (abgetropft)

Backofen auf 220° vorheizen. Die trockenen Zutaten in einer Schüssel mischen. Alle anderen Zutaten außer den Birnen mischen. Die flüssige Mischung zu den trockenen Zutaten geben und verrühren. Die Dosenbirnen fein hacken und zu dem Teig geben. Wenn der Teig zu trocken scheint, etwas von dem abgetropften Birnensaft zufügen. Muffinblech mit Papiermanschetten auslegen und Teig einfüllen. 17 Minuten backen. Garprobe machen, Zahnstocher muß fast trocken sein.
Merke: Achten Sie immer auf Dosenbirnen ohne Zuckerzusatz. Sie haben nicht nur weniger Kalorien, sondern schmecken auch besser. Probieren Sie alle Obstkonserven, die Sie auf Vorrat halten und immer dann verwenden können, wenn Sie kein frisches Obst im Haus haben und Muffins backen wollen. Pfirsiche eigenen sich gut. Oder probieren Sie Früchtecocktail, um etwas ganz Buntes und Köstliches zu bekommen; nehmen Sie die Kirschen heraus und setzen Sie sie obendrauf.

Erdbeermuffins

2 1/4 Tassen Haferkleie
1/4 Tasse brauner Zucker
1 EL Backpulver
1/2 Tasse leichte Kondensmilch oder Magermilch
3/4 Tasse Erdbeernektar oder Erdbeersaft
3/4 Tasse frische oder tiefgekühlte Erdbeeren
2 Eiweiß
2 EL Pflanzenöl

Backofen auf 220° vorheizen. Die trockenen Zutaten in großer Schüssel mischen. Milch, Erdbeernektar oder -saft, Erdbeeren, Eiweiß und Öl in Schüssel oder Mixer mischen. (Von den frischen Erdbeeren 12 Stücke zur Verzierung aufheben.) Mit den trockenen Zutaten mischen. Muffinblech mit Papiermanschetten auslegen und Teig einfüllen. Auf jedes Muffin ein Erdbeerstück legen. 17 Minuten backen. Ergibt 12 Muffins.

Tip: Als Kuchendessert servieren. Jedes Muffin in eine Schale legen und mit gekühlten Erdbeeren bedecken. Geschlagene und gekühlte leichte Kondensmilch darübergeben.

Ananasmuffins

2 1/4 Tassen Haferkleie
1/4 Tasse brauner Zucker
1 EL Backpulver
1/2 Tasse leichte Kondensmilch oder Magermilch
2 Dosen (à 225 ml) Ananasstücke im eigenen Saft (ungesüßt)
2 Eiweiß
2 EL Pflanzenöl

Backofen auf 220° vorheizen. Die trockenen Zutaten in großer Schüssel mischen. Milch, eine Dose Ananasstücke mit Saft, Eiweiß und Öl in Schüssel oder Mixer mischen. Die trockenen Zutaten dazugeben. Die zweite Dose Ananas abtropfen lassen und dazugeben. Muffinblech mit Papiermanschetten auslegen und Teig einfüllen. 17 Minuten backen. Ergibt 12 Muffins.

Tip: Mit Ananas-Milkshake servieren.

Gestürzte Ananasmuffins

Eine Variation des vorigen Rezepts für festliche Gelegenheiten. Den Teig nach dem Rezept für Ananasmuffins zubereiten. Ehe Sie die Papiermanschetten füllen, legen Sie jeweils eine Scheibe Ananas mit einer Maraschinokirsche in die Mitte. Füllen Sie den Teig ein. Backzeit 19 Minuten.

Eine andere Möglichkeit ist, eine mit Backpapier ausgelegte Kuchenform anstelle des Muffinblechs zu verwenden. Breiten Sie die Ananasscheiben mit jeweils einer Maraschinokirsche darin auf dem Boden der Form aus und füllen dann den Teig ein. 19 Minuten backen. Aus der Form nehmen und als gestürzten Kuchen servieren.

Birnenmuffins

2 1/4 Tassen Haferkleie
3 EL brauner Zucker
1 EL Backpulver
1/2 TL Zimt
1/4 TL Vanille
2 Eiweiß
2 EL Pflanzenöl
3/4 Tasse leichte Kondensmilch
1 große reife Birne (oder 2 kleine), geschält und vom Kerngehäuse befreit

Backofen auf 220° vorheizen. Die trockenen Zutaten in großer Schüssel mischen. Alle anderen Zutaten einschließlich der Birne im Mixer auf kleiner Stufe mischen. Mit den trockenen Zutaten verrühren. Muffinblech mit Papiermanschetten auslegen und Teig einfüllen. 17 Minuten backen, Garprobe machen, Zahnstocher muß trocken sein.

Tip: Dies ist ein gutes Beispiel, was man mit Obst macht, wenn es etwas zu reif wird. Bei Muffins gilt, je reifer desto besser. Wenn Sie sich an das Muffinprogramm halten, werden Sie kein überreifes Obst mehr wegwerfen.

Kürbismuffins

2 1/4 Tassen Haferkleie
3 EL brauner Zucker
1 EL Backpulver
1/2 TL Muskat
1/2 TL Zimt
1/4 Tasse Rosinen
1/2 Tasse Dosenkürbis
1/2 Tasse Ananassaftkonzentrat
3/4 Tasse leichte Kondensmilch
2 EL Pflanzenöl
2 Eiweiß

Backofen auf 220° vorheizen. Die trockenen Zutaten in großer Schüssel mischen. Alle anderen Zutaten im Mixer mischen. Zu den trockenen Zutaten geben und leicht unterrühren. Muffinblech mit Papiermanschetten auslegen und Teig einfüllen und 17 Minuten backen. Garprobe machen. Zahnstocher muß trocken sein. Ergibt 12 Muffins.

Tip: Der Kürbis in diesen Muffins ist eine gute Quelle für die Vitamine A und C. Servieren Sie Kürbismuffins mit Pute und Preiselbeersoße.

Dinnermuffins

1 1/4 Tassen Haferkleie
1 Tasse mit Backpulver vermischtes Mehl
1 1/2 Tassen leichte Kondensmilch
2 Eiweiß
2 EL Honig
3 EL Pflanzenöl

Wenn Sie einen Teil Ihrer täglichen Haferkleie in Form von Muffins als Beilage zum Essen mögen, werden Sie vermutlich diese weniger süße Variante vorziehen.

Backofen auf 220° vorheizen. Die trockenen Zutaten in großer Schüssel mischen. Die Milch und die restlichen Zutaten im Mixer auf niedriger Stufe mischen, dann zu den trockenen Zutaten geben und leicht unterrühren. Muffinblech mit Papiermanschetten auslegen und Teig einfüllen. 15 Minuten backen. Garprobe machen, Zahnstocher muß trocken sein.
Tip: Experimentieren Sie ein bißchen mit den Dinnermuffins. Manche geben gerne einige Rosinen dazu. Oder probieren Sie aus, einen Teil der Milch durch andere Flüssigkeiten zu ersetzen.

Sirupmuffins

2 1/2 Tassen Haferkleie
1 EL Backpulver
1/4 Tasse Rosinen
1/4 Tasse gehackte Nüsse
1 1/4 Tassen leichte Magermilch
2 EL Pflanzenöl
2 Eiweiß
1/4 Tasse Sirup

Backofen auf 220° vorheizen. Die trockenen Zutaten in einer Schüssel mischen. Alle anderen Zutaten im Mixer mischen und zu den trockenen Zutaten geben. Leicht verrühren. Muffinblech mit Papiermanschetten auslegen und Teig einfüllen. 16 Minuten backen. Garprobe machen. Zahnstocher muß trocken sein.
Merke: Das ist eine schöne Abwechslung zu den anderen Muffins, die mit braunem Zucker gemacht werden. Der Sirup gibt den Muffins einen ganz anderen Geschmack. Wenn Sie wollen, können Sie die Sirupmenge verkleinern, um Kalorien zu sparen. Vergessen Sie auch nicht, daß Sie in allen anderen Muffinrezepten den braunen Zucker durch Sirup ersetzen können, um den Geschmack zu variieren.

Süße Tafelbrötchen

1 1/2 Tassen Haferkleie
1 Tasse Weizenmehl
1 EL Backpulver
1 1/2 Tassen Magermilch
4 EL Honig
6 EL Pflanzenöl

Ja, Sie können mit Haferkleie Brötchen und Brot backen. Dies ist ein sehr einfaches Rezept, das im Nu noch kurz vor dem Essen für eine größere Personenzahl zubereitet werden kann.

Damit diese Brötchen gut gelingen, geben Sie die Haferkleie zuerst durch die Küchenmaschine oder das Mixgerät. Dabei wird die Kleie zu einer mehlartigeren Feinheit vermahlen. Dann mit dem Mehl und Backpulver mischen und mit den anderen Zutaten verrühren, ca. 20 kleine Brötchen formen und auf ein mit Backpapier ausgelegtes Backblech setzen. Bei 190° 8 bis 10 Minuten, oder bis sie leicht gebräunt sind, backen und sofort servieren.

Preiselbeerbrot

2 Tassen ganze Preiselbeeren
1 1/2 Tassen Haferkleie
1 TL geriebene Orangenschale
1 Tasse Kristallzucker (nach Geschmack weniger)
1/3 Tasse brauner Zucker
2 1/2 Tassen Weizenmehl
1 EL Backpulver
1/2 TL gemahlener Piment
1/4 Tasse Pflanzenöl
4 Eiweiß
1/2 Tasse gehackte Walnüsse
1/2 Tasse Magermilch

Meine Frau entdeckte dieses Rezept, und wir wandelten es dem Programm entsprechend ab, indem wir einige Zutaten durch gesündere ersetzten. Es ist ein Leckerbissen an Feiertagen. Dieses Rezept ergibt drei kleine Laibe, die Sie am besten mit Plastikfolie wickeln und im Kühlschrank aufbewahren, damit sie nicht austrocknen.

Backofen auf 175° vorheizen. Die Preiselbeeren hacken und die Haferkleie mit der Orangenschale und dem Zucker dazugeben. Dann Mehl, Backpulver und Piment mischen. Öl und Eiweiß dazugeben. Die Preiselbeermischung und die Walnüsse unterrühren. Drei kleine Kastenformen mit Backpapier auslegen (oder nicht haftende Formen verwenden). Den Teig auf die Formen verteilen und 40 bis 50 Minuten backen. Zahnstocher muß bei Garprobe trocken sein.

Hafermehlbrot

3/4 Tasse kochendes Wasser
1/2 Tasse kernige Haferflocken
3 EL Margarine
1/4 Tasse Honig
1 TL Salz
1 Päckchen Trockenhefe
1/4 Tasse warmes Wasser
1/2 TL Zucker
2 Eiweiß
2 Tassen Weizenmehl
3/4 Tasse Haferkleie, im Mixgerät mehlfein gemahlen

Hier ist eine weitere wohlschmeckende Art, Ihre Kost mit Hafer anzureichern. Auch wenn Sie noch nie einen Laib Brot gebacken haben, macht dies Rezept viel Spaß und ist fast narrensicher.

Kochendes Wasser, Haferflocken, Margarine, Honig und Salz in großer Schüssel gründlich verrühren. Etwas abkühlen lassen. Das sehr warme Wasser in eine Tasse geben, Hefe einstreuen, Zucker zufügen. Rühren, bis sich die Hefe aufgelöst hat, und etwa 10 Minuten (bis Blasen aufsteigen) stehenlassen. Dann die Hefemischung, Eiweiß 11/2 Tassen Weizenmehl und die Haferkleie zu der Hafermehlmischung geben. Mit einem elektrischen Mixgerät auf kleiner Stufe zwei Minuten schlagen, dabei nach und nach das restliche Mehl dazugeben. Eine mittelgroße Kastenform mit Backpapier auslegen (oder nichthaftende Form verwenden) und Teig hineingeben. Mit Backpapier und einem Küchentuch bedecken und die Form an einen warmen Platz ohne Zugluft stellen. Den Teig etwa 45 Minuten stehenlassen, bis er die doppelte Größe hat. In vorgeheiztem Backofen bei 190° etwa eine Stunde backen. Das Brot ist gar, wenn es sich beim Daraufklopfen hohl anfühlt und anhört. Brot aus der Form nehmen und abkühlen lassen.
Dann dürfen Sie es servieren und vor Stolz strahlen.

Kleie-Brownies

3 EL Kakaopulver
1 EL Nescafé
1 EL Wasser
2 sehr reife Bananen
2 Tassen Zucker (nach Geschmack weniger)
6 Eiweiß
1 TL Vanilleextrakt
1 Tasse Weizenkleie
3/4 TL Salz (nach Geschmack)
1 Tasse gehackte Nüsse (oder Rosinen, um noch weniger Fett zu bekommen)

Hier ist eine Möglichkeit, Ihr Verlangen nach Schokolade zu stillen und gleichzeitig einen Teil Ihrer täglichen Haferkleie zu bekommen.

Kakao, Kaffee, Wasser und Bananen im Mixgerät oder in einer großen Schüssel mit einem Handmixer verrühren. Zucker, Eiweiß und Vanille hinzufügen und gut untermischen. Haferkleie und Salz zusammensieben, dann zu der Mischung geben. Die Nüsse oder Rosinen unterziehen. In eine mit Backpapier ausgelegte mittelgroße Kastenform (oder in eine nichthaftende Form) füllen. Bei 175° 45 Minuten backen. In Stücke aufschneiden, abkühlen lassen und servieren.
Die Brownies sind weich, saftig und lecker. Vor allem aber sind sie fett- und cholesterinfrei.

14. Unwiderstehliches Putenfleisch

Jeder aufrichtig an einer gesünderen Ernährung Interessierte schuldet jenem großartigen Vogel ein riesiges Dankeschön: dem Truthahn oder der Pute. Machen Sie sich von der Vorstellung frei, eine Pute gehöre nur zu den Festtagen auf den Tisch. Es gibt Dutzende von Möglichkeiten, diese fett- und cholesterinarme Quelle für qualitätvolles Eiweiß zuzubereiten und zu genießen. Tatsächlich kann praktisch jedes Gericht, das Sie kochen möchten und für das normalerweise fettreiches Fleisch verwendet wird, auch genausogut oder besser mit Putenfleisch bereitet werden.

Außer den Einsparungen an Fett und Cholesterin werden Sie sich auch über Einsparungen an Haushaltsgeld freuen. Putenfleisch ist oft etwas preiswerter als andere Fleischsorten, und Sie können neben ganzen Vögeln auch ausgewählte Stücke, Putengehacktes und Putenwurst kaufen. Aber Sie müssen sich darüber im klaren sein, daß der Teil mit dem geringsten Fett- und Cholesteringehalt die Brust ist. Ich mache es so: Ich gehe ins Geschäft, kaufe eine große Putenbrust und lasse vom Metzger Haut und Knochen entfernen und die Brust durch den Fleischwolf drehen oder in Schnitzel aufschneiden. Wenn Sie nach Hause kommen, können Sie das Fleisch in Portionen aufteilen und in geeigneten Mengen im Gefrierfach oder der Tiefkühltruhe aufbewahren. Rechnen Sie 100 bis 125 Gramm pro Portion.

Alle Ihre Lieblingsrezepte, die für Rinderhack gedacht sind, können auch mit gehackter Putenbrust zubereitet werden. Alle Gerichte, zu denen Schnitzel und Koteletts gehören, können mit Putenschnitzeln gemacht werden. Experimentieren Sie ein wenig. Bald werden Sie die vielen verschiedenen Möglichkeiten, die Putenfleisch bietet, schätzen lernen.

Zum Braten verwenden Sie am besten eine beschichtete (Teflon-) Pfanne oder eine Pfanne mit geriffeltem Boden, die sie mit ein klein wenig Diätmargarine einfetten.

Putenhackbraten

450 Gramm gehackte Putenbrust
1 Eiweiß
1/2 Tasse Haferkleie
3 EL Ketchup
1 Worcestersoße
1/2 TL Dijonsenf
1/2 grüne Paprikaschote, kleingehackt
3 Zwiebelscheiben, kleingehackt
2 EL gehackte grüne Oliven
1 große Knoblauchzehe, kleingehackt (nach Geschmack mehr)
1/4 TL jeweils: Salbei, schwarzer Pfeffer, Majoran, Selleriesalz

Als ich anfing, die fettreichen Speisen einzuschränken, trauerte ich dem Hackbraten nach, der seit meiner Kindheit eines meiner Lieblingsgerichte gewesen war. Aber mit einigen Änderungen am Rezept kam ein phantastisches Gericht heraus.

Alle Zutaten mischen und zu einem Laib formen. Bei 175° 75 Minuten backen. Machen Sie mit einem Fleischthermometer im Innern des Bratens die Garprobe (80°). Nicht zu lange im Backofen lassen. Mit Kartoffelbrei und Soße nach fett- und cholesterinarmer Art servieren. Für 4 Personen.
Tip: Machen Sie von diesem Putenhackbraten mehr, als Sie verbrauchen, und stellen Sie von der Soße die doppelte Menge her. Beides läßt sich sehr gut einfrieren und ergibt beim nächstenmal ein schnelles Essen. Der Hackbraten schmeckt vorzüglich auf Vollkornbrot mit Salatblättern und Tomaten.

Kartoffeln

Kartoffeln schälen, 20 Minuten leicht kochen, mit der Gabel prüfen, ob sie weich sind. Mit leichter Kondensmilch und gemahlener Muskatnuß zerstampfen und nach Belieben mit fettlos gerösteten Zwiebelringen garnieren.

Soße

3/4 Tasse kalte Magermilch
1/4 Tasse Mehl
1 Tasse heiße Putenbrühe
3 Eiweiß
1/2 Tasse leichte Kondensmilch
Champignons, leicht sautiert oder aus der Dose
Salz und Pfeffer

Die Magermilch unter das Mehl rühren, bis es glatt ist. Die Brühe einrühren. Zum Kochen bringen und 1 Minute kochen lassen. Beiseite stellen. Eiweiß und Kondensmilch im elektrischen Mixer mischen. Die heiße Mischung aus Milch, Brühe und Mehl bei kleiner Stufe langsam in den Mixer geben. Zum Schluß die Champignons hinzufügen, mit Salz, Pfeffer und Ihren Lieblingsgewürzen abschmecken.

Amerikanische Putenburger

450 Gramm gehackte Putenbrust
1/4 Tasse Haferkleie
1 große kleingehackte Knoblauchzehe
1/4 Tasse feingehackte Zwiebel
1/8 Tasse feingehackter grüner Paprika
1 TL Salz (oder kochsalzfreies Gewürz)

Sie müssen zwar Ihren Verbrauch an Kaviar und Gänseleberpastete einschränken. Aber wenn Sie ein Hamburger-Fan sind, brauchen Sie auf Ihr Lieblingsgericht nicht zu verzichten. Hier ist eine köstliche Alternative aus Putenfleisch.

Alle Zutaten mischen und vier flache Scheiben daraus formen; in der Küche oder auf dem Barbecue im Freien grillen. Mit einem getoasteten Hamburgerbrötchen servieren, zur Abwechslung auch einmal ein Vollkornbrötchen oder eine Scheibe Sauerteigbrot wählen. Hoch mit Salat, Tomatenscheiben und Zwiebelringen beladen (letztere in einer beschichteten Pfanne glasig rösten). Für 4 Personen.
Tip: Warum bereiten Sie nicht die doppelte Menge zu und halten die übrigen Scheiben im Gefrierfach für das nächste Mal bereit?

Orientalische Putenburger

450 Gramm gehackte Putenbrust
1/4 Tasse Haferkleie
1 EL natriumarme Sojasoße
1/2 TL Ingwerpulver (oder probieren Sie frisch geriebenen Ingwer)
1/2 TL Korianderpulver
1/4 Tasse gehackte Wasserkastanien

Alle Zutaten in großer Schüssel mischen. Zu vier flachen Scheiben formen. Die Scheiben in einer ganz leicht mit Diätmargarine eingefetteten Teflonpfanne braten, bis sie auf beiden Seiten gebräunt und nach Geschmack durchgebacken sind.
Mit Reis und geschmorten Gemüsen servieren. Vergessen Sie nicht, daß Sie die Gemüse in der Hühnerbrühe statt Öl schmoren können. Rühren Sie etwas frisch geriebenen Ingwer und eine Prise braunen Zucker zur Verfeinerung des Geschmacks hinein. Für 4 Personen.

Italienische Pizzaburger

450 Gramm gehackte Putenbrust
1/4 Tasse Haferkleie
1/4 TL feingehackte Petersilie
1/4 TL Oregano
1/4 TL Majoran
1/4 Tasse gehackte Zwiebeln
geriebener cholesterinarmer Käse
4 EL Tomatensoße oder Pizzaiola-Soße (s. S. 245)
2 Hamburgerbrötchen, halbiert

Putenfleisch, Haferkleie, Kräuter und Zwiebeln mischen und zu vier flachen Scheiben formen. In einer Teflonpfanne braten, bis sie braun sind. Käse darüberstreuen. Zudecken und weiterbraten, bis der Käse geschmolzen ist.
Inzwischen je 1 EL Tomatensoße auf jede Brötchenhälfte geben. Die gebratenen Burger auf die Brötchen legen. In den auf 175° vorgeheizten Backofen schieben und 3 Minuten backen. Für 4 Personen.
Tip: Servieren Sie diese köstlichen Pizzaburger mit knackigem Salat aus Kopfsalat, Tomaten und Zwiebeln mit einer italienischen Soße.

Putenfleischklößchen

Ich weiß nicht, zu wie vielen Gerichten auf der Welt irgendeine Art von Fleischklößchen gehört. Wahrscheinlich zu Hunderten. Es gibt Fleischklößchen und Spaghetti, Fleischklößchen auf schwedische Art, Cocktailfleischklößchen und Fleischklößchen, die man einfach so ißt. Ganz gleich, welche Art Sie am liebsten mögen – alle können sehr schmackhaft mit gehackter Putenbrust zubereitet werden. Nehmen Sie einfach etwas weniger Flüssigkeit, als für das Originalrezept verlangt wird, weil Pute feuchter als Rind ist. Hier sind zwei Rezepte, um Ihnen den Anfang zu erleichtern.

Italienische Fleischklößchen

1/4 Tasse Haferkleie
1/4 TL Oregano
1/4 TL schwarzer Pfeffer
1/4 TL Thymian
1 EL geriebener Parmesankäse
1 große Knoblauchzehe, feingehackt
1/4 Tasse gehackte Zwiebel
1/4 Tasse gehackter grüner Paprika
450 Gramm gehackte Putenbrust

Die trockenen Zutaten in einer großen Schüssel mischen. Die restlichen Zutaten bis auf das Putenfleisch dazugeben. Am Schluß die gehackte Putenbrust untermischen und 12 bis 16 Klößchen formen. Die Klößchen in der offenen Teflonpfanne braten, bis sie braun sind. Mit Spaghetti und einfacher Tomatensoße servieren.

Fleischklößchen in sahniger Paprikasoße

450 Gramm gehackte Putenbrust
1/4 Tasse Haferkleie
1 EL Ketchup
1/4 TL schwarzer Pfeffer
1 Knoblauchzehe, feingehackt
1 Tasse Hühnerbouillon (aus Bouillonwürfel)
1 1/2 Tassen in dünne Scheiben geschnittene Zwiebeln
1/2 Tasse leichte Kondensmilch
1/4 Tasse Mehl
1 EL Paprika
2 EL feingehackte Petersilie

Putenbrust, Haferkleie, Ketchup, Pfeffer und Knoblauch mischen. Zu kleinen Klößchen formen und in der Teflonpfanne braten. Aus der Pfanne nehmen, wenn sie braun sind.
Die Hühnerbouillon mit den Zwiebeln in die Pfanne geben. Zum Kochen bringen und köcheln lassen, bis die Zwiebeln weich sind.
In einer Schüssel die leichte Kondensmilch langsam in das Mehl einrühren, bis es glatt ist. Dann langsam in die Pfanne tröpfeln lassen und mit der Bouillon verrühren. Bei mittlerer Hitze unter ständigem Rühren kochen, bis die Soße dick wird. Paprika in die fertige Soße geben. Über die Fleischklößchen gießen und mit der Petersilie garnieren.
Mit Kartoffelbrei servieren. Verwenden Sie Magermilch und geriebene Muskatnuß für den Kartoffelbrei. Sie kämen nie auf den Gedanken, daß Sie ein fettarmes Gericht essen.
Für 4 Personen.

Putenschnitzel

Wenn Sie Kalbs- oder Schweineschnitzel mögen, probieren Sie einmal diese Putenschnitzel aus. Bitten Sie einfach Ihren Metzger, die Brust in passende Stücke aufzuschneiden. Rechnen Sie auch hier 100 bis 125 Gramm pro Person. Wenn Sie also ein Rezept für Medaillons oder Schnitzel haben, nehmen Sie einfach Pute dafür. Natürlich finden Sie auch Alternativen für die anderen fett- und cholesterinreichen Zutaten in solchen Rezepten. Wenn immer Sie »Sahne« sehen, denken Sie »leichte Kondensmilch«. Ganze Eier werden zu Eiweißen. Butter ist jetzt natürlich gleichbedeutend mit Margarine – und dann nehmen Sie nur die halbe Menge. Hier ist ein Beispiel.

Schnitzel einfach

1/4 Tasse Mehl
1/4 Tasse Haferkleie
1 knappes Pfund Putenschnitzel (mit der Hand auf einem Brett flach klopfen)
3 Eiweiß

Mehl und Haferkleie in einer großen Schüssel mischen. Die Putenschnitzel in Eiweiß tauchen und in der Mehl-Haferkleie-Mischung wälzen, bis sie eine gleichmäßige Hülle haben. In einer beschichteten Pfanne goldbraun braten.
Direkt aus der Pfanne oder mit einer Soße nach Geschmack servieren.
Sie passen sehr gut zu Kartoffelbrei und Apfelmus. Dazu ein frischer Salat. Für 4 Personen.

Putensandwich

Ein Putensandwich ist immer ein Genuß, ob mit einem übriggebliebenen Stück Putenhackbraten, einem Putenschnitzel oder kalter Putenbrust von einem ganzen gebratenen Vogel.
Wählen Sie als Unterlage ein kräftiges Hefe- oder Sauerteigbrot. Dann schichten Sie die leckeren Beilagen obenauf: frische Salatblätter, Tomaten, Zwiebelringe, vielleicht ein bißchen Avocado, eine Spur Senf oder Ketchup oder einen Klecks Mayonnaise. Guten Appetit!

Soße zu Putenfleisch

Ob zu Ihrem abendlichen Menü Klößchen aus gehackter Putenbrust, Putenschnitzel oder kalte Putenbrust gehören: Sie können mit einer Reihe von Soßen für viel Abwechslung sorgen. Erinnern Sie sich, daß die besten Küchen der Welt auf der Soße beruhen, nicht unbedingt auf dem, was die Soße bedeckt. Hier sind ein paar Soßen, die sich besonders gut für Pute eignen.

Senfsoße

2 EL Senf
1/4 TL Currypulver (nach Geschmack mehr)
1–2 Spritzer Tabasco
1/4 Tasse Mayonnaise
1/4 Tasse fettarmer Joghurt

Verrühren Sie alle Zutaten zu einer glatten gelben Soße. Vielleicht möchten Sie das Fett noch mehr einschränken. Dann nehmen Sie weniger Mayonnaise. Servieren Sie sie zu kalter Pute oder zu Meeresfrüchten.

Béchamelsoße

2 EL Margarine
3 EL Mehl
1 1/2 Tassen leichte Kondensmilch
1/2 Tasse frischer Zitronensaft
3 Eiweiß

Die Margarine bei milder Hitze mit dem Mehl verrühren. Nach und nach die Milch einrühren. Unter ständigem Rühren zum Kochen bringen. Vom Feuer nehmen und den Zitronensaft hinzufügen. Die Eiweiße in einen Mixer geben. Auf kleiner Stufe die gekochte Mischung langsam hineintröpfeln lassen und glattrühren.

Dies ist das Grundrezept für eine weiße Soße. Sie können nach Geschmack verschiedene Gewürze dazugeben. Probieren Sie es mit Estragon, um eine Sauce béarnaise zu bereiten. Oder fügen Sie 1 EL Meerrettich für eine scharfe Variante hinzu. Experimentieren Sie mit Ihren Lieblingskräutern.

Cumberlandsoße

2 EL Meerrettichpaste
1/2 Tasse frisch gepreßter Orangensaft
1/8 Tasse geriebene Orangenschale
2 EL Johannisbeergelee
1 TL Grey-Poupon-Senf (oder ein anderer scharfer Senf)
1/4 Tasse Rotwein

Alle Zutaten mischen und zu kalter und warmer Pute servieren.

Dillsoße

1 Tasse Hühnerbouillon
3 EL Mehl
2 1/2 EL Dillgewürz (oder geschnittener frischer Dill)
1/2 Tasse leichte Kondensmilch

Die kalte Bouillon langsam in das Mehl einrühren. Unter ständigem Rühren zum Kochen bringen, dann köcheln lassen. Den Dill hinzufügen. Vom Feuer nehmen und die Milch einrühren. Über Pute oder Meeresfrüchte geben.
Tip: Diese Soße eignet sich auch sehr gut zu Fleischklößchen und Nudeln.

Zwiebelsoße

2 Zwiebeln, fein geschnitten und gehackt
1/2 Tasse Wasser
1/4 Tasse Hühnerbouillon
2 EL Mehl
1/4 Tasse leichte Kondensmilch
1/4 TL Zucker

Die Zwiebeln in 1/4 Tasse Wasser etwa 10 Minuten kochen, bis sie weich sind. Den Bouillonwürfel in die übrige 1/4 Tasse Wasser rühren, langsam zu dem Mehl geben und glattrühren. Über die Zwiebeln geben und den Zucker einrühren. Die Milch dazugeben und erhitzen. Unter Rühren bei mittlerer Hitze kochen, bis die Soße dick wird.

Pizzaiola-Soße

1/2 Tasse gehackte Zwiebeln
2 große Knoblauchzehen, feingehackt
1 EL Pflanzenöl
1 Dose ungesalzene Tomaten, abgetropft und gehackt
1 TL getrocknetes Basilikum (wenn Sie frisches bekommen, nehmen Sie 1 EL feingehackt)
1 TL Oregano
4 TL Kapern, abgetropft

Diese Soße italienischer Art paßt zu Putenschnitzeln ebensogut wie zu Fischfilets. Sie werden sie häufig in italienischen Restaurants auf der Karte finden. Genießen Sie sie mit einer Beilage Fidelini (Fadennudeln) und einer kleinen Flasche Chianti. Buon appetito!

Zwiebeln und Knoblauch in Öl sautieren, bis sie glasig sind. Tomaten, Basilikum und Knoblauch einrühren. Zum Kochen bringen. Bei kleiner Hitze unter häufigem Rühren 15 Minuten, oder bis die Soße ein wenig dick wird, köcheln lassen. Die Kapern unmittelbar vor dem Servieren hinzufügen.
Merke: Diese Soße ist kräftig im Geschmack, und Sie werden sie bei vielen Gerichten bald

nicht mehr missen wollen. Denken Sie daran, daß Sie die doppelte oder dreifache Portion zubereiten und im Kühlschrank oder Gefrierfach aufheben können.

Weitere Rezepte mit Putenfleisch:
Puten-Chili, S. 252
Puten-Gemüse-Allerlei, S. 252
Putenwurst mit Knoblauch, S. 270
Würzige Frühstückswurst, S.270
Aufgespießte Fleischklößchen, S. 274
Galumki (polnische Kohlrouladen), S.288

15. Das nennen Sie Verzicht?

Für die meisten Menschen ist Essen ein wichtiger Teil des Lebens, wenn nicht eine der wichtigsten Beschäftigungen und Freuden. Für mich wenigstens wäre es schwierig, wenn nicht unmöglich, mir vorzustellen, auf all diese kulinarischen Vergnügen zu verzichten. Einige wenige Menschen können über Jahre bei einer Diät aus gedämpften Gemüsen und Reis bleiben, ohne groß zu klagen. Aber die meisten könnten ein derart entbehrungsreiches Programm nicht einhalten.

Deshalb war es für mich wichtig, vernünftige Alternativen oder Abwandlungen der Speisen zu entwickeln, die ich so gern esse. Ob bei mir zu Hause oder im Restaurant, ich weise gern andere auf die Speisen hin, die ich gerade esse, und bemerke dazu, daß dies wohl mit »Verzicht« nichts zu tun habe. Lassen Sie mich eine wahre Geschichte erzählen, die typisch für meine Erfahrungen ist.

Eines Abends war mein Steuerberater zum Abendessen bei uns. Ich brauche nicht zu erwähnen, daß er eine Mahlzeit genau aus diesem Programm vorgesetzt bekam. Das Menü bestand aus Putenschnitzeln, dünnen Spaghetti mit Pizzaiola-Soße, Erbsen und Knoblauchbrot. Allen schmeckte es ausgezeichnet.

Am nächsten Abend war noch etwas Pute übrig, und ich beschloß, das Essen für meine Frau und mich zu wiederholen. Da es nicht ganz reichte, bereitete ich für sie ein Kalbsschnitzel zu. Ich möchte noch dazusagen, daß das Kalbfleisch von bester Qualität war und entsprechend teuer. Ich sagte meiner Frau nicht, daß sie Kalb statt Pute bekäme. Ihr Kommentar? »Es schmeckt nicht so gut wie gestern abend.« Ganz genauso sagte sie es.

In unserem Haus schwebt immer der herrliche Duft von Muffins im Backofen und köchelnden Soßen. Es ist ein Abenteuer, immer mehr Möglichkeiten zu entdecken, Gerichte zuzubereiten, die nicht nur gut schmecken, sondern auch gesund sind.

Dieses Kapitel enthält eine Auswahl der vielen Möglichkeiten, wie Sie die verschiedensten Gerichte ohne Eier, Butter oder übermäßig viel Fett und Cholesterin zubereiten können. Erweitern Sie auf alle Fälle Ihre Rezeptesammlung durch andere Bücher, Zeitungen und Zeitschriften.

Es kann eine Weile dauern, bis Sie sich daran gewöhnt haben, aber bald werden Sie mit mir fragen: »Das nennen Sie Verzicht?«

Milkshakes ohne schlechtes Gewissen

Seit der Zeit, als mein Vater einen Drugstore mit einem Ausschank für nichtalkoholische Getränke hatte, waren Milkshakes mein Lieblingsgetränk. Und lange Zeit ernährte ich mich morgens fast nur davon und von Instantgetränken, um schnell etwas in den Magen zu bekommen. Aber das Cholesterin und Fett in der Milch und der Zucker und die chemischen Zusätze in den Instantgetränken ließen mich von beidem abkommen. Heute dagegen genieße ich die verschiedensten Shakes mit gutem Gewissen zum Frühstück oder zu jeder anderen Tageszeit.

Die Abwechslung ist nur durch Ihre Phantasie und die Obstsorten, die es gerade gibt, eingeschränkt. Im Grunde werfen Sie nur alle Zutaten in den Mixer, stellen ihn ein paar Sekunden an, und Sie haben den köstlichsten Shake. Falls Sie einen dickeren, cremigeren Shake möchten, verwenden Sie leichte Kondensmilch oder fettarmen Joghurt. Für einen leichteren, kühleren Drink nehmen Sie frische Magermilch. Und für ein sommerliches Erfrischungsgetränk geben Sie eine Handvoll zerstampftes Eis dazu. Hier sind ein paar Ideen für den Anfang.

Apfel-Bananen-Shake

1/4 l Magermilch
1 reife Banane (je reifer desto besser)
50 Gramm Apfelsaftkonzentrat (ersatzweise 100 Gramm Apfeldicksaft aus dem Reformhaus oder Bioladen)
1 Eiweiß

Erdbeer-Shake

1/4 l Magermilch
1 Eiweiß
1/2 Tasse frische oder tiefgekühlte Erdbeeren

Ananas-Birnen-Shake

1/4 l Magermilch
1 Eiweiß
100 Gramm Birnendicksaft
1/4 Tasse Ananas in Stücken (ungesüßt)

Frischer Apfel-Shake

1/4 l Magermilch
1 Apfel, vom Kerngehäuse befreit und in kleine Stücke gehackt
50 Gramm Apfelsaftkonzentrat (oder 100 Gramm Apfeldicksaft)
1 Eiweiß

Bananen-Johannisbrot-Shake

1/4 Magermilch
1 reife Banane
1 Eiweiß
1 TL Johannisbrotpulver

Lassen Sie Ihrer Phantasie freien Lauf. Denken Sie an Ihre Lieblingsfrüchte. Kombinieren Sie die Frucht mit fettarmem oder fettfreiem Fruchtjoghurt der gleichen Geschmacksrichtung anstatt mit Milch. Oder mixen Sie verschiedene Früchtekombinationen zusammen.

Kalorienarmer Eierflip

1 l fettarme Milch (evtl. auch leichte Kondensmilch, mit etwas Wasser verdünnt)
3 Eiweiß
1 EL Rumextrakt
Zuckerersatz entsprechen 1/4 Tasse Zucker
Muskat zum Abschmecken

Mischen und servieren. Ergibt zehn kleine Gläser.

Mahlzeit aus dem Mixer

1/4 Tasse Magermilch
1 reife Banane
1/2 Tasse fettfreier Erdbeerjoghurt
1/4 Tasse Orangensaft

Denken Sie einmal nach, wieviel Nährwert in diesen Shake gepackt ist: Sie bekommen Kalzium durch Milch und Joghurt, Kalium durch die Banane und Vitamin C durch den Orangensaft. Trinken Sie ihn zu einem oder zwei Muffins, und Sie sind für Stunden gesättigt. Ein hervorragender Auftakt für den Tag.

Variante: Bleiben Sie bei der Milch und der Banane, variieren Sie aber das Rezept, indem Sie andere Geschmacksrichtungen des fettfreien Joghurts und verschiedene Saftsorten verwenden.
Merke: Wann immer es möglich ist, sollten Sie fettfreien Joghurt (Magerjoghurt) verwenden. Warum sollte man auch nur das kleinste bißchen Cholesterin und Fett in den fetthaltigen Versionen verzehren, wenn der Geschmack ohne die genausogut ist?

Eintopfgerichte

Auch wenn sich die Zeiten geändert haben, hat es immer schon einen Bedarf an schnellen und einfachen Gerichten gegeben. Heute machen wir am Imbißstand halt oder kaufen tiefgekühlte Fertiggerichte. Gestern kochten unsere Mütter und Großmütter (Männern machten sich damals nicht viel in der Küche zu schaffen) Eintopfgerichte, die eigentlich ziemlich einfach und dennoch sättigend waren.
Heute können wir einige unserer neuen Vorstellungen von der Ernährung mit der traditionellen Kochkunst verbinden und erhalten schmackhafte Eintöpfe, die im voraus zubereitet werden können und gut zu einem kräftigen Stück Schwarzbrot schmecken. Der grundlegende Unterschied ist, daß wir fett- und cholesterinarme Zutaten anstelle der herkömmlichen verwenden. Hier sind zwei Rezepte für den Anfang. Sehen Sie in Ihren eigenen Kochbüchern und Sammlungen Ihrer Lieblingsrezepte nach, um Anre-

gungen zu finden, die, leicht geändert, zur moderneren, gesünderen Einstellung passen.

Puten-Chili

1 Pfund gehackte Putenbrust
1 mittelgroße grüne Paprikaschote, gehackt
1 mittelgroße Zwiebel, gehackt
1 Dose Kidneybohnen oder Chilibohnen
1 große Dose geschälte Tomaten (ca. 700 Gramm)
1 Päckchen Chili-Gewürzmischung

Putenfleisch in großer, ganz leicht mit Diätmargarine eingefetteter Teflonpfanne anbraten, bis es zerfallen und braun ist. Den grünen Paprika dazugeben, die Hitze reduzieren und zudecken. Bei mittlerer Hitze kochen, bis der Paprika weich ist. Bohnen, Tomaten und Chili-Mischung hinzufügen. 10 Minuten köcheln lassen und servieren.
Merke: Dieses Gericht eignet sich hervorragend zum Einfrieren. Bewahren Sie es in Portionsbehältern auf.

Puten-Gemüse-Allerlei

1 Pfund gehackte Putenbrust
1 Dose weiße Bohnen
1 grüne Paprikaschote, gehackt
1 Zwiebel, gehackt
2 Stangen Sellerie, gehackt
2 Karotten, gehackt
1 Tomate, geschält und gehackt
1 Dose feine Erbsen
1 Päckchen getrocknete Knorr-Gemüsesuppe (oder andere Marke)

In einer großen Teflonpfanne das Putenfleisch anbraten, bis es zerfallen und braun ist. Alle anderen Zutaten dazugeben, mit etwas Flüssigkeit von den Dosengemüsen auffüllen, damit eine Soße entsteht. Zudecken und nur 10 Minuten bei schwacher Hitze kochen lassen.
Merke: Das ist die einfache Art, aber nicht unbedingt die beste. Um die Gemüse noch besser zur Geltung zu bringen, fügen Sie zuerst die frischen Gemüse hinzu und geben erst kurz vor dem Servieren die Gemüse aus der Dose dazu.

Gemüse

Die meisten von uns wissen gar nicht, wie viele verschiedene Gemüsearten es gibt und wie toll Gemüse schmecken kann. Am besten fangen Sie auf dem Wochenmarkt oder in Ihrem Gemüsegeschäft damit an, neue Erfahrungen zu sammeln. Probieren Sie auch die exotischen Sorten aus, die Sie noch nicht kennen. Machen Sie es zu einem Abenteuer in gutem Geschmack und guter Ernährung.

Für eine ausgewogene Ernährung brauchen wir wenigstens zwei Portionen Gemüse am Tag, und zwar vor allem die grünen und die gelben oder orangen Sorten. Aber betrachten Sie das als absolutes *Minimum*. Versuchen Sie, auf vier Portionen täglich zu kommen. Unmöglich? Durchaus nicht. Gemüsesäfte, Kartoffeln, Salate, Knabbergemüse mit einem Dip für zwischendurch – das alles bringt zusammen eine ganze Menge Vitamine und Minerale. Und es schmeckt!

Kartoffeln werden oft schlechtgemacht. Wenn Sie sie nicht mit Butter und Sauerrahm vollpacken, machen sie überhaupt nicht dick. Sie können Kartoffeln mehrmals in der Woche essen. Sie sind ballaststoff- und vitaminreich, schmackhaft und vielseitig.

Hier sind ein paar Rezepte für den Anfang. Blättern Sie andere Kochbücher nach weiteren Rezepten durch.

Gazpacho

ca. 1,5 l Tomatensaft (2 große Dosen)
1 mittelgroße Zwiebel, feingehackt
1 grüne Paprikaschote, feingehackt
1 Peperoni, feingehackt (ohne Samen)
1/2 Tasse gehackte frische Petersilie
3 große Knoblauchzehen, sehr fein gehackt
2 große Tomaten, geschält, von Samen befreit und gehackt (oder Dosentomaten)
1/3 Tasse frischer Limonensaft
1/4 Tasse roter Weinessig
1/2 TL frisch gemahlener Pfeffer

Sie glauben nicht, wie einfach dies Gericht zuzubereiten ist. Alle Zutaten in eine große Schüssel oder einen Krug geben (kein Aluminiumgefäß) und über Nacht in den Kühlschrank stellen. Mit Cilantrozweigen (Koriandergrün) garniert kalt servieren.
Merke: Dies ist ein beliebtes spanisches Rezept und häufige Mittagsmahlzeit, natürlich besonders im Sommer. Was für eine fabelhafte Art, an seine täglichen Gemüseportionen zu kommen!

Karotten und grüne Paprika orientalisch

etwa 4 mittelgroße Karotten und 4 grüne Paprika
1 EL weiche Margarine
1 EL Pflanzenöl
1 EL geriebener frischer Ingwer (notfalls auch Pulver)
1 EL brauner Zucker
1 TL milde Sojasoße (am Ende der Sautierzeit zugefügt)

Karotten und Paprika in lange schmale Streifen schneiden. In einer mittelgroßen Pfanne die anderen Zutaten kurz sautieren. Dann die Karotten und Paprika in die Mischung geben und zugedeckt 10 Minuten, oder bis die Gemüse weich sind, köcheln lassen. Für 4 Personen. Zu gegrilltem Hähnchen und gedünstetem Reis servieren.
Merke: Es versteht sich von selbst, daß Sie weniger Margarine und Öl brauchen, wenn Sie nur Gemüse für eine oder zwei Personen zubereiten. Verwenden Sie nur soviel Fett wie unbedingt notwendig.

Gebackene Kartoffeln oder Kartoffeln in Folie

Sie können auf diese Art nicht nur gewöhnliche Kartoffeln, sondern auch die bei uns seltenen Süßkartoffeln backen. Wenn Sie einen Mikrowellenherd haben, geht es ganz schnell: Kartoffeln waschen, mit einer Gabel anstechen und 12 bis 16 Minuten bakken. Im herkömmlichen Backofen oder auf dem Grill wickeln Sie die Kartoffeln nach dem Waschen und Anstechen in Alufolie. Dadurch bleiben sie feucht. Bei 220° etwa 45 Minuten, oder bis sie sich weich anfühlen, backen.

Wie halten wir es mit der Butter oder dem Sauerrahm? Hier sind einige Vorschläge. Streuen Sie etwas geriebene Muskatnuß und weißen Pfeffer darüber. Probieren Sie eine Kräutermischung aus. Wie wäre es mit Pizzaiola-Soße? Oder fettfreiem Joghurt, mit Zitronensaft und Pfeffer abgeschmeckt? Schließlich können Sie auch einmal etwas richtig Abenteuerliches machen und die Kartoffeln ohne alles kosten, damit Sie entdecken, wie sie wirklich schmecken. Falls Sie immer noch den Sauerrahm vermissen, können Sie nun mit diesen beiden Rezepten für falschen Sauerrahm soviel Sie wollen genießen. Sie können diese Rezepte auch als Grundlage für ausgezeichnete Salatdressings verwenden.

Falscher Sauerrahm 1

3/4 Tasse fettarmer Hüttenkäse
1/4 Tasse fettfreier einfacher Joghurt
1/2 TL Zitronensaft
Zuckerersatz nach Geschmack

Zubereitung siehe folgendes Rezept.

Falscher Sauerrahm 2

1 Tasse fettarmer Hüttenkäse
1 EL Zitronensaft
1/4 Tasse Magermilch

Bei beiden Varianten alle Zutaten einfach in einen Mixer geben und verrühren, bis sie glatt sind. Bereiten Sie soviel zu, daß Sie einen Wochenvorrat im Kühlschrank haben. Genießen Sie mit gutem Gewissen damit alles, was Sie wollen.

Kartoffelbrei und Kartoffelschnee

Pro Person eine Kartoffel schälen. Im offenen Topf mit Wasser zum Kochen bringen. Bei geringer Hitze 20 Minuten leicht kochen lassen. Wasser abgießen. Kartoffeln mit leichter Kondensmilch zerstampfen; die Milch langsam nach und nach dazugeben, bis der Brei sahnig geschlagen ist. Mit weißem Pfeffer würzen.

Geröstete Kartoffeln

Ungeschälte Kartoffeln etwa 15 Minuten kochen, bis man sie ohne zuviel Widerstand mit einer Gabel anstechen kann. Abgießen und in Stücke schneiden, dabei die Schale dranlassen. Geriebene Muskatnuß und weißen Pfeffer darüberstreuen. Backofen auf 190° vorheizen und ein Backblech mit Backfolie auslegen. Die Kartoffeln 15 Minuten backen, bis sie schön knusprig und gebräunt sind. Beim Salzen lassen Sie sich von Ihrem Gewissen und gesundheitlichen Überlegungen leiten.

Endivie und neue Kartoffeln

1 1/2 Pfund neue Kartoffeln (je kleiner desto besser)
1/2 gehackte Zwiebel
2 große Knoblauchzehen, feingehackt
2 EL Pflanzenöl
1 Kopf Endiviensalat
1 Tasse Hühnerbrühe
Pfeffer zum Abschmecken

Die Kartoffeln ungeschält etwa 20 Minuten kochen, dann das Wasser abgießen und zugedeckt beiseite stellen. Während die Kartoffeln kochen, Zwiebeln und Knoblauch in einer großen Pfanne sautieren, bis sie glasig sind. Die Endiviensalatblätter mit der Hand in etwa 5 cm große Stücke zerreißen. Die Blätter in die Pfanne zu den Zwiebeln geben, zudecken und rütteln, damit die Blätter zusammenfallen und mit dem Zwiebel-Knoblauch-Öl bedeckt werden. Die Kartoffeln in Stücke schneiden und in die Pfanne geben. Die Hühnerbrühe einrühren, zum Kochen bringen, Pfeffer hinzufügen und servieren. Für 4 Personen.
Merke: Die Flüssigkeit (auch »Sud« genannt) schmeckt so gut, daß Sie sie vielleicht gern mit ein paar Brocken Sauerteigbrot aufnehmen möchten. Zu einem Stück gegrilltem Hähnchen oder zu Fisch servieren. (Eine gute Flasche Weißwein dazu tut auch nicht weh.)

Pommes frites

Kartoffeln mit oder ohne Schale 10 Minuten kochen. Abgießen und abkühlen lassen. In Streifen, gewellt oder nach Belieben schneiden. Backofen auf 190° vorheizen und ein Backblech mit Backfolie auslegen. Die Kartoffeln so auf das Blech legen, daß sie sich nicht berühren. 30 Minuten backen. Ketchup gefällig?

Aromatischer Reispilaw

4 Tassen Wasser
1 TL gemahlener Koriander
1 EL Pflanzenöl
2 1/2 Tassen weißer Reis
1/2 Tasse Dörräpfel, feingehackt
1/4 Tasse Sultaninen
1/4 Tasse Apfelsaft
1/4 TL Zimt (nach Geschmack)
4 gehackte Frühlingszwiebeln

Wasser mit dem Koriander in einem Topf zum Kochen bringen. Gleichzeitig das Öl in feuerfester Kasserolle erhitzen. Den Reis in das Öl geben und wenden, bis die Körner einen leichten Ölüberzug haben, dann das Wasser in die Kasserolle gießen. Zudecken und im auf 190° vorgeheizten Backofen 25 Minuten backen. Danach sollte das ganze Wasser vom Reis aufgesogen sein. Während der Backzeit die Apfelstücke, die Sultaninen und den Zimt im Apfelsaft einweichen. Wenn der Reis fertig ist, Saft abgießen und die Äpfel und Sultaninen unter den Reis mengen. Ganz zum Schluß die gehackten Frühlingszwiebeln dazugeben.
Merke: Auch hier dürfen Sie Ihrer Phantasie freien Lauf lassen. Nachdem Sie dieses Rezept einmal ausprobiert und gesehen haben, wie leicht und narrensicher es ist, möchten Sie sicher Varianten erproben. An Stelle der Äpfel nehmen Sie beim nächstenmal Aprikosen und Ananassaft oder Pflaumen mit Orangensaft. Zu gebackenem Huhn oder Fisch servieren.

Salatdressings

Bei dem großen, abwechslungsreichen Angebot auf unseren Märkten sollte jeder versuchen, täglich einen Salat zu essen. Ob Sie ihn als Hauptgericht mittags oder als Beilage zum Abendessen lieber mögen – ein Salat kann einen Großteil Ihres Bedarfs an pflanzlicher Kost decken.
Beschränken Sie sich nicht auf einfachen Kopfsalat tagaus, tagein. Jedes Gemüse oder Obst kann sich für den Salat Ihrer Träume eignen. Die besten Salatbars sind immer die mit der größten Vielfalt.
Bringen Sie Farbe hinein mit Maiskörnern, Karottenschnitzen und ein, zwei Löffeln Rotkohl. Verwenden Sie Gemüse, die vom Vortag übriggeblieben sind. Fügen Sie frische Birnen oder Äpfel hinzu. Probieren Sie die verschiedenen Salatsorten aus – Feldsa-

lat, Rupfsalat, Chicorée, Endivie, Rapunzel, Radicchio, Kopfsalat, Eissalat, was Sie wollen. Mischen Sie zwei oder drei Sorten zusammen.

Dann denken Sie an die Dressings als Krönung des Ganzen. Aha, da liegt der Hase im Pfeffer. Die meisten fertigen Salatsoßen im Handel sind mit ganzen Eiern, gesättigten Fetten und oft viel Zucker hergestellt. Entweder studieren Sie vor dem Kauf gewissenhaft das Etikett, oder Sie beginnen, Ihre Soßen selbst zu machen.

Joghurtdressing

1 Tasse fettfreier einfacher Joghurt
1 EL frischer Zitronen- oder Limonensaft
1 1/2 TL frisches Basilikum (1/2 TL von getrocknetem)
1 große Knoblauchzehe, feingehackt
1 EL Honig

Alle Zutaten in einem Plastikbehälter mischen und mindestens 2 Stunden bis zum Servieren im Kühlschrank stehenlassen, damit sich das volle Aroma entfaltet.

Honig-Limonen-Dressing

1/4 Tasse frischer Limonensaft
1/8 Tasse Honig
1/4 TL Dijonsenf

Alle Zutaten mischen und kalt servieren. Paßt sehr gut zu einem Salat aus Sommerendivie und Honigmelone.

Tomatendressing

1 Tasse ungesalzener Tomatensaft
1/2 Tasse geschälte und gehackte frische Tomaten
1 EL frischer Zitronensaft
1 EL gehackte frische Petersilie
1 EL gehackter frischer Pimpernell (oder Cilantro)
Pfeffer zum Abschmecken

Alle Zutaten in einem Plastikbehälter mischen und über Nacht stehenlassen, damit sich das volle Aroma entfaltet. Die ganze Menge hat nur wenige Kalorien.

Thousand-Island-Dressing

1 Tasse fettarme Mayonnaise
2 EL Tomatenketchup
1 EL süßes Gurkenrelish

Alle Zutaten im voraus mischen. Aufbewahren und bei Bedarf zu allen Arten von Salaten verwenden.

Kräuterdressing

1 Tasse fettfreier einfacher Joghurt
1 EL frischer Zitronensaft
1 1/2 TL frisches Basilikum
1 1/2 TL frischer Estragon
1 1/2 TL frischer Kerbel
1 große Knoblauchzehe, feingehackt
1 TL gemahlener roter Pfeffer (nach Geschmack)

Alle Zutaten im voraus mischen. Aufbewahren und zu Salat nach Wunsch verwenden. Nehmen Sie 2 EL pro Portion.

Desserts, wie sie das Herz begehrt

Denken Sie nicht, daß Sie nie mehr etwas anderes als ein Stück Obst als Nachtisch essen dürfen, nur weil Sie versuchen, Fette und Cholesterin einzuschränken. Sie müssen nur ein kleines bißchen vorsichtiger als andere Leute sein und ein bißchen mehr Phantasie entwickeln.

Zunächst einmal sind Sie wählerischer schon beim Einkaufen. Lesen Sie die Etiketten, bevor Sie kaufen, um nicht nur Eier zu vermeiden, sondern auch »zum Teil gehärtete Öle« und Palm- und Kokosöl, die genauso gesättigt sind wie tierische Fette und Butter. Je mehr Sie einkaufen gehen, desto mehr wird Ihnen auffallen, wie viele annehmbare Produkte es auf dem Markt gibt. Und da immer mehr Menschen ernährungs- und gesundheitsbewußt werden, können Sie damit rechnen, daß immer mehr schmackhafte Alternativen auf den Markt kommen.

Die neuen fettarmen Milchprodukte sind ein ausgezeichnetes Beispiel. Diese Produkte sind in den verschiedensten Geschmacksrichtungen erhältlich. Es gibt auch neue Desserts auf Joghurtbasis, die praktisch kein Fett oder Cholesterin enthalten. Halten Sie Ausschau nach Geschäften und Restaurants, die Desserts anbieten, für die Ihnen Herz und Taillenweite danken werden. Solche Geschäfte und Lokale sind deutlich im Zunehmen, da die Geschäftswelt den Nachholbedarf erkennt. Vor einiger Zeit nahm ich meine Kinder abends mit und wollte ihnen als besondere Leckerei Eisbecher spendieren. Natürlich rechnete ich damit, ihnen beim Essen zuzusehen, während ich von Erinnerungen an süße Eisbecher leben müßte. Was für eine Überraschung! Als wir in unsere nächstgelegene Eisdiele spazierten, sah ich ein Schild, das ein spezielles Diäteis mit einem geringfügigen Fettgehalt und praktisch ohne Cholesterin anpries. Ich kann da mit gutem Gewissen und viel Vergnügen essen und dabei die alten Naschereien leicht vergessen.

Es gibt auch Kuchen und Gebäck, nur mit Eiweiß hergestellt, ohne Eigelb. Die meisten Kuchen, Torten und Plätzchen strotzen allerdings vor Eiern und Butter.

Die Lösung ist, daß Sie anfangen, Ihren Nachtisch selbst zuzubereiten. Glauben Sie mir, es ist wirklich einfach. Bevor ich mit diesem

Programm anfing, hatte ich kein einziges Plätzchen gebacken. Die Rezepte, die ich hier angegeben habe, sind einfach auszuführen und praktisch narrensicher. Es macht Spaß, Plätzchen zu backen, und wenn Sie Kinder haben, ist es die beste Möglichkeit, sie zu beschäftigen, indem Sie sich von ihnen helfen lassen.

Haferplätzchen mit Äpfeln

4 mittelgroße Äpfel
4 TL Zimt
1 EL Honig
1 EL Zitronensaft
2 Eiweiß
1/4 Tasse Haferkleie
1/4 Tasse Hafermehl
1/2 Tasse Magermilchpulver (trocken, fettfrei)

Zuerst die Äpfel halbieren, vom Kerngehäuse befreien und kleinschneiden. In einen Kochtopf mit Dämpfeinsatz geben, mit Zimt bestreuen und dämpfen, bis sie weich sind, gewöhnlich etwa 10 Minuten. (Wenn Sie keinen solchen Topf zum Dämpfen haben, versuchen Sie es mit einem Sieb, das Sie in einen Topf mit etwa 5 cm Wasser geben, und legen den Deckel auf.)

Dann alle Zutaten vermischen. Inzwischen sind die Äpfel weich und würzig vom Zimt; in den Mixer geben und zu Brei verrühren. Nun alle Zutaten vermengen und den Teig teelöffelweise auf ein nichthaftendes Backblech fallenlassen.

Im vorgeheizten Backofen bei 175° 20 Minuten backen. Das ergibt zwei bis drei Dutzend Plätzchen, je nach Größe.

Haferplätzchen nach Hausmacherart

3/4 Tasse Weizenmehl
1/4 TL Natron
1 TL Vanille
60 Gramm Pflanzenöl
1/2 Tasse Kristallzucker
1/2 Tasse brauner Zucker
3 Eiweiß
1 1/2 Tassen blütenzarte Haferflocken
1/4 Tasse gehackte Walnüsse oder Pekannüsse

Hier ist ein traditionelles Rezept für köstliche Haferplätzchen, aber ohne Cholesterin und mit viel weniger Fett. Meine Frau fand es in einer Zeitschrift. Mit wenigen Änderungen wurde es dem Programm angepaßt.

Zuerst Mehl und Backpulver zusammensieben. Als nächstes Vanille, Öl und Zucker mischen, dann die Eiweiße hinzufügen. Schließlich das Mehl, Haferflocken und die Nüsse einrühren. Backofen auf 175° vorheizen und den

Teig mit dem Teelöffel auf ein nichthaftendes Backblech fallenlassen. 8 Minuten backen.
Merke: Ja, dieses Rezept enthält Zucker und Fett. Aber vergessen Sie nicht, daß Sie 72 Plätzchen mit dieser Teigmenge machen können. Wenn Sie schnell nachrechnen, sehen Sie, daß Sie sich mit ganz ruhigem Gewissen ab und zu ein paar Plätzchen leisten dürfen. Sie können diese Gebäck im Gefrierfach aufbewahren. Ein Blech voll reicht eine ganze Weile.

Haferplätzchen nach neuer Art

2 sehr reife Bananen
1/2 Tasse brauner Zucker
3 TL Vanille
3 Eiweiß
2 Tassen Weizenmehl
1 1/2 Tassen blütenzarte Haferflocken
1 TL Backpulver
1/2 TL Natron
1/2 Tasse leichte Kondensmilch
1/2 Tasse gehackte Nüsse

Dieses Rezept ist für alle geeignet, die sich entweder nicht mit nur einem oder zwei Plätzchen begnügen wollen oder die überhaupt kein Fett haben wollen. Sie schmecken fast genausogut wie die etwas sündige traditionelle Art. Es sind knusprige, schmackhafte kleine Leckerbissen, die Sie mit Genuß essen werden, wenn Sie der Drang nach etwas zum Knabbern überkommt.

Zuerst die Bananen mit einer Gabel zerdrücken oder im Mixer zu Brei verrühren. In eine große Schüssel geben und Zucker, Vanille und die Eiweiße mit den Bananen mischen. Mehl, Haferflocken, Backpulver und Natron vermischen. Abwechselnd die Mehlmischung und die Milch in die Bananenmischung einrühren und zuletzt die Nüsse hinzufügen.
Backofen auf 190° vorheizen, den Teig mit dem Teelöffel auf ein nichthaftendes Backblech fallenlassen und 10 Minuten backen, bis die Plätzchen gerade anfangen, an den Rändern braun zu werden.

Süßkartoffeln-Apfel-Pastete

2 große Äpfel, vom Kerngehäuse befreit und in 2 bis 3 cm große Stücke geschnitten
2 große Süßkartoffeln, geschält und wie die Äpfel geschnitten
1/2 Tasse brauner Zucker
1/2 Tasse Haferkleie, im Mixer oder der Küchenmaschine mehlfein gemahlen
1/2 Tasse blütenzarte Haferflocken
1/2 TL Zimt
1/2 Tasse salzlose weiche Margarine

Dies Rezept ist nichts für einen, der abzunehmen versucht. Es sind eine Menge köstlicher Kalorien darin, aber nichts von dem Cholesterin und nur wenig von dem Fett, die man normalerweise in solchen Leckereien findet. Für alle, die sich treu an eine fettarme Kost halten, ist dies eine nette Belohnung.

Die Apfel- und Süßkartoffelstücke gemischt in eine Pastetenform legen und 2 EL von dem Zucker darüberstreuen. Restlichen Zucker, Haferflocken und Zimt in einer Schüssel mischen. Die Margarine nach und nach untermischen, bis eine krümelige Masse entsteht. Die Krümel über die Äpfel und Kartoffeln streuen. Backofen auf 175° vorheizen. Etwa 50 Minuten backen, bis die Kartoffeln weich sind und die Auflage gebräunt ist. Noch warm servieren.
Für eine besonders festliche Pastete gekühlte leichte Kondensmilch mit 1 TL Vanille schlagen und als »Schlagsahne«-Garnierung daraufsetzen.

Pflaumenstangen

1/3 Tasse brauner Zucker
1/3 Tasse Pflanzenöl
1/4 Tasse Apfel- oder Birnendicksaft
1 Tasse Vollkornmehl
1/2 Tasse Haferkleie
2 1/2 Tassen Hafermehl
1 Tasse gewürfelte Pflaumen
1 Tasse Rosinen

Hier ist eine tolle Möglichkeit, viel Nährwert in einen Nachtisch zu bringen.

Zucker, Öl und Apfelsaft mischen. Trockene Zutaten getrennt mischen. Zu diesen alle anderen Zutaten nach und nach hinzufügen und vermengen, bis der Teig krümelig wird. Die Mischung in eine mittelgroße, beschichtete oder mit Backpapier ausgelegte Kastenform geben. Im vorgeheizten Backofen bei 190° 20 Minuten backen, bis sich die Masse elastisch anfühlt. In zwölf Stangen schneiden.
Varianten: Lassen Sie Ihrer Phantasie freien Lauf. Statt der Pflaumen können Sie Aprikosen

oder anderes Dörrobst nehmen. Probieren Sie auch andere Fruchtsaftkonzentrate.

Pie- oder Pastetenboden

1 Tasse gesiebtes Weizenmehl
3/4 TL Salz (nach Geschmack)
1/3 Tasse heller Maisstärkesirup
2 EL Magermilch

Ich bin zufällig ein großer Freund von Pasteten, aber die herkömmlichen Arten sind mir natürlich zu fett. Sie brauchen sich nur die Zutaten der fertigen Pastetenböden oder die Rezepte in einem beliebigen Kochbuch anzusehen. Hier ist ein Rezept für einen traditionellen Pastetenboden ohne gesättigte Fette.

Backofen auf 250° vorheizen. Mehl und Salz in einer Schüssel mischen. Sirup und Milch auf einmal zur Mehlmischung geben. Mit einer Gabel rühren, bis es gründlich vermengt ist. Die Masse zu einer Kugel formen und zwischen zwei leicht mit Mehl bestäubte Stücke Wachspapier legen. Den Teig rund ausrollen, damit er in eine mittelgroße Pie- oder Pastetenform paßt. Die Form mit Backpapier auskleiden und den Teig in die Form legen. Die Ränder mit einem Messer abschneiden und mit einer Gabel anpressen. Den Boden mehrfach mit der Gabel vorsichtig einstechen. Etwa 10 Minuten backen, bis der Teig goldbraun ist. Abkühlen lassen, bevor man die Füllung hinzufügt.

Obst

Nun haben Sie einige fett- und cholesterinarme Desserts, zwischen denen Sie wählen können. Vergessen Sie aber darüber nicht, viel frische Früchte in Ihre Ernährung einzubeziehen. Obst steckt voller Vitamine und nützlicher Ballaststoffe, es ist praktisch, leicht zuzubereiten und ergibt schnell eine improvisierte Mahlzeit. Und vor allem schmeckt Obst herrlich.
Vor einer ganzen Weile, als ich noch üppige Mahlzeiten zu mir nahm, machte ich einen Kurs in provenzalischer Kochkunst mit.

Es versteht sich von selbst, daß die meisten Rezepte, die ich damals lernte, heute verboten sind. Aber ich erinnere mich deutlich, wie hoch die Köchin Obst als Dessert einschätzte. Um sie herauszufordern, fragte ich, wie eine bescheidene Orange zu einem kulinarischen Fest werden könne.
Lehrerin Sophie lächelte. Sie schälte eine dicke Navelorange und zerlegte sie in Stücke. Dann legte sie die Frucht in eine Schale und goß ein oder zwei Schnapsgläser dunklen Jamaikarum darüber. Klingt simpel? Es schmeckt phantastisch! Probieren Sie das gleiche mit anderen Früchten und Spirituosen aus. Hier sind ein paar für den Anfang:

- Bananenscheiben und Grand Marnier
- Apfelscheiben und Calvados
- Himbeeren und Schokoladenlikör
- Ananas und Crème de Menthe
- Erdbeeren und Cointreau
- Kirschen und Rum
- Pfirsiche und Kognak

In den Diätbüchern wird meist ein Bedarf von zwei Portionen Obst pro Tag angegeben, wenn man sich an die vier Nahrungsgruppen hält. Die meisten Leute vergessen jedoch, daß jene zwei Portionen das *Minimum* sind. Versuchen Sie, drei, vier, fünf oder sogar sechs Portionen Obst jeden Tag zu essen, je nach Kalorienbedarf.
Es ist wirklich nicht schwer. Beginnen Sie den Tag mit einem von den in diesem Buch angegebenen Shakes. Damit haben Sie zum Beispiel eine Banane und eine Portion Fruchtsaft. Als nächstes trinken Sie im Lauf des Vormittags ein großes Glas frischen Fruchtsaft. Dann einen Apfel oder eine Birne zum Lunch. Und irgendein Obst als Nachtisch zum Abendessen. Das sind auf Anhieb fünf Portionen.
Ihr Körper wird es Ihnen danken, und Sie werden Ihrem Körper dankbar sein, wenn Sie die Pfunde verschwinden sehen. Ersetzen Sie die Fette und Feinzucker in Ihrer Ernährung, und Sie sind auf dem richtigen Weg.

Üppige Frühstücke und Zwischenmahlzeiten

Es steht außer Frage, daß das traditionelle große Frühstück seinen Teil zur Arterienverstopfung beiträgt. Man denke nur an das fetttriefende »Bauernfrühstück«, an das Sonntagsfrühstück mit Ei, Butter, Käse und Wurst oder an regionale Spezialitäten wie Waffeln und Pfannkuchen zum Frühstück.
Wenn man zum Frühstück ausgeht, sollte man sich auf solche Gerichte wie kalte und warme Frühstücksteller mit Haferflocken oder anderen Getreiden, Brötchen mit Honig statt Butter und die verschiedenen Früchte und Säfte beschränken. Aber zu Hause können auch einige andere Gerichte auf ungefährliche und vernünftige Weise zubereitet werden. Größtenteils müssen einfach einige Dinge ausgetauscht werden, und solche Mahlzeiten machen es sogar möglich, noch mehr Haferkleie in der Ernährung unterzubringen.

Buttermilch-Pfannkuchen

6 Eiweiß
3 Tassen Buttermilch
6 EL Pflanzenöl
1 Tasse Weizenmehl
2 Tassen Haferkleie
1 EL Backpulver
3 EL Zucker

Dieses Rezept ergibt eine ganze Menge Pfannkuchen – genug für das Familienfrühstück oder -lunch und viele mehr, die Sie im Gefrierfach für Gelegenheiten aufheben können, wenn Sie keine Zeit für die Küche haben. Die Pfannkuchen lassen sich gut einfrieren. Zum Aufwärmen stellen Sie sie einfach in den Mikrowellenherd. Wenn Sie keinen besitzen, lassen Sie sie bei Zimmertemperatur auftauen und wärmen sie bei 175° in einem normalen Backofen 3 Minuten auf.

Einfach alle Zutaten mischen und in einer ganz leicht mit Diätmargarine eingefetteten Teflon- oder Riffelbodenpfanne backen. Die Pfannkuchen mit Früchtekompott, -mus oder -sirup servieren. Denken Sie daran, daß im Handel erhältliches Kompott oder Mus viel Zucker enthält – durch den Mixer gegebene frische Früchte schmecken viel besser und haben keine zusätzlichen Kalorien.

Apfelpfannkuchen

Fruchtmischung:
1 großer grüner Apfel, halbiert, vom Kerngehäuse befreit und in Scheiben geschnitten
1/4 Tasse Zucker
1/4 Tasse Apfelmus
1/8 TL Muskat
1/2 TL Zimt

Zutaten für den Teig:
8 Eiweiß
1/4 Tasse Weizenmehl
1/2 Tasse Haferkleie
1 TL Backpulver
1 EL Zucker
1 Tasse Magermilch
1 TL Vanilleextrakt
1 EL Pflanzenöl
1/8 TL Muskat

Diese Pfannkuchen schmecken unglaublich gut. Sie werden sie allen Bekannten und Verwandten bei besonderen Anlässen vorsetzen wollen. Die Pfannkuchen sind genausogut wie im Restaurant, aber ohne das Fett und Cholesterin.

Eine feuerfeste Glaskasserolle ganz leicht mit Diätmargarine einfetten. Apfelstücke, Zucker, Apfelmus und Gewürze mischen und in die Kasserolle füllen. Bei 220° 10 Minuten backen, damit die Äpfel halb gar werden. In einer großen Schüssel die flüssigen Zutaten für den Teig verrühren, dann die trockenen Zutaten hinzufügen und gut verrühren. Nun den Teig über die Früchte gießen und bei 190° weitere 20 Minuten backen.
Diese Menge ist für 2 Personen mit gutem Appetit gedacht. Für mehr Personen nehmen Sie entsprechend mehr Zutaten.

Arme Ritter

2 Scheiben Weißbrot oder Zwieback
2 Eiweiß
2 EL Magermilch
1 Spritzer Vanilleextrakt, Orangenextrakt oder Mandelextrakt

Kein cholesterinbewußter Mensch würde auf die Idee kommen, in einem Restaurant »Arme Ritter« zu bestellen, aber dieses Rezept schmeckt gut und ist nahrhaft.

Eiweiß, Milch und Aroma in einer Schüssel mischen und die Weißbrot- oder Zwiebackscheiben eintauchen, damit sie die Mischung aufsaugen. In einer Teflonpfanne backen.
Mit Sirup oder einer Früchtemischung servieren oder mit Zucker und Zimt bestreuen.

Waffeln

4 Eiweiß
2 Tassen Magermilch (leichte Kondensmilch ist noch besser)
1 Tasse Haferkleie
1 Tasse Weizenmehl
1 EL Triebmittel
3 EL Pflanzenöl

Wenn Sie ein Waffeleisen besitzen, haben Sie hier ein Rezept, mit dem sie der ganzen Familie Freude machen. Die erste Waffel bleibt immer am Eisen hängen, planen Sie also entsprechend.

Das Waffeleisen vorheizen. Alle Zutaten in einem Gefäß mit Schnabel mischen und auf das Waffeleisen gießen. Jede Waffel etwa 5 Minuten, oder bis kein Dampf mehr kommt, bakken. Heiß genießen. Ergibt sechs große Waffeln.

Heißes Haferkleiefrühstück

1 Tasse Wasser (oder ein beliebiger Fruchtsaft)
1 Tasse leichte Kondensmilch
1 TL Honig (oder brauner Zucker oder Sirup)
1/2 Tasse Haferkleie
1/4 Tasse Rosinen (oder Datteln, Dörrpflaumen, getrocknete Aprikosen, Bananen usw.)

Es gibt viele Möglichkeiten, mit den hier angegebenen Zutaten ein heißes Haferkleiefrühstück zuzubereiten. Probieren Sie verschiedene Kombinationen aus, und es wird Ihnen nie langweilig werden.

Wasser und Milch zum Kochen bringen. Die übrigen Zutaten einrühren und bei schwacher Hitze 10 Minuten kochen lassen.

Fleischliches zum Frühstück

Ich habe seit Jahren keine Scheibe Speck mehr gegessen. Wenn ich an das Fett, das Cholesterin und die chemischen Zusätze denke, kann ich gut ohne auskommen. Magerer Schinken hingegen gehört bei mir oft zum (Sonntags-)Frühstück. Das mag erstaunlich klingen, aber je nach Art und Sorte enthält eine Scheibe magerer Schinken nur 1 Gramm Fett. Wenn es Sie nach Wurst zum Frühstück verlangt, erfüllen die folgenden zwei Rezepte mit gehackter Putenbrust anstelle von fettreichem Schweinefleisch ihren Zweck. Lassen Sie sich für diese Rezepte die Putenbrust vom Metzger frisch durch den Fleischwolf drehen.

Putenwurst mit Knoblauch

1 Pfund gehackte Putenbrust
3/4 TL gemahlener Koriander
1/2 TL Salz
1/2 TL Pfeffer
1 Knoblauchzehe, feingehackt

Alle Zutaten in einer Schüssel mischen und zu acht flachen Küchlein formen. Im Kühlschrank kühlen. Eine Teflonpfanne ganz leicht mit Diätmargarine einfetten und die Küchlein etwa 12 Minuten braten.

Merke: Diese Wurst kann entweder roh oder gebraten für spätere Verwendung eingefroren werden. Sie eignet sich auch gut zum Lunch mit Salat und Brot.

Würzige Frühstückswurst

1 Pfund gehackte Putenbrust
1/4 TL jeweils: Kümmel, Majoran, Pfeffer, Oregano, Cayennepfeffer
1/2 TL jeweils: Basilikum, Thymian, Salbei
1/8 TL jeweils: Knoblauchpulver, Muskat, Ingwer
1 EL Haferkleie (gerade genau, um die Wurst zu binden)

Auch hier können Sie eine große Menge im voraus zubereiten und entweder roh oder fertig einfrieren. Für den Geschmack sorgen die vielen verwendeten Gewürze und Kräuter. Experimentieren Sie mit den Gewürzen nach Ihrer persönlichen Vorliebe.

Das gehackte Putenfleisch mit den Gewürzen mischen und einige Stunden im Kühlschrank stehenlassen. Flache Küchlein formen und im Backofen bei 200° backen oder in der Teflonpfanne braten.

Eier

Manche cholesterinbewußten Personen werden weiterhin Eigelb in maßvollen Mengen essen, aber ich ziehe es vor, es ganz zu meiden. Mit Eiweiß oder Ei-Ersatzstoffen wie Sojamehl kann ich Omeletts, Rührei und vieles andere machen – sogar Spiegelei, allerdings ohne die »Sonne«.

Appetithappen und Vorspeisen

Vor einiger Zeit nahm ich bei einer medizinischen Tagung an einem Empfang des Vorsitzenden teil und war über die Zusammenstellung des kalten Büfetts zutiefst schockiert. Hier waren Gesundheitsexperten versammelt, die ihre Teller mit fetten Leckerbissen wie Rumaki (Geflügelleber mit Speck umwickelt), gebratenen Hähnchenflügeln, fettigem Fleischklößchen und Käse beluden. Das sind die Gelegenheiten, bei denen Sie sich einfach an die frischen Salate, Obst und Gemüse halten müssen. Aber wenn Sie Gelegenheit haben, selbst ein kaltes Büfett vorzubereiten, gibt es jede Menge gute Sachen, mit denen Sie Ihre Gäste und sich selbst überraschen können. Hier sind nur einige Beispiele.

Marinierte Kammuscheln

1 Pfund Kammuscheln
Saft von 1 Zitrone
oder 2 Limonen
2 EL Pflanzenöl
1 Zwiebel, feingehackt
2 EL Kapern
1/2 EL Selleriegewürz
1 TL Worcestersoße
2 oder 3 Tropfen Tabasco

Die Muscheln über Nacht in den übrigen Zutaten marinieren und mit Kräckern oder Toastbrotecken servieren.

Pikante Champignons

Marinade:
1/4 Tasse jeweils:
Olivenöl, Zitronensaft, Wasser
1 große Knoblauchzehe, gehackt,
1/4 TL Pfeffer
(weißer ist am besten)

1 Pfund frische Champignons
1 rote oder grüne Paprikaschote, geschnitten

Die Marinadezutaten mischen und über die Pilze und Paprika gießen. Wenigstens 3 Stunden im Kühlschrank stehenlassen. Abgießen und mit Petersiliesträußchen garniert servieren.

Marinierte Gemüse

Marinade:
1 Tasse Olivenöl
1/2 Tasse weißer Weinessig
1/2 Tasse Wasser
1 TL jeweils: Zucker, Thymian, Majoran, Basilikum, Pfeffer
1 große Knoblauchzehe, kleingehackt
1 großes Lorbeerblatt

Die Marinade mischen, die Gemüse dazugeben und mehrere Stunden im Kühlschrank stehenlassen. Die Gemüse gründlich abtropfen lassen und in einer Schüssel servieren.

Gemüse:
Karottenscheiben
Zucchinischeiben
Zuckertomaten
Brokkoliröschen
Blumenkohl
Sellerieknollen
Maiskölbchen
Champignons

Teriyaki-Spießchen mit Huhn

Marinade:
2/3 Tasse Sojasoße
1/4 Tasse süßer Sherry
1 EL brauner Zucker
1/2 TL frisch geriebene Ingwerwurzel
1 große Knoblauchzehe, feingehackt
Saft einer Zitrone

1 Pfund Hähnchenbrust in Stücken, ohne Knochen und Haut
Ananasstücke

Die Marinadezutaten mischen. Hähnchenfleisch dazugeben und über Nacht im Kühlschrank marinieren. Abwechselnd Hähnchenfleisch und Ananasstücke auf Bambusspieße oder Eßstäbchen stecken. Etwa 10 Minuten grillen, bis das Fleisch gar ist. In Portionen für je eine Person anrichten.

Kalte Suppe Kalifornischer Sonne

1 Liter Tomatensaft
1/2 gehackte Gurke
1/4 Pfund kleine Cocktailgarnelen Surimi (imitierte Garnelen) oder Krabben
1/2 Tasse Tofu, in kleine Würfel geschnitten
1 kleine Avocado, in Würfel geschnitten
1/3 Tasse feingehackte Zwiebeln
2 EL Olivenöl
2 EL Rotweinessig
1 EL Zucker
1 große Knoblauchzehe, feingehackt
1/3 TL Tabasco

Servieren Sie diese eisgekühlte Suppe in einer großen Schale mit Schöpflöffel und kleinen Gläsern, wie Sie eine Bowle servieren würden. Geben Sie Ihren Gästen Löffel für die Stücke. Eine Delikatesse, besonders in den Sommermonaten.

Die Zubereitung ist ganz einfach: Alle Zutaten in einem großen Behälter mischen und über Nacht in den Kühlschrank stellen, damit sich das Aroma voll entfaltet.

Lachspaste

1 Pfund Lachs, pochiert
1/2 Tasse fettarmer Hüttenkäse
2 EL feingehackte Zwiebeln
1 EL Zitronensaft
1 TL Meerrettichpaste
1/2 TL Salz
1/4 TL weißer Pfeffer

Den Lachs von allen Gräten und der Haut säubern (oder Dosenlachs ohne Gräten und Haut kaufen) und zerkleinern. Den Hüttenkäse in ein Sieb liegen und unter fließendes Wasser halten, damit die Milch abläuft, dann in Küchenpapier wickeln und trockenklopfen. Alle Zutaten in eine Schüssel geben und glatt und sahnig rühren. In der Servierschale kühlen. Zu Kräckern, Toastbrotecken, Gurkenscheiben und anderen frischen Gemüsen servieren.

Aufgespießte Fleischklößchen

1 kleine Flasche Ketchup
300 Gramm Traubengelee
Saft von 1 Zitrone
1 Pfund gehackte Putenbrust
1/4 Tasse Haferkleie

Hier ist ein Beispiel, wie gut man bestimmte Zutaten austauschen kann. Für das Originalrezept braucht man Hackfleisch vom Rind, aber gehackte Putenbrust eignet sich tatsächlich besser, da die Fleischklößchen damit fester werden und nicht von den Spießen fallen. Dies ist ein einfaches und dennoch festliches Essen für ein Büfett.

Ketchup, Gelee und Zitronensaft in mittelgroßem Topf oder feuerfester Kasserolle mischen. Erhitzen, bis es aufwallt. Inzwischen das Putenfleisch mit der Haferkleie vermischen, dabei die Haferkleie nach und nach dazugeben, bis die Mischung so fest ist, daß sich walnußgroße Klößchen formen lassen. Die Klößchen in die brodelnde Mischung geben und etwa 30 Minuten kochen lassen. Mit Zahnstochern zum Aufspießen heiß servieren.

Hummus (Kichererbsen-Dip)

1/3 Tasse Sesamsamen
1/4 Tasse Zitronensaft
5 Knoblauchzehen (feingehackt)
5 Tropfen Tabasco
1/4 Tasse Wasser
1/2 TL Kümmel
1 Dose (ca. 450 Gramm) Kichererbsen, abgetropft

Dieses Gericht erhöht den Gehalt an löslichen Ballaststoffen in der Nahrung, eine gute Möglichkeit zur Regulierung des Cholesterinspiegels. Es kann als Beilage serviert oder im Kühlschrank aufbewahrt werden, für Snacks zusammen mit Stücken von geröstetem Fladenbrot.

Einfach alle Zutaten mischen und glattrühren. Am einfachsten geht es mit einer Küchenmaschine. Falls Sie keine besitzen, geben Sie die Zutaten in eine große Schüssel und rühren Sie mit dem elektrischen Mixer.

Fernöstliche Küche

Als man begann, sich wissenschaftlich mit dem Cholesterin und der Herzkrankheit zu befassen, stellte man unter anderem fest, daß die Bevölkerung des Fernen Ostens, die wenig tierisches Fett und Cholesterin verzehrt, praktisch keine Herzkrankheit kannte. Wenn Menschen von dort in westliche Länder einwanderten, änderten sich ihre Eßgewohnheiten, und dann traten auch bei ihnen die Probleme mit verstopften Arterien auf. Viele Gesundheitsexperten empfehlen deshalb eindringlich, für eine gesunde Diät auch die östlichen Delikatessen zu beachten. Da es eine solche Vielfalt gibt, ist es wirklich leicht, häufig chinesische, japanische, thailändische und koreanische Speisen zu essen.

Falls Sie bisher nie etwas in dieser Richtung gekocht haben, mag es Ihnen zuerst kniffIig erscheinen. Sie müssen allerdings einen Wok und einige andere Utensilien kaufen, die Sie bisher nicht in Ihrer Küche haben. Und Sie brauchen auch einige Zutaten, die Ihnen bisher fremd waren. Aber sie sind in vielen Kaufhäusern, Supermärkten und Spezialgeschäften zu finden.

Sie werden auch ein Kochbuch kaufen wollen, das Ihnen Schritt für Schritt zeigt, wie Sie in der eigenen Küche fabelhafte orientalische Gerichte zubereiten können. Eine ganze Reihe solcher Kochbücher ist im Buchhandel erhältlich.

Huhn chinesisch mit Gemüse

1 Tasse Hühnerbrühe
1 Pfund gehäutete, in Streifen geschnittene Hähnchenbrust
4 mittelgroße Karotten, in Streifen oder in Scheiben geschnitten
1 kleiner Brokkoli, zerteilt
1 Tasse Bohnensprossen
1 grüne oder rote Paprikaschote, in Streifen geschnitten
1 Dose Champignons, abgetropft
1 EL natriumarme Sojasoße
2 EL Austernsoße
1 EL trockener Sherry
1 TL oder mehr gemahlener roter Pfeffer
1 EL geriebener frischer Ingwer
2 große Knoblauchzehen, kleingehackt

Das Schöne beim Kochen mit dem Wok ist, daß Sie alle Zutaten eines Rezeptes, die Sie mögen, verwenden und die anderen weglassen können. Bei diesem Rezept zum Beispiel haben unsere Kinder am liebsten nur Karotten und Brokkoli zum Huhn. Meine Frau bereitet also eine Extraportion für die Kinder. Sie und ich haben lieber eine ganze Menge verschiedene Zutaten in unserer Portion. Wir haben auch die Soße etwas verändert: Sie ist jetzt würzig, aber nicht zu scharf. Und wir verwenden nur Hühnerbrühe im Wok anstelle von Öl, um unsere Fettaufnahme noch weiter zu reduzieren. Stellen Sie die Gemüse bunt nach Ihrem Geschmack zusammen.

60 Gramm Hühnerbrühe im Wok erhitzen. Hähnchenbrust dazugeben und unter Rühren schmoren, bis sie weich ist. Fleisch herausnehmen und beiseite stellen. Die restliche Brühe in den Wok gießen, erhitzen und Gemüse dazugeben. Kochen, bis es weich ist. Soßen und Gewürze mischen. Fleisch in den Wok geben. Soßenmischung darübergießen. Unter Rühren schmoren lassen, bis das ganze Gericht heiß ist. Mit viel gedünstetem Reis servieren.

Wenn Sie eine Speisekarte in einem chinesischen oder anderen asiatischen Restaurant betrachten, werden Sie feststellen, daß eine Anzahl von Gerichten rein vegetarisch ist. Aber diese Gerichte sind alles andere als fad und langweilig. Die Soßen machen sie zu einer Mahlzeit für sich. Hier ist ein Rezept für ein Gemüsegericht, das wir immer wieder gern essen.

Champignons und junger Mais

1 Knoblauchzehe zerdrückt
1/2 TL geriebener frischer Ingwer
1 EL Erdnußöl
1 Dose (ca. 450 Gramm) junger Mais, abgetropft
2 EL Austernsoße (wichtig für das richtige Aroma)
4 EL Hühnerbrühe
1/8 TL Zucker
1 Dose (ca. 450 Gramm) Champignons, abgetropft

Achten Sie darauf, daß Sie gute Zuchtchampignons kaufen. Zu einer kompletten Mahlzeit können Sie auch einige Stücke Huhn, Fisch oder Kammuscheln hinzufügen.

In einem heißen Wok Knoblauch und Ingwer 1 bis 2 Minuten unter Rühren im Öl schmoren. Den Mais hinzufügen und rühren, bis er heiß ist. Austernsoße, Hühnerbrühe und Zucker hinzufügen. Rühren und rütteln. Wenn die Mischung heiß ist, die Pilze dazugeben und schonend rühren, bis alles gut durchgewärmt ist. Für 3–4 Personen.

Bereiten Sie dazu und zu allen asiatischen Gerichten immer reichlich dampfend heißen Reis. Sie werden staunen,wieviel Reis Sie essen können. Vergessen Sie nicht, daß Sie sich an diesem fett-, cholesterin- und kalorienarmen Gericht rundherum satt essen dürfen.

Tori No Sanmi Yaki

3 EL Sesamsamen
2 große Knoblauchzehen, zerdrückt
1/2 kleine getrocknete rote Paprikaschote, ohne Samen
1 TL frischer Ingwer (oder 1/4 TL gemahlener Ingwer)
1/4 Tasse Sake (oder trockener Sherry)
1/3 Tasse Sojasoße
1/4 Tasse Honig
2 Hähnchenbrüste, ohne Knochen und Haut
1 große grüne Paprikaschote, in Streifen geschnitten
1 EL Pflanzenöl (am besten Erdnußöl)
6 dünne Zitronenscheiben ohne Kerne
2 Tassen heißer gekochter Reis

Dies ist das japanische Rezept für »Huhn mit dreifachem Geschmack«. Es wird gebacken, nicht gebraten.

Die Sesamsamen etwa 5 Minuten in einer kleinen Pfanne rösten, dann mit Knoblauch, rotem Paprika und Ingwer zerdrücken. Sake, Sojasoße und Honig hinzufügen. Die Hähnchenbrüste mit der Masse bestreichen und in eine Glaskasserolle geben. Die Hähnchenteile mindestens 4 Stunden marinieren oder am Abend vorher zubereiten und in den Kühlschrank stellen. Bei 160° 15 Minuten im Backofen backen, Hähnchenbrüste wenden und weitere 10 Minuten backen. Wenige Minuten grillen, damit das Fleisch knusprig wird. Inzwischen die grünen Paprikastreifen sautieren, bis sie weich sind. Hähnchenteile, Paprika und Zitronenscheiben auf einem Teller anrichten. Mit einer reichlichen Menge dampfend heißem Reis servieren.

Italienische Küche

Dieselben Wissenschaftler, die die Bevölkerung im Fernen Osten untersucht haben, stellten auch fest, daß die Menschen in den Mittelmeerländern, zum Beispiel im südlichen Italien, eine niedrige Herzkrankheitsquote haben. Auch hier, im südlichen Italien, ist die Küche arm an tierischen Fetten und Cholesterin und reich an Kohlenhydraten. Die Italiener verwenden viel Olivenöl zum Kochen, ein einfach ungesättigtes Fett, das nachweislich den Cholesterinspiegel senken kann, während es den nützlichen HDL-Spiegel erhält. Beachten Sie, daß wir nicht von der norditalienischen Kost sprechen, die relativ üppig und fettreich ist.

Es gibt eine Fülle von italienischen Kochbüchern mit vielen Variationen über die Pasta- und Gemüsethemen. Die Soßen sind frisch, temperamentvoll und köstlich. Wählen Sie ein Kochbuch, das Sie Schritt für Schritt und mühelos in die Geheimnisse einführt. Denken Sie stets daran, daß jedes Gericht, für das Kalbfleisch verlangt wird, genauso zart und wohlschmeckend mit Putenbrust zubereitet werden kann.

Aber Sie müssen nicht unbedingt Hobbykoch werden, um die italienische Kochkunst zu genießen. Gewiß können Sie sich auch daranmachen, Gerichte mit unzähligen Zutaten zuzubereiten, wenn Sie Zeit und Lust haben. Wenn es aber vor allem darum geht, schnell ein warmes Essen auf den Tisch zu bringen, können italienische Gerichte auch aus Dosen und Flaschen kommen. Unter den Soßen gibt es auch solche ohne Salzzusätze – ein wichtiger Gesichtspunkt für alle, die auf ihren Natriumverbrauch achten. Um die Soßen etwas zu variieren, können Sie Champignons, Kapern, schwarze Oliven, oder was Sie sonst im Haus haben, zu den Fertigprodukten geben.

Pasta ist die Grundlage der italienischen Küche. Halten Sie in Ihrer Speisekammer einen guten Vorrat an Teigwaren aller Formen und Größen. Vielleicht haben Sie die Unterschiede im Geschmack noch gar nicht entdeckt. Probieren Sie alle aus. Sie nehmen einfach den größten Topf in Ihrer Küche, füllen ihn zur Hälfte mit Wasser, bringen es zum Kochen und geben die Pasta in mehreren Portionen hinein, während das Wasser weiterkocht. Etwa 7 bis 8 Minuten kochen, bis sie »al dente« sind, das heißt, sich noch ein wenig fest beißen lassen.

Mischen Sie einen einfachen Salat mit einem schönen italienischen Dressing, und in 20 bis 30 Minuten können Sie sich an den Tisch setzen und essen. Ein gutes Glas Chianti kann nicht schaden.

Falls Sie noch ein paar Minuten zur Vorbereitung übrig haben, probieren Sie Meeresfrüchte zu der Soße aus. Nichts Ausgefallenes. Sautieren Sie zum Beispiel einfach ein Viertelpfund Kammuscheln und geben sie in die Soße.

Um das Verlangen nach Pizza zu überstehen, das zwangsläufig kommt, wenn Sie anfangen, Fett und Cholesterin in Ihrer Kost einzuschränken und deshalb auf herkömmliche Pizzas zu verzichten, gibt es eine rundum befriedigende und schmackhafte Alternative. Gehen Sie in ein Lebensmittelgeschäft, und kaufen Sie die folgenden Zutaten:

- O fertige Pizzaböden
- O fertige Pizzasoße
- O grüne Paprikaschoten
- O Zwiebeln
- O frische Champignons
- O Tomaten
- O Oliven

Heizen Sie den Backofen auf 190° vor, während Sie den Belag vorbereiten. Schöpfen Sie die Soße auf den Boden, und legen Sie geschnittene Paprika, Zwiebeln und Champignons, aufgeschnittene Tomaten und Oliven darauf. Schieben Sie die Pizza für 10 Minuten oder weniger in den Backofen.

Wo bleibt der Käse, werden Sie fragen. Nun, zunächst einmal schmeckt die Pizza auch ohne jeden Käse köstlich. Aber wenn Sie mögen, können Sie etwas halbfetten Mozzarella nehmen. Sie bekommen dabei etwa 17 Gramm Fett in 100 Gramm Käse, aber Sie werden staunen, wie schon sparsame 25 Gramm Käse der Pizza Pfiff geben.

Der Boden ist übrigens ohne Eier oder tierisches Fett hergestellt, so daß es ein völlig ungefährlicher Genuß ist. Falls Sie mit dem Natrium Probleme haben, können Sie die Soße selbst zubereiten, anstatt eine fertige aus der Flasche zu nehmen. Mischen Sie einfach natriumarme Tomatensoße mit je 1/4 Teelöffel italienische Gewürzmischung, Oregano und Knoblauchpulver. Vielleicht möchten Sie auch einen Teelöffel Olivenöl an die Soße geben.

Noch ein Wort zum Rindfleisch

Ich möchte es eindeutig klarstellen, daß ich mich nicht dafür einsetze, Rindfleisch oder anderes rotes Fleisch völlig vom Speiseplan zu streichen. Trotzdem plädiere ich in diesem Buch mehr für Huhn, Pute und Meeresfrüchte. Das hat den einfachen Grund, daß sie viel weniger Fett pro Portion enthalten. Vergleichen Sie selbst an Hand der Tabellen am Ende von Kapitel 2, »Sieg nach Punkten«. Aber ab und zu werden Sie und ich gern wieder einmal

den Geschmack von einem guten Stück Rindfleisch genießen wollen.
Wenn Sie ein Rindfleischgericht planen, halten Sie sich an zwei Regeln. Erstens erinnern Sie sich daran, daß eine Portion roh 100 bis 125 Gramm hat. Das hört sich nach wenig an, aber sagen Sie sich, es ist ein Viertelpfund, wie die Hamburger-Reklame uns sagt. Zweitens wählen Sie die Fleischstücke aus, die am wenigstens Fett enthalten. Es trifft sich gut, wenigstens in meinen Augen, daß so ein Stück das Filet mignon ist, das aus dem Lendenstück geschnitten wird. Hier ist eines meiner Lieblingsrezepte für Rindfleisch, ein wahrhaft königlicher Genuß.

Filet en Brochette

Marinade:
1 Tasse Rotwein
1/4 Tasse Pflanzenöl
1 TL Worcestersoße
1 TL Zucker
1 EL Essig
2 EL Ketchup
1 Knoblauchzehe, feingehackt
1/2 TL Majoran
1/2 TL Rosmarin

1 Pfund Rinderfilet, in Würfel geschnitten
16 große frische Champignons
2 grüne Paprikaschoten
2 Zwiebeln
2 Tomaten

Die Marinadezutaten mischen und in einen großen Frischhaltebeutel geben. Fleisch und Gemüse in mundgerechte Stücke zum Aufspießen schneiden. 2 bis 3 Stunden in dem Beutel marinieren. Fleisch und Gemüse abwechselnd auf Spieße stecken und grillen. Grillzeit nach Geschmack. Dazu wilden Reis oder Reispilaw servieren. Die Spieße sehen auf dem Teller appetitlich aus und sind köstlich und zart.
Dieses Rezept ist für 4 Personen mit gutem Appetit ausreichend. Bisher hat sich noch niemand über zu wenig Fleisch beklagt. Es ist ein gutes Beispiel dafür, daß Fleisch bei einer Mahlzeit nicht vorherrschen muß.

Auf die gleiche Art können magere Fleischstücke bei verschiedenen Rezepten, die Ihnen und Ihrer Familie vielleicht lieb und teuer sind, verwendet werden. Suppen, Eintöpfe, Aufläufe und andere Gerichte brauchen nie mehr als 100 bis 125 Gramm pro Person. Sie werden feststellen, daß fast immer zuerst das Fleisch angebraten wird, bevor die anderen Zutaten hinzugefügt werden. Wenn

Sie das so machen, denken Sie daran, das Fett abzugießen, anstatt es in der Pfanne zu lassen. Sie werden es bestimmt nicht vermissen.

Kochen mit Meeresfrüchten

Aus vielen Gründen werden Sie von nun an mehr Meeresfrüchte in Ihre Küchenplanung einbeziehen. Ersten haben Fisch und Schalentiere die geringste Menge Fett von allem in der Fleischgruppe. Zweitens ist das Fett, das sie enthalten, besonders nützlich für diejenigen, die ihren Cholesterinspiegel senken wollen. Lachs zum Beispiel ist eine ausgezeichnete Quelle für bestimmte Fettsäuren, deren lipidspiegelsenkende Wirkung immer wieder nachgewiesen wurde. Drittens, und das ist für unsere Ernährung ebenso wichtig wie die anderen Gründe, bietet Fisch eine kaum glaubliche Vielfalt, aus der Sie immer wieder andere Gerichte aussuchen können. Bleiben Sie nicht ewig bei Ihren bevorzugten Arten, sondern probieren Sie auch einmal die neuen, die Sie vielleicht auf dem Markt oder im Fischgeschäft entdecken.
Die folgenden Rezepte sind meine Lieblingsgerichte, die ich im Lauf der Zeit entdeckt habe. Vielleicht sollten Sie sich auch ein gutes Kochbuch kaufen, in dem Sie mehr über die Auswahl, die Kochmethoden und Rezepte für fast alles, was sich in Süß- oder Salzwasser bewegt, finden können. Vorerst jedoch können Sie es mit diesen Rezepten probieren.
Aber bevor Sie sich in die Rezepte vertiefen, möchte ich noch erwähnen, wie wichtig es ist, daß Sie frischen Fisch wählen. Suchen Sie sich einen Fischhändler, dem Sie vertrauen können, und fragen Sie ihn nach seiner Meinung, welcher Fisch an einem bestimmten Tag am besten ist. Fisch sollte frisch, nicht fischig riechen. Wenn er ganz ist, sollten die Augen nicht eingesunken sein und die Flossen nicht geschrumpft aussehen. Filets dürfen nicht ausgetrocknet erscheinen.

Fisch-Fiesta aus der Kühltruhe

1 mittelgroße Zwiebel, in dünne Scheiben geschnitten
1 Tasse Wasser
2 TL Chilipulver
1 TL gemahlener Kümmel
1 TL Oregano
1 großes Lorbeerblatt
1 große Knoblauchzehe, feingehackt
6 gefüllte Oliven, geschnitten
1 Pfund tiefgekühlter Kabeljau (oder anderer Fisch)

Es gibt immer Tage, an denen Sie sich mit tiefgekühltem Fisch begnügen müssen, und deshalb ist es gut, immer welchen für den Notfall in der Kühltruhe zu haben. Ein Fisch, der sich gut einfrieren läßt, ist Kabeljau. Lagern Sie ihn in 1-Pfund-Stücken in Plastikbeuteln.

Alle Zutaten außer dem Fisch in einen Kochtopf geben und erhitzen, bis sie sprudelnd kochen. Inzwischen sollte der Fisch soweit getaut sein, daß er sich in 5 cm große Stücke schneiden läßt. Die Stücke in die Soße geben und erneut zum Kochen bringen, dann höchstens 20 Minuten köcheln lassen, bis der Fisch sich leicht zerlegen läßt. Dazu kann man zum Beispiel Nudeln servieren und ein paar Scheiben Brot, um die Soße aufzunehmen - ein einfaches, aber herzhaftes Essen.

Pescatori (Muscheln italienisch)

1 mittelgroße Zwiebel
1 EL Olivenöl
1 große Knoblauchzehe, kleingehackt
1/4 TL jeweils: Oregano, Thymian und roter Pfeffer, im Mörser zerstoßen
2 mittelgroße Tomaten, geschnitten
1 große grüne Paprikaschote, geschnitten
1/2 Pfund frische Venusmuscheln
1/2 Pfund frische Kammuscheln

Alle Zutaten bis auf die Muscheln in einen Kochtopf geben und bei mittlerer Hitze 4 bis 5 Minuten kochen, bis die Zwiebel- und Paprikastücke weich werden und eine soßenartige Mischung entstanden ist. Dann die Muscheln hinzufügen und noch 5 Minuten köcheln lassen, nicht länger, weil die Muscheln sonst verkochen. Über Pasta anrichten. Für 4 Personen.

Gebackener Fisch in Pergament

1 Pfund Fischfilet, z. B. Seebarsch, Goldmakrele, Heilbutt
1 Tasse Karotten, in Streifen geschnitten
1 kleine Zwiebel
2 TL jeweils: Dill und Thymian, getrocknet (oder 1 EL jeweils frisch)
frisch gemahlener Pfeffer

Vier Scheiben aus Pergamentpapier (oder Backpapier) schneiden, etwa 40 cm im Durchmesser. Den Fisch in vier gleich große Stücke teilen, auf die Papierstücke legen und mit den anderen Zutaten bedecken. Mit den Kräutern und Pfeffer würzen. Papier falten und die Enden zusammendrehen. Auf ein Backblech legen und im vorgeheizten Backofen bei 175° etwa 12 Minuten backen. Mit kleinen gekochten Kartoffeln und Brot servieren. Für 4 Personen.

Fischvergnügen mexikanisch

1 EL Olivenöl
Saft von 1 frischen Zitrone
1 Pfund Fischfilet, z. B. Goldmakrele oder Seebarsch
frisch gemahlener Pfeffer
gehackte Petersilie
gehackte schwarze Oliven
gehackte Tomaten

Backofen auf 230° vorheizen. Öl und Zitronensaft mischen und Filets damit einreiben. Mit Pfeffer würzen. Unbedeckt 15 Minuten backen, ohne die Filets zu wenden. Inzwischen Petersilie, schwarze Oliven und Tomaten hacken und mischen. Die Filets damit garnieren, wenn sie aus dem Ofen kommen. Mit gebackenen Bohnen, Reis und heißen Tortillas servieren. Das Bier dazu muß nicht unbedingt aus Mexiko sein. Für 4 Personen.

Polynesische Kammuscheln

1/4 Tasse gewürfelter grüner Paprika (oder roter und grüner gemischt)
1 EL gehackte Frühlingszwiebel
1/4 Tasse klein geschnittene Wasserkastanien
1/4 Tasse Ananaswürfel
1 TL Worcestersoße
1 TL Weinessig
1/4 Tasse Ananassaft
Saft von 1 Zitrone
1 Pfund Kammuscheln

Alle Zutaten bis auf die Muscheln in einer feuerfesten Kasserolle mischen und auf der Kochplatte erhitzen, bis die Gemüse weich sind. Falls gewünscht, mit Maisstärke eindicken, die man nach und nach hinzufügt. Die Muscheln dazugeben und umrühren. Die Kasserolle zudecken und im vorgeheizten Backofen bei 175° 5 Minuten backen - nicht länger, damit die zarten Kammuscheln nicht verkochen. Zu Reis und Gemüse orientalisch (siehe S. 254) servieren. Für 4 Personen.

Gebackene Lachspastete

1 Pfund Lachs (am besten Dosenlachs ohne Haut und Gräten), zerkleinert
1/2 Tasse gehackter Sellerie
1/4 Tasse gehackte Zwiebel
1/4 Pfund gehackte frische Champignons
1/4 Tasse leichte Kondensmilch
2 Eiweiß
1 1/2 EL Dill (am besten frisch, wenn möglich)
1 Tasse Brotkrumen oder Haferkleie

Alle Zutaten in einer Schüssel gut vermischen. Eine feuerfeste Form ganz leicht mit Diätmargarine einfetten. Im Backofen bei 190° 45 Minuten backen. In Scheiben schneiden und mit Kartoffeln und Gemüse nach Wahl servieren. Wenn Sie einmal dabei sind, könnten Sie auch gleich zwei Pasteten zubereiten und die eine für später einfrieren, wenn Sie einmal keine Zeit zum Kochen haben.

Teriyaki-Lachs

1/4 Tasse Sojasoße
2 EL brauner Zucker
2 EL gemahlener frischer Ingwer
1 Pfund Lachsfilet oder -steaks

Sojasoße, Zucker und Ingwer mischen und in einen Gefrierbeutel geben. Den Lachs mindestens 30 Minuten darin marinieren, besser noch ist 1 Stunde. Den Lachs im Backofengrill oder über Holzkohle grillen. Man rechnet 10 Minuten Grillzeit je 2,5 cm Dicke.

Lachsfrikadellen

1 Pfund Lachs, pochiert und zerkleinert (ohne Haut und Gräten)
4 Eiweiß
2/3 Tasse Haferkleie
1 mittelgroße Zwiebel, feingehackt
1 EL Petersilie, feingehackt
1 EL frisch gepreßter Zitronensaft

Alle Zutaten mischen und acht flache Küchlein formen. Eine beschichtete Pfanne ganz leicht mit Diätmargarine einfetten und Frikadellen braten, bis sie knusprig sind. Ich mag sie am liebsten mit Kartoffelbrei, Mais aus der Dose und einem Spritzer Ketchup. Für 4 Personen.

Heilbutt Marengo

2 Tassen ganze Tomaten aus der Dose, gehackt
1/2 Orange, in Scheiben geschnitten
1/4 Tasse jeweils: Champignons, Sellerie, grüner Paprika
1/4 TL jeweils: Thymian und weißer Pfeffer
2 EL gehackte Zwiebel
1 Pfund Heilbutt

Alle Zutaten bis auf den Fisch mischen und in einem mittelgroßen Kochtopf zum Kochen bringen. Den Fisch in eine feuerfeste Glasform legen und die Soße darübergießen. Im Backofen bei 190° 15 Minuten backen.

Sandwichs mit Thunfisch- oder Lachssalat

1 Dose Thunfisch oder Lachs
1/4 Tasse feingehackter Apfel
6 gefüllte Oliven, in Scheibchen geschnitten
1 Frühlingszwiebel, feingehackt
1/4 TL Dill, getrocknet (oder 1 TL frischer Dill)
1/4 Tasse gehackter Sellerie
3 Tropfen Tabasco
Saft von 1/2 Limone
gerade genügend fettarme Mayonnaise, um alles zusammenzuhalten

Auch Menschen, die grundsätzlich keinen Fisch mögen, essen diese Sandwichs gern. Kaufen Sie Dosenthunfisch ohne Öl oder Dosenlachs, ungesalzen und möglichst ohne Haut und Gräten, damit Sie ihn nicht erst säubern müssen. Oder entfernen Sie einfach die Haut, und zerdrücken Sie die Gräten.

Alle Zutaten mischen, in den Kühlschrank stellen und gut durchkühlen lassen. Auf leicht getoasteten Graubrotscheiben anrichten.
Das Rezept mag ein wenig ungewöhnlich klingen. Die meisten Menschen kämen nicht auf den Gedanken, Äpfel in Thunfischsalat zu mischen, aber probieren Sie es einmal aus. Sogar meine Frau, die Fisch überhaupt nicht mag, findet es sehr schmackhaft.

Fischkebab

Saft von 2 Zitronen
1/4 Tasse Weißwein
3 große Knoblauchzehen, feingehackt
3 EL Petersilie, feingehackt
1 EL Pflanzenöl
2 EL Oregano
1/2 TL weißer Pfeffer
1 Pfund Kammuscheln oder Fischstücke oder beides

Alle Zutaten bis auf den Fisch oder die Muscheln zu einer Marinade vermischen. Muscheln oder Fisch hinzufügen und 1 Stunde marinieren. Abgießen und auf Spieße stecken. 10 Minuten im Backofengrill oder über Holzkohle grillen. Man kann zwischen die Fischstücke auch Paprikastücke, Champignons oder andere Gemüse auf die Spieße stecken, damit sie bunter werden. Beim Grillen mit der Marinade begießen, damit der Fisch saftig bleibt.

Geliebte Familienrezepte

Es ist wichtig, nachdrücklich zu sagen, daß das »Leben ohne Cholesterin« weitgehend wie vorher weitergehen kann. Auf alle Fälle sollte man weiter ähnliche Arten von Speisen essen, wie man gewohnt ist. Es ist praktisch unmöglich, mit einem lebenslangen

Erfolg zu rechnen, wenn man nur noch ganz andere als die gewohnten Gerichte ißt.
Die Kunst besteht darin, liebgewonnene Gerichte nicht aufzugeben, sondern sie so abzuwandeln, daß möglichst viel Fett und Cholesterin wegfallen. Verwenden Sie Eiweiß anstatt Eigelb, Brühe anstatt Öl zum Sautieren, Pute anstatt Rind- oder Kalbfleisch, Diätmargarine zum Braten anstatt Butter und Öl, leichte Kondensmilch anstatt Sahne, Joghurt anstatt Sauerrahm.
Jeder hat in der Familie Rezepte, die nicht vergessen werden sollten. Eines der Gerichte, die meine Mutter während meiner Kindheit oft machte, hieß Galumki. Das sind polnische Kohlrouladen. Im Originalrezept gehören Eier und Rindfleisch dazu, aber mit ein paar einfachen Veränderungen haben wir ein perfektes fett- und cholesterinarmes Essen daraus gemacht, das herzhaft und sättigend ist. Die gleichen Arten von Veränderungen können fast jedes Rezept mit der vernünftigen Ernährungsweise, nach der wir leben, in Einklang bringen. Hier ist Mutters abgewandeltes Rezept.

Galumki (polnische Kohlrouladen)

1 Kohlkopf, vom Strunk befreit
Reis
1 1/2 Pfund gehackte Putenbrust
2 mittelgroße Zwiebeln, gehackt
gemahlener Pfeffer
2 Eiweiß

Den vom Strunk befreiten Kohlkopf ganz mit Wasser bedeckt 10 Minuten kochen. Soviel Reis kochen, daß es zwei Tassen ergibt. Putenfleisch in einem Topf unter Rühren kochen, bis es nicht mehr rosa ist. Putenfleisch, Reis, Zwiebeln, Pfeffer und Eiweiß in einer Schüssel mischen. Den Kohl abkühlen lassen und die Blätter ganz entfernen. Die Mischung auf die Blätter verteilen, zusammenrollen und mit hölzernem Zahnstocher feststecken. In eine Kasserolle legen, zudecken und im Backofen bei 160° 1 Stunde backen. Zu dem alten Familienrezept gehört eigentlich auch Sauerrahm. Verwenden Sie statt dessen fettfreien Joghurt, mit ganz wenig Zucker gesüßt, und geben Sie einen großen Löffel davon über die Kohlrouladen. Sie können den gefüllten Kohl auch während der Backzeit mit etwas Tomatensaft begießen. Bei meiner Mutter war das nicht üblich, aber andere Familien kennen es so.
Mit herzhaftem Brot serviert, ergibt das eine komplette Mahlzeit.

16. Für morgen und übermorgen und überübermorgen

Nennen Sie es einen Überlebensinstinkt. Nennen Sie es Liebe zum Leben. Es ist eine Sehnsucht, ein brennendes Bedürfnis zu überleben, für morgen und übermorgen und überübermorgen zu leben.

Ich habe meine eigenen Gründe: Sie heißen Ross und Jenny. Jeder hat seine Gründe. Alle sind lohnend und lassen sich auf einem gedruckten Blatt nicht beschreiben.

Ich werde nie den Tag vergessen, als ich aus dem Sprechzimmer des Chirurgen kam, nachdem er mich über das medizinische Risiko bei dem bevorstehenden Eingriff informiert hatte. Ich konnte an nichts anderes denken, als daß ich meine kleinen Kinder hinterlassen würde, zu klein noch, um das Warum zu verstehen.

Denken Sie darüber nach: Indem Sie einige Vitamine einnehmen, einige Muffins essen und sich an eine vernünftige, wohlschmeckende Kost halten, können Sie und ich unser Risiko der Herzkrankheit halbieren. Man wird nie über uns in der Zeitung schreiben, aber wir werden dennoch Pioniere sein, indem wir beweisen, daß die Herzkrankheit besiegt werden *kann*.

Nein, ich will nicht abstreiten, daß ich oft Leute beneide, die ein saftiges Stück Schokoladentorte, Eisbein oder Hamburger mit Pommes frites auf dem Teller haben. Die Erinnerungen an diese Genüsse sind verlockend und stark, aber sie verblassen, wenn ich die Gesichter meiner zwei Kinder betrachte.

Ross und Jenny sind meine moralische Stütze. Jedesmal, wenn ich in Versuchung gerate, in einen Cheeseburger, ein dickes Rippenstück oder eine mit Käse beladene Pizza zu beißen, denke ich, mir könnte ein Tag mit ihnen entgehen. Vielleicht würde ich ihre Abiturfeier verpassen. Oder die Hochzeit. Vielleicht sogar die Enkelkinder!

Sie müssen Ihre eigenen Gründe finden. Es bedarf mehr als einer Augenblicksentscheidung, um die Weichen für ein ganzes Leben zu stellen.

Denken Sie an die Menschen, die tief gläubig sind. Die Entscheidung, am Sonntagmorgen, wenn die Sonne scheint, am Gottesdienst teilzunehmen, statt ins Grüne zu fahren, gründet in einem tiefen Engagement, nicht auf einer logischen Entscheidung.

Wir alle haben unsere Enttäuschungen und Tage, an denen wir denken, es sei das alles nicht wert. Das sind die Momente, wenn die Versuchung am stärksten ist, die Haferkleiemuffins, die tägliche Dosis Niacin, die fettarme Ernährung zu vergessen. Man hat so leicht Mitleid mit sich selbst und möchte sich dann vielleicht einen »Trostpreis« in Form von einem großen Sahneeisbecher oder einem riesigen Lendensteak gönnen.

Ich hatte Gelegenheit, zwei Jahre lang eine Abmagerungsgruppe zu beraten. Viele Teilnehmer erreichten ihr geplantes Zielgewicht nicht oder schafften es nicht, es zu halten, wenn sie es erreicht hatten. Warum? Häufig, weil sie keinen ausreichenden Grund hatten, schlank zu werden oder schlank zu bleiben. Ihre Ausflüchte könnten ein Buch füllen. Aber diejenigen schafften es, denen klargeworden war, daß nur ihre eigene Zufriedenheit der ausreichende Grund für einen Erfolg sein konnte.

Wenn Sie Kapitel 6 über das Abnehmen nur kurz überflogen oder übersprungen haben, blättern Sie zurück und lesen Sie es. Ich habe dort etwas mehr über die Motivation gesagt, die für einen Erfolg wichtig ist. Eine derartige Motivation braucht jeder, der in seinem Leben ernsthaft etwas ändern will.

Halten Sie sich vor Augen: Die Änderungen, die Sie machen müssen, können den Unterschied zwischen leben und nicht leben bedeuten. Das nächste Mal, wenn Sie meinen, die Hitzewallung nach der Niacineinnahme sei unangenehm und das alles nicht wert, denken Sie noch einmal nach. Das nächste Mal, wenn Sie glauben, ein Krapfen oder ein Croissant schmecke besser als ein Haferkleiemuffin, denken Sie noch einmal nach. Das nächste Mal, wenn Sie lieber die Tournedos mit Sauce béarnaise bestellen würden anstatt den gegrillten Schwertfisch, denken Sie noch einmal nach.

Denken Sie nach, ob dieser Gaumenkitzel ein Jahr, einen Monat, eine Woche oder auch nur einen Tag wert ist. Ich denke an die Zeit mit meinen Kindern. Sie denken an die Zeit mit wem oder was auch immer.

Wachen Sie morgen früh auf, und betrachten Sie den Himmel. Auch wenn es regnet oder trüb ist, ist der Tag schön, weil Sie da sind, um ihn zu erleben. Bleiben Sie stehen, um an den Rosen zu riechen, wie es im Lied heißt. Drücken Sie Ihre Kinder an sich, wenn sie aus der Schule kommen.

Jeder Mann und jede Frau auf der Welt haben auf die eine oder andere Art Glück. Sie müssen Ihr Glück für sich definieren. Sie müssen Ihre eigenen Segnungen zählen. Wenn Sie aufrichtig sagen können, daß Sie sich über nichts mehr freuen können, daß es keinen Menschen gibt, den Sie heute oder morgen an sich drücken möchten, dann bereiten Sie auf alle Fälle keinen neuen Teig für Muffins zu. Werfen Sie Ihre Niacintabletten weg. Vergessen Sie die Diät, und stürzen Sie sich auf Butter und Eier. Vielleicht werden Sie sogar anfangen wollen zu rauchen oder stärker zu rauchen, um den Prozeß zu beschleunigen.

Nein danke, ich nicht. Jennys Lächeln macht den trübsten Tag heiter. Jeder Erfolg, jede Entdeckung von Ross ist mir wichtig. Sie haben nie zwei fabelhaftere Kinder gesehen. Oder vielleicht doch? Vielleicht sind es Ihre. Vielleicht sind es Ihre Enkelkinder. Oder die Kinder, die Sie erst noch bekommen. Vielleicht sind es Ihre Kinder, Ihre Arbeit, Ihre Hobbys, Ihre Kirche, Ihre Freunde. All das ist wichtig. All das ist das *Wichtigste.*

Welches ist Ihr Grund für morgen? Und übermorgen? Und überübermorgen?

Anhang

Literaturangaben

Kapitel 1: Cholesterin: Das Ende einer Kontroverse

1 Stamler, J.: Diet and Coronary Heart Disease. In: *Biometrics.* Band 38. 1982, S. 95–118.
2 Friedman, M./Rosenman, R.: *Rette dein Herz.* Rowohlt Verlag, Reinbek 1985.
3 Cooper, R. u. a.: Seventh-Day Adventist Adolescents – Life-Style Patterns and Cardiovascular Risk Factors. In: *Western Journal of Medicine.* Band 140, Nr. 3. 1984, S. 471–77.
4 Caggiula, A. W. u. a.: The Multiple Risk Intervention Trial (MRFIT) IV. Intervention on Blood Lipids. In: *Preventive Medicine.* Band 10. 1981, S. 443–75.
5 Lipid Research Clinics Program: The Lipid Research Clinics Coronary Primary Prevention Trial Results. II. The Relationship of Reduction in Incidence of Coronary Heart Disease to Cholesterol Lowering. In: *Journal of the American Medical Association.* Band 251, Nr. 3. 1984, S. 365–74.
6 Pritikin, N./McGrady, P. M.: *The Pritikin Program for Diet and Exercise.* New York 1979.
7 Schaefer, E. J. u. a.: The Effects of Low Cholesterol, High Polyunsaturated Fat, and Low Fat Diets on Plasma Lipid and Lipoprotein Cholesterol Levels in Normal and Hypercholesterolemic Subjects. In: *American Journal of Clinical Nutrition*, Band 34. 1981, S. 1158–63.
8 Rifkind, B. M./Segal, P.: Lipid Research Clinics Reference Values for Hyperlipidemia and Hypolipidemia. In: *Journal of the American Medical Association.* Band 250, Nr. 14, 1983, S. 1869–72.
9 Weidman, W. H., u. a.: Nutrient Intake and Serum Cholesterol

Level in Normal Children 6 to 16 Years of Age. In: *Pediatrics.* Band 61, Nr. 3, 1978, S. 354–59.

10 Uhl, G. S. u. a.: Relation Between High Density Lipoprotein Cholesterol and Coronary Artery Disease in Asymptomatic Men. In: *American Journal of Cardiology.* Band 48, Nr. 5. 1981, S. 903–10.

11 Oster, P. u. a.: Diet and High Density Lipoproteins. In: *Lipeds.* Band 26. 1981, S. 93–97.

12 Kannel, W. B. u. a.: Is Serum Total Cholesterol an Anachronism? In: *Lancet.* Band 2. 1979, S. 243–44.

13 Council on Scientific Affairs: Dietary and Pharmacologic Therapy for the Lipid Risk Factors. In: *Journal of the American Medical Association.* Band 250, Nr. 14. 1983, S. 1873–79.

14 *Dietary Guidelines for Americans.* U.S. Departement of Agriculture and U.S. Department of Health, Education and Welfare. Washington, D.C. 1980.

15 Stamler, J. u. a.: Is relationship between serum cholesterol and risk of premature death from coronary heart disease continuous and graded? In: *Journal of the American Medical Association.* Band 256. 1986, S. 2823–28.

16 Colditz, G. A. u. a.: Menopause and the risk of coronary heart diseasse in women. In: *New England Journal of Medicine.* Band 316, Nr. 18. 1987, S. 1105–11.

17 Vgl. Anm. 15.

18 Brown, W. V. u. a.: Treatment of Common Lipoprotein disorders. In: *Progress in Cardiovascular Diseases.* Band 27, Nr. 1. 1984, S. 1–20. Vgl. auch Anm. 13.

Kapitel 3: Alles über Haferkleie

1 Burkitt, D. P. u. a.: Effects of Dietary Fibre on Stools and Transit Times, and Its Role in the Causation of Disease. In: *Lancet.* Band 2. 1972, S. 1408–11.

2 Anderson J. W./Chen, W. L.: Plant Fieber: Carbohydrate and Lipid Metabolism. In: *American Journal of Clinical Nutrition.* Band 32. 1979, S. 346–63.

3 Trowell, H.: Fieber: A Natural Hypocholesterolemic Agent. In: *American Journal of Clinical Nutrition.* Band 25. 1972, S. 464 –65.

4 DeGroot, A. P. u. a.: Cholesterol-Lowering Effect of Rolled Oats. In: *Lancet.* Band 2. 1963, S. 303–304.

5 Fisher, H./Grimminger, P.: Cholesterol-Lowering Effects of Certain Grains and of Oat Fractions in the Chick. In: *Proceedings of the Society of Experimental Biology and Medicine.* Band 126. 1967, S. 108–111.

6 Anderson, J. W. u. a.: Hypolipidemic Effects of High-Carbohydrate, High-Fiber Diets. In: *Metabolism.* Band 29. 1980, S. 551 –58.

7 Kriby, R. W. u. a.: Oat-Bran Intake Selectively Lowers Serum Low-Density Lipoprotein Cholesterol Concentrations of Hypercholesterolemic Men. In: *American Journal of Clinical Nutrition.* Band 34. 1981, S. 824–28.

8 Anderson, J. W. u. a.: Cholesterol-Lowering Properties of Oat Products. Vortrag anläßlich einer Jahresversammlung der American Association of Cereal Chemists, 1982 (im Druck).

9 Anderson, J. W. u. a.: Hypocholesterolemic Effects of Oat-Bran or Bean Intake for Hypercholesterolemic Men. In: *American Journal of Clinical Nutrition.* Band 40. 1984, S. 1136–55.

10 Vgl. Anm. 7, 8 und 9.

11 Anderson, J. W. u. a.: Mineral und Vitamin Status on High-Fiber Diets: Long-Term Studies of Diabetic Patients. In: *Diabetes Care.* Band 3. 1980, S. 38–40.

12 Anderson, J. W.: Medical Benefits of High-Fiber Intakes. In: *The Fiber Factor.* Quaker Oats Company. Chicago 1983.

13 Ebenda.

14 *Dietary Guidelines for Americans.* U.S. Department of Agriculture and U.S. Department of Health, Education and Welfare. Washington, D.C. 1980.

15 Vgl. Anm. 12.

16 Vgl. Anm. 2.

Kapitel 4: Die erstaunliche Geschichte des Niacins

1 Council on Scientific Affairs: Dietary and Pharmacologic Therapy for the Lipid Risk Factors. In: *Journal of the American Medical Association.* Band 250, Nr. 14. 1983, S. 1873–79.

2 Hotz, W.: Nicotinic Acid and Its Derivatives: A Short Survey. In: *Advances in Lipid Research.* Band 20. 1983, S. 195–217.

3 Wahlqvist, M. L.: Effects on Plasma Cholesterol of Nicotinic

Acid and Its Analogues (Niacin). In: *Vitamins in Human Biology and Medicine.* Florida 1981, S. 81–94.

4 Vgl. Anm. 2.

5 Vgl. Anm. 3.

6 Hunninghake, D. B.: Pharmacologic Therapy for the Hyperlipidemic Patient. In: *American Journal of Medicine.* Band 74, Nr. 5A. 1983, S. 19–22.

7 Vgl. Anm. 3. (Den genannten Präparaten entsprechen in Deutschland die Präparate Regelan, Skleromex und Quantalan.)

8 Paoletti, R. u. a.: Influence of Bezafibrate, Fenofibrate, Nicotinic Acid and Etofibrate on Plasma High-Density Lipoprotein Levels. In: *American Journal of Cardiology.* Band 52, Nr. 4. 1983, S. 21B–27B.

9 Kane, J. P. u. a.: Normalization of Low-Density Lipoprotein Levels in Heterozygous Familial Hypercholesterolemia with a Combined Drug Regimen. In: *New England Journal of Medicine.* Band 304, Nr. 5. 1981, S. 251–58.

10 Nessim, S. A. u. a.: Combined Therapy of Niacin, Colestipol, and Fat-Controlled Diet in Men with Coronary Bypass. Effect on Blood Lipids and Apolipoproteins. In: *Arteriochlerosis.* Band 3, Nr. 6. 1983, S. 568–73.

11 Kane, J. P./Malloy, M. J.: Treatment of Hypercholesterolemia. In: *Medical Clinics of North America.* Band 66, Nr. 1982, S. 537 –50.

12 Hoeg, J. M. u. a.: An Approach to the Management of Hyperlipoproteinemia. In: *Jama* 1986. Band 255, Nr. 4. 1986, S. 512–21.

13 U.S. Defines Cholesterol Hazards and Offers Treatment Guidelines. In: *New York Times,* 6. Oktober 1987, S. 1.

14 Blankenhorn, D. H. u. a.: Beneficial effects of combined colestipolniacin therapy on coronary atherosclerosis and coronary venous bypass grafts. In: *Journal of the American Medical Association.* Band 257. 1987, S. 3233–41.

15 Cohen, L.: Successful Treatmend of Hypercholesterolemia with a Combination of Probucol and Niacin. Vortrag zum Jahrestreffen der American Societies for Experimental Biology, April 1985.

16 *Family Practice News.* Band 16, Nr. 2. 1986, S. 65.

17 Vgl. Anm. 2 und 3.
18 Vgl. Anm. 2.
19 The Coronary Drug Project Research Group: Clofibrate and Niacin in Coronary Heart Disease. In: *Journal of the American Medical Association.* Band 231. 1975, S. 360–81.
20 Vgl. Anm. 15.
21 Mevacor advertisement Merck, Sharp & Dohme. In: *Journal of the American Medical Association.* Band 258. 1987, S. 1884A–H.

Bezugsquellen

Einige der in diesem Buch genannten Produkte und Präparate werden Sie in der Bundesrepublik, in Österreich und der Schweiz nicht oder noch nicht in den Geschäften, Apotheken und Kaufhäusern finden. Durch Ihre wiederholte und gezielte Nachfrage können Sie selbst zu einer schnellen Markteinführung, die im Sinne einer gesunden, cholesterinsenkenden Lebensweise wünschenswert ist, beitragen.
In der Zwischenzeit dürften die folgenden Versandadressen für Sie von Nutzen sein.

1. Haferkleie
Peter Kölln
Köllnflockenwerke
Ernährungswissenschaftliche Abteilung
Postfach 629
Elmshorn

Für Österreich:
Oliver Aigner KG
Postfach 36
A-1193 Wien

Seit 1989 ist Haferkleie auch in Reformhäusern und Apotheken erhältlich.

2. Endur-Acin

Die Adresse des amerikanischen Herstellers lautet:

Endurance Products Co.
P.D. 23 04 89
Tigard DR 97281-0489
U.S.A.

Der amerikanische Hersteller bietet Endur-Acin in 250-mg- und 500-mg-Dosierformen an.
Endur-Acin kann in den genannten Dosierformen über deutsche Apotheken beim amerikanischen Hersteller bestellt werden.
Im folgenden die Preise, Luftfracht eingeschlossen, aber ohne Zoll:

Endur-Acin 250 mg – 200 Tabletten-Packung $ 14.73
Endur-Acin 250 mg – 500 Tabletten-Packung $ 26.55
Endur-Acin 250 mg – 1000 Tabletten-Packung $ 48.10
Endur-Acin 500 mg – 200 Tabletten-Packung $ 19.73
Endur-Acin 500 mg – 500 Tabletten-Packung $ 39.55
Endur-Acin 500 mg – 1000 Tabletten-Packung $ 74.10

3. Muffinbackbleche

Sollten Sie in den großen Kaufhäusern oder Fachgeschäften Ihrer Gegend keine Muffinbackformen bekommen, so können Sie sie bei der folgenden Versandfirma bestellen:

Kochgut
Schloßstraße 4
81675 München

Econ & List

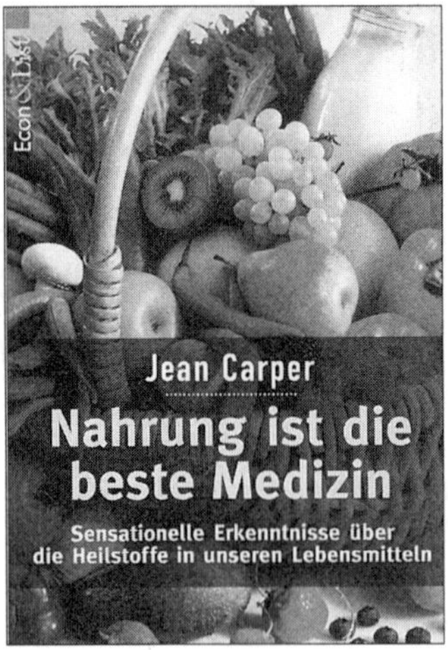

Jean Carper

Nahrung ist die beste Medizin

Sensationelle Erkenntnisse über die Heilstoffe in unseren Lebensmitteln

528 Seiten

TB 20504-8

Dieses Buch ist für jeden gesundheitsbewußten Menschen ebenso unentbehrlich wie für jeden aufgeschlossenen Mediziner: Wußten Sie beispielsweise, daß ein bis zwei gedämpfte Karotten pro Tag das Lungenkrebsrisiko mindern? Daß Fisch Herzkrankheiten vorbeugt und Arthritis, Migräne und Nierenbeschwerden lindert? Daß Knoblauch die Immunkräfte der wichtigen »Killerzellen« stärkt, gegen Blutgerinnsel und – wie auch Milch, Chilipfeffer und Zwiebeln – gegen chronische Bronchitis wirksam ist? Daß starker Kaffee Asthma bekämpft und grüner und schwarzer Tee die Entwicklung bestimmter Karzinogene blockieren? Durch die gezielte Nahrungsaufnahme ist es möglich, akute und chronische Krankheiten zu verhüten oder zu lindern – und das ohne die oftmals bei Medikamenten zu beobachtenden Nebenwirkungen.

Econ & List

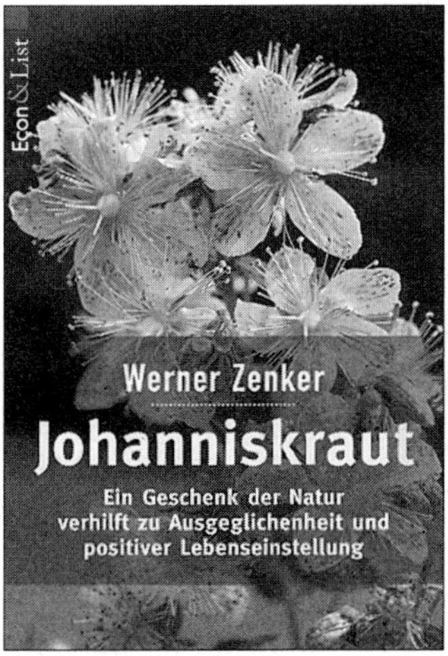

Werner Zenker

Johanniskraut

Ein Geschenk der Natur verhilft zu Ausgeglichenheit und positiver Lebenseinstellung

160 Seiten

TB 20590-0

Streßsituationen und erhöhte psychische Belastung führen immer öfter zu schwerwiegenden körperlichen Beschwerden. Meist ist die chemische Keule kein sinnvoller Weg aus der Krise.
Johanniskraut ist ein natürliches Heilmittel, dessen Wirkkraft auf Stärkung und Aufbau der geistigen und körperlichen Gesundheit zielt – ohne unangenehme Nebenwirkungen. Dieses Buch erläutert Ihnen einerseits, welche möglichen Ursachen Depressionen und psychovegetativen Störungen zugrunde liegen.
Außerdem zeigt es die unterschiedlichen Möglichkeiten auf, mit Johanniskraut-Präparaten zu Lebensmut, Tatkraft und Leistungsfähigkeit zurückzufinden, die eine erste Voraussetzung für den Weg aus der Krise sind. Ein Ratgeber für jeden, der die natürlichen Kräfte von Johanniskraut zur Bewältigung schwieriger Lebenslagen nutzen möchte.

Econ & List

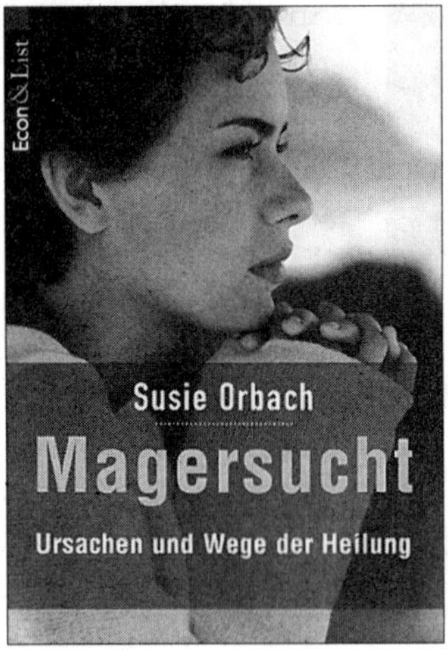

Susie Orbach

Magersucht

Ursachen und
Wege der Heilung

272 Seiten

TB 20596-X

Magersucht ist eine Krankheit mit vielfältigen Ursachen. Häufig verkannt und verheimlicht ist sie ein Problem vieler Menschen, durchaus nicht nur junger Frauen. Obwohl das Problem seit Jahren bekannt ist, steigt die Zahl der Menschen, die an Eßstörungen leiden, immer noch an. Susie Orbach, weltweit anerkannte Psychotherapeutin, untersucht in diesem Buch das Krankheitsbild aus medizinischer Sicht. Neben ihrer fundierten Analyse, woher die Krankheit rühren kann, bietet sie neue Ansätze zur Heilung und zeigt, daß Magersucht nicht unbesiegbar ist.